内科学学习精要

主　　编　崔世维

副 主 编　唐祝奇　吴尤佳　顾云娟

参编人员（按姓氏拼音排序）

崔世维	龚红蕾	顾健辉	顾云娟
郭　飞	郭晓理	何庆娟	姜　荣
陆　齐	陆建红	唐祝奇	滕　镕
王晓燕	吴　翔	吴尤佳	徐美玉
杨卫霞	俞　杰	袁　莉	张定武
张海峰	张健锋	赵建美	周晓宇
朱欣航			

人民卫生出版社
·北 京·

图书在版编目（CIP）数据

内科学学习精要／崔世维主编. — 北京：人民卫生出版社，2020.9

ISBN 978-7-117-30428-3

Ⅰ. ①内…　Ⅱ. ①崔…　Ⅲ. ①内科学　Ⅳ. ①R5

中国版本图书馆 CIP 数据核字（2020）第 165121 号

人卫智网	**www.ipmph.com**	医学教育、学术、考试、健康，购书智慧智能综合服务平台
人卫官网	**www.pmph.com**	人卫官方资讯发布平台

内科学学习精要

Neikexue Xuexi Jingyao

主　　编：崔世维
出版发行：人民卫生出版社　（中继线 010-59780011）
地　　址：北京市朝阳区潘家园南里 19 号
邮　　编：100021
E - mail：pmph @ pmph.com
购书热线：010-59787592　010-59787584　010-65264830
印　　刷：北京铭成印刷有限公司
经　　销：新华书店
开　　本：787×1092　1/32　印张：19.5　插页：2
字　　数：421 千字
版　　次：2020 年 9 月第 1 版
印　　次：2020 年 10 月第 1 次印刷
标准书号：ISBN 978-7-117-30428-3
定　　价：68.00 元
打击盗版举报电话：010-59787491　E-mail：WQ @ pmph.com
质量问题联系电话：010-59787234　E-mail：zhiliang @ pmph.com

主编简介

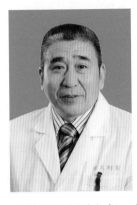

　　崔世维　1958 年生,主任医师,医学硕士,硕士生导师。1982 年 12月至 1985 年 1 月就职于长江轮船总公司九江职业病防治院,1985 年 1 月至今就职于南通大学附属医院。先后任南通大学附属医院肾脏科副主任、内科副主任、内分泌科主任;南通大学医学院诊断学教研室副主任、内科学教研室副主任。曾兼任江苏省卫生健康委员会高级职称评审专家、江苏省医学会糖尿病学分会副主任委员、江苏省医师协会糖尿病学分会副主任委员、江苏省中医药学会糖尿病学分会常务委员、江苏省医学会内分泌学分会委员、江苏省医学会骨质疏松与骨矿盐疾病分会委员、南通市医学会骨质疏松与骨矿盐疾病分会名誉主任委员和南通市糖尿病医疗质量控制中心主任。现兼任江苏省卒中学会基层医疗与全科医学分会副主任委员、中国糖网筛防工程江苏省专家委员会副主任委员和南通市医学会内分泌学分会主任委员。主编或参编过《肾脏病学》《临床内科学》

《神经重症监护管理与实践》《免疫内科学》等专著。长期从事 2 型糖尿病的可逆性、胰岛素抵抗与胰岛素分泌功能的临床检测方法研究，积极推广以控制体重为中心的生活方式干预，提倡以消除脂肪异位沉积为目标的 2 型糖尿病综合管理。获 2015 年南通大学附属医院"十佳医生"称号。

前　言

　　我们生活在一个信息爆炸的时代。面对浩如烟海的内科学知识，抓重点、抓关键无疑是最好的学习方法之一。

　　从临床实际应用概率与重要程度出发，可以将内科学知识划分为关键知识点、普通知识点和备查知识点三个层次。所谓关键知识点就是那些临床实践中最常用的、最重要的（直接关系到对疾病的正确诊断与治疗）和最基本的（是理解和掌握其他知识点的前提与基础）部分。关键知识点是内科学的精髓，掌握了这一小部分内容，就可以起到以点带面、举一反三和触类旁通的效果。

　　基于抓重点、抓关键的原则，我们将内科学和儿内科学的关键知识点收集整理成这本《内科学学习精要》。在编写过程中，除了对选定的知识点进行必要的归纳与整理之外，还对一些费解的知识点铺垫了必要的背景知识，以便于读者理解与记忆。对于内科学与儿内科学重叠的章节，采取了以内科学内容为基础，儿内科学部分主要反映儿科特点的取舍原则。

　　概念是对事物本质属性和特征的概括。概念对于读者来说有双重作用，既给出了事物是与否的标准，又给出了该种事物所具备的性质。所以，概念是我们学习一切知识与技术的奠基石，也是人们思想和学术交流的桥梁。本书对每个章节的基本概念都进行了必要的增补，或严肃认真的斟酌与推敲,尽量让读者能轻而易举地掌握每一个疾病本质性的内容。

对知识点的记忆是掌握和应用的前提。为了提高学习效率,在阅读和使用这本《内科学学习精要》时,我们提供以下几点参考建议:首先,从成人记忆生理的特点出发,应该力求在理解的基础上有计划、按步骤、分阶段地对各个章节逐步进行研读,将基础知识结合临床理论,进行有效而充分的消化吸收;其次,阅读本书时尽量做到在前次学习产生的记忆尚未消失之前进行后次复习,即要在短期内反复强化,这样可以在短期内产生记忆的叠加与协同效应;再次,理论与实践相结合,理论指导临床实践不仅可以提高工作质量,而且还可以加深对理论的理解与记忆。

医学发展无止境,本书在编写过程中,我们尽量补充了国际国内最新指南与共识的内容。所以,虽然本书主要是为在读的临床专业本科生、研究生以及在职的低年资医生编写的,但是对于其他层次的内科与儿科专业人士,也可作为工作之余的补充阅读。

编写本书过程中,得到了国内许多同道和南通大学附属医院领导的支持。初稿完成后在南通大学医学院内科学研究生中进行了试读,并且征求了多位资深老师的意见,编者从中得到了许多启示与鼓励。在此一并致以衷心的感谢!

由于编者的学识水平及精力有限,《内科学学习精要》难免存在错误与缺点,希望广大读者不吝批评指正。

崔世维

2020-01-01

目　录

第一篇　呼　吸　系　统

第二篇　心血管系统

第三篇　消化系统

第七篇　风湿免疫系统

第八篇　理化因素所致疾病

第一篇　呼　吸　系　统

第一章

急性上呼吸道感染和急性气管支气管炎

第一节 急性上呼吸道感染

【基本概念】

1. 急性上呼吸道感染 是鼻腔、咽或喉部急性炎症的概称。常见病原体为病毒(70%~80%),少数是细菌(直接感染或继发于病毒感染之后,溶血性链球菌多见)。

2. 流行性感冒 是由流感病毒引起的经飞沫传播的急性呼吸道传染病。

【基础与背景知识】

1. 上呼吸道感染病理与临床的联系 病毒感染鼻腔及咽喉部,黏膜充血、水肿、上皮细胞破坏,少量单核细胞浸润,浆液性及黏液性分泌物增多。继发细菌感染后,中性粒细胞浸润,有脓性分泌物。

2. 流行性感冒 常呈自限性,病程一般为3~4天。婴幼儿、老年人、有心肺疾病、其他慢性疾病患者或免疫功能低下者可并发肺炎,预后较差。

【诊断与治疗】

1. 上呼吸道感染的诊断

（1）病毒感染的非特异性全身症状（如发热、不适、畏寒和头痛等）。

（2）上呼吸道感染的局部症状（如鼻塞、流涕等鼻黏膜感染症状，或咽部疼痛、声嘶等咽喉部症状）。

（3）体格检查发现呼吸道感染的局部有苍白、红肿及渗出。

（4）分泌物病原体或血清学检查，可发现病毒和/或细菌感染的证据。

（5）病毒感染者血白细胞计数多正常或偏低，淋巴细胞比例升高；细菌感染有白细胞计数与中性粒细胞增多和核左移现象。

2. 上呼吸道感染的治疗　①对症治疗；②抗病毒治疗；③休息；④多饮水；⑤继发细菌感染时适当抗菌治疗。

第二节　急性气管支气管炎

【基本概念】

急性气管支气管炎（acute tracheobronchitis）：是由生物、物理、化学刺激或过敏等因素引起的急性气管、支气管黏膜炎症。

【基础与背景知识】

1. 发病机制　不同的病因引起不同的炎症，微生物感染引起感染性炎症；物理刺激引起物理性炎症；化学刺激引起化学性炎症；过敏反应引起免疫性炎症。在各种非感染因素引起炎症反应的基础上都可继发感染性炎症。

2. 临床表现　炎症引起的全身表现一般轻微。气管支气管炎性渗出引起咳嗽、咳痰；渗出较多者两肺可听到散在干、湿性啰音,其部位不固定,咳嗽后可减少或消失。伴支气管痉挛时,可出现程度不等的胸闷气促。

【诊断与治疗】

1. 诊断　根据病史、咳嗽和咳痰等呼吸道症状,两肺散在干、湿性啰音等体征,结合血象和 X 线胸片,可作出临床诊断。病毒和细菌检查有助于病因诊断。

2. 治疗　对症治疗,抗菌药物治疗,一般治疗。

第二章

慢性支气管炎和慢性阻塞性肺疾病

第一节　慢性支气管炎

【基本概念】

慢性支气管炎(chronic bronchitis)：是气管、支气管黏膜及其周围组织的慢性非特异性炎症。

【基础与背景知识】

1. 慢性支气管炎　常缓慢起病,病程长,反复急性发作。主要症状为咳嗽、咳痰,或伴有喘息。可因呼吸道感染(病毒、细菌、支原体和衣原体等)而急性加重。

2. 慢性支气管炎　早期多无异常体征。急性发作期可在背部或双肺底听到干、湿性啰音,咳嗽后可减少或消失。如合并哮喘可闻及广泛的哮鸣音并伴呼气期延长。

3. X线检查　早期可无异常,反复发作引起支气管壁增厚,细支气管或肺泡间质炎症细胞浸润或纤维化,表现为肺纹理增粗、紊乱,呈网状或条索状、斑点状阴影,以双下肺野明显。

4. 呼吸功能检查　早期无异常。

【诊断与治疗】

1. 诊断　依据咳嗽、咳痰,或伴有喘息,每年发病持续 3

个月,并连续 2 年或 2 年以上,并排除具有咳嗽、咳痰、喘息症状的其他疾病(如肺结核、肺尘埃沉着症、肺脓肿、心脏病、心功能不全、支气管扩张、支气管哮喘、慢性鼻咽炎、胃食管反流综合征等疾患)。

2. 治疗

(1)急性加重期的治疗:控制感染、镇咳祛痰、平喘。

(2)缓解期治疗:戒烟,避免有害气体和其他有害颗粒的吸入;增强体质,预防感冒;反复呼吸道感染者,可试用免疫调节剂。

第二节　慢性阻塞性肺疾病

【基本概念】

慢性阻塞性肺疾病(chronic obstructive pulmonary disease, COPD):是一组进行性发展的以呼气期气道气流受限为特征的肺部疾病。

【基础与背景知识】

1. COPD 起病缓慢、病程较长。主要症状:

(1)慢性咳嗽:常晨间咳嗽明显。

(2)咳痰:清晨排痰较多,急性发作期痰量增多,可有脓性痰。

(3)气短或呼吸困难:早期在劳力时出现,后逐渐加重,以致在日常活动甚至休息时也感到气短,是 COPD 的标志性症状。

(4)喘息和胸闷:部分患者特别是重度患者或急性加重时出现喘息。

(5)其他:晚期患者有体重下降,食欲减退等。

2. COPD 常见体征

（1）视诊：胸廓前后径增大，肋间隙增宽，剑突下胸骨下角增宽，称为桶状胸。部分患者呼吸变浅，频率增快，严重者可有缩唇呼吸等。

（2）触诊：双侧语颤减弱。

（3）叩诊：肺部过清音，心浊音界缩小，肺下界和肝浊音界下降。

（4）听诊：两肺呼吸音减弱，呼气延长，部分患者可闻及湿性啰音和/或干性啰音。COPD 主要累及肺部，但也可以引起肺外各器官的损害。

【诊断与治疗】

1. 诊断　主要根据吸烟等高危因素史、临床症状、体征及肺功能检查等综合分析确定。不完全可逆的气流受限是 COPD 诊断的必备条件。吸入支气管舒张药后 1 秒率（$FEV_1/FVC\%$）<70% 及第 1 秒用力呼气容积（FEV_1）<80% 预计值可确定为不完全可逆性气流受限。

2. 治疗

（1）稳定期治疗：教育和劝导患者戒烟、应用支气管舒张药、祛痰药、糖皮质激素、长期家庭氧疗。

（2）急性加重期治疗：确定急性加重期的原因及病情严重程度，最多见的急性加重原因是细菌或病毒感染；根据病情严重程度决定门诊或住院治疗；支气管舒张药；低流量吸氧；抗生素；糖皮质激素；祛痰剂。

第三章

支气管哮喘

【基本概念】

支气管哮喘：是由多种细胞（如嗜酸性粒细胞、肥大细胞、T淋巴细胞、中性粒细胞、气道上皮细胞等）和细胞组分参与的气道慢性炎症性疾病。

【基础知识及背景】

1. 气道慢性炎症　是哮喘的基本病理特征，上皮下肥大细胞、嗜酸性粒细胞、巨噬细胞、淋巴细胞及中性粒细胞浸润，气道黏膜下组织水肿，微血管通透性增加，支气管平滑肌痉挛，纤毛上皮细胞脱落，杯状细胞增生及气道分泌物增加。

2. 支气管哮喘典型的症状　发作性哮鸣音的呼气性呼吸困难，可以在数分钟内发生，并且持续数小时至数天，用平喘药物治疗后缓解或自行缓解。夜间全凌晨发作或加重是哮喘的重要临床特点。哮喘发生在运动时称之为运动性哮喘。以咳嗽为唯一症状的不典型哮喘称为咳嗽变异性哮喘（CVA）。以胸闷为唯一症状的不典型哮喘称之为胸闷变异性哮喘（CTVA）。

3. 支气管哮喘典型的体征　发作时胸部呈过度充气状态，有广泛的哮鸣音，呼气音延长。但在轻度哮喘或非常严重哮喘发作,哮鸣音可不出现。严重哮喘患者有心率增快、奇脉、胸腹反常运动和发绀。

4. 呼吸功能检查

(1)哮喘发作时通气功能检测第 1 秒用力呼气容积(FEV_1)、1 秒率(第 1 秒用力呼气容积占用力肺活量比值($FEV_1/FVC\%$))以及呼气流量峰值(PEF)均减少。

(2)支气管激发试验(BPT):用以测定气道反应性。常用吸入激发剂为乙酰甲胆碱、组胺、甘露醇等。吸入激发剂后其通气功能下降、气道阻力增加。如 FEV_1 下降≥20%,可诊断为激发试验阳性。

(3)支气管舒张试验(BDT):用以测定气道可逆性。常用吸入型的支气管舒张剂如沙丁胺醇、特布他林及异丙托溴铵等。舒张试验阳性诊断标准是 FEV_1 较用药前增加 12% 或以上,且其绝对值增加 200ml 或以上。

(4)呼气流量峰值(PEF)及其变异率:哮喘发作时 PEF 下降。若昼夜 PEF 变异率≥20%,提示存在可逆性的气道改变。

5. 特异性变应原的检测　外周血变应原特异性 IgE 增高。体内变应原实验包括皮肤变应原试验和吸入变应原试验,前者可以通过皮肤点刺试验进行。

6. 动脉血气分析　严重发作时可有缺氧,动脉血氧分压(PaO_2)降低。由于过度通气可使动脉二氧化碳分压($PaCO_2$)下降,pH 上升,表现呼吸性碱中毒。若重症哮喘,病情进一步发展,气道阻塞严重,可有缺氧及 CO_2 潴留,$PaCO_2$ 上升,表现呼吸性酸中毒。若缺氧明显,可合并代谢性酸中毒。

【诊断与治疗】

1. 诊断标准　符合下述(1)~(4)条或(4)、(5)条。

(1)反复发作喘息、气急、胸闷或咳嗽,多与接触变应原、冷空气、物理、化学性刺激、病毒性上呼吸道感染、运动等有关。

(2)发作时在双肺可闻及散在或弥漫性,以呼气相为主的哮鸣音,呼气相延长。

(3)上述症状可经治疗缓解或自行缓解。

(4)除外其他疾病所引起的喘息、气急、胸闷和咳嗽。

(5)临床表现不典型者(如无明显喘息或体征)应有下列3项中至少1项阳性:①支气管激发试验或运动试验阳性;②支气管舒张试验阳性;③昼夜 PEF 变异率≥20%。

2. 治疗

(1)确定并减少危险因素(变应原或其他非特异刺激因素)接触。

(2)缓解哮喘发作药物治疗:①β_2 肾上腺素受体激动剂(简称 β_2 激动剂)是控制哮喘急性发作的首选药物。常用的短效 β_2 受体激动剂有沙丁胺醇、特布他林和非诺特罗。长效 β_2 受体激动剂有福莫特罗、沙美特罗及丙卡特罗;②抗胆碱药:异丙托溴铵,常用于哮喘急性发作的治疗,多与 β_2 激动剂联合应用。噻托溴铵主要用于哮喘合并慢阻肺以及慢阻肺患者的长期治疗;③茶碱类:茶碱与糖皮质激素合用具有协同作用。

(3)控制或预防哮喘发作药物治疗:①糖皮质激素:吸入剂是目前推荐长期抗炎治疗哮喘的最常用方法。常用吸入药物有倍氯米松、布地奈德、氟替卡松,为减少吸入大剂量糖皮质激素的不良反应,可与长效 β_2 受体激动剂、控释茶碱或白三烯受体拮抗剂联合使用。口服剂:有泼尼松(强的松)、泼尼松龙(强的松龙)。重度或严重哮喘发作时应及早静脉应用琥珀酸氢化可的松或甲泼尼龙;②白三烯调节剂:常用药物如孟鲁司特或扎鲁司特;③其他药物:酮替芬和新一代组胺 H_1 受体拮抗剂阿司咪唑、曲尼斯特、氯雷他定在轻症哮喘和季节性哮喘有一定效果。

(4)急性发作期的治疗:急性发作的治疗目的是尽快缓解气道阻塞,纠正低氧血症,恢复肺功能,预防进一步恶化或再次发作,防止并发症。

(5)免疫疗法:特异性脱敏疗法或称减敏疗法,将特异性变应原配置成各种不同浓度的提取液,通过皮下注射、舌下含服增加患者对该变应原的耐受性;非特异性疗法可注射卡介苗、转移因子、疫苗等生物制品,抑制变应原反应的过程。

第四章

支气管扩张症

【基本概念】

支气管扩张症(bronchiectasis):先天性发育不良或后天反复发生支气管炎症致使支气管壁结构破坏,引起支气管异常和持久性扩张。

【基础与背景知识】

1. 临床表现　主要为慢性咳嗽、咳大量脓痰和/或反复咯血。

2. 支气管扩张的主要病因　是支气管-肺组织感染和支气管阻塞,也可能是先天发育障碍及遗传因素引起,另有约30%支气管扩张患者病因未明。

【诊断与治疗】

1. 诊断

(1)既往有诱发支气管扩张的呼吸道感染病史。

(2)反复咯脓痰、咯血的病史。

(3)高分辨率 CT 显示支气管扩张的异常影像学改变。纤支镜检查或局部支气管造影,可明确出血、扩张或阻塞的部位。还可经纤支镜进行局部灌洗,采取灌洗液标本进行涂片、细菌学和细胞学检查,进一步协助诊断和指导治疗。

2. 治疗

(1)治疗基础疾病。

(2)控制感染：可依据痰革兰氏染色和痰培养指导抗生素应用，但在开始时常需给予经验治疗。

(3)改善气流受限：支气管舒张剂可改善气流受限，并帮助清除分泌物。

(4)清除气道分泌物：化痰药物，以及振动、拍背和体位引流等胸部物理治疗均有助于清除气道分泌物。

(5)外科治疗：如果支气管扩张为局限性，且经充分的内科治疗仍顽固反复发作者，可考虑外科手术切除病变肺组织。

第五章

肺部感染性疾病

第一节 肺 炎

【基本概念】

肺炎(pneumonia):是指终末气道、肺泡和肺间质的炎症,可由病原微生物、理化因素、免疫损伤、过敏及药物所致。细菌性肺炎是最常见的肺炎。

【基础与背景知识】

1. 肺炎按解剖分类 ①大叶性(肺泡性)肺炎;②小叶性(支气管性)肺炎;③间质性肺炎。

2. 肺炎按病因分类 ①细菌性肺炎;②非典型病原体所致肺炎;③病毒性肺炎;④肺真菌病;⑤其他病原体所致肺炎;⑥理化因素所致肺炎。

3. 肺炎按患病环境分类 ①社区获得性肺炎;②医院获得性肺炎。

4. 大叶性(肺泡性)肺炎 病原体先在肺泡引起炎症,经肺泡间孔向其他肺泡扩散,直至整个肺段、肺叶。X线胸片显示肺叶或肺段实变阴影。

5. 小叶性(支气管性)肺炎 病原体经支气管入侵,引起细支气管炎、终末细支气管炎和肺泡炎症。常继发于其他气管或支气管疾病。X线胸片显示沿肺纹理分布的不规则斑片状阴影,边缘模糊,无实变征象。

6. 间质性肺炎　炎症以肺间质为主,肺泡壁增生及间质水肿,可累及支气管壁及其周围组织。呼吸道症状轻,异常体征少。X线胸片通常表现为一侧或双侧肺下部不规则条索状阴影,从肺门向外伸展,呈网状,其间可有小片肺不张阴影。

7. 社区获得性肺炎(community acquired pneumonia)　是指在医院外罹患的感染性肺实质炎症,包括具有明确潜伏期的病原体感染而在入院后平均潜伏期内发病的肺炎。

8. 医院获得性肺炎(hospital acquired pneumonia)　是指患者入院时不存在、也不处于潜伏期,而于入院48小时后在医院内发生的肺炎。

9. 肺炎的诊断依据　下述(1)～(4)项中任何一项加第(5)项,并除外肺结核、肺部肿瘤、非感染性肺间质性疾病、肺水肿、肺不张、肺栓塞、肺嗜酸性粒细胞浸润症、肺血管炎等,可建立肺炎的临床诊断:

(1)新近出现的咳嗽、咳痰,或原有呼吸道疾病症状加重,并出现脓性痰;伴或不伴胸痛。

(2)发热。

(3)肺实变体征和/或湿性啰音。

(4)WBC$> 10 \times 10^9$/L 或 WBC$< 4 \times 10^9$/L,伴或不伴核左移。

(5)胸部X线检查显示片状、斑片状浸润性阴影,或间质性改变,伴或不伴胸腔积液。

10. 肺部革兰氏阴性杆菌感染的共同特点　肺实变或病

变融合,组织坏死后容易形成多发性脓肿,常累及双肺下叶。

11. 肺炎与呼吸道感染的区别 呼吸道感染无肺实质浸润的胸部 X 线表现。

【诊断与治疗】

1. 诊断 肺炎诊断程序包括:

(1)确定肺炎的诊断:首先必须把肺炎与上呼吸道感染和下呼吸道感染区别开来;其次,应把肺炎与其他类似肺炎的疾病区别开来。肺炎常须与下列疾病鉴别:肺结核、肺癌、急性肺脓肿、肺血栓栓塞症、非感染性肺部浸润。

(2)评估严重程度:重症肺炎标准如下。符合 1 项主要标准或 3 项次要标准以上者可诊断为重症肺炎,考虑收入 ICU 治疗。

1)主要标准:①需要有创机械通气;②感染性休克需要血管收缩剂治疗。

2)次要标准:①呼吸频率 ≥30 次/min;②氧合指数 $(PaO_2/FiO_2) \leqslant 250$;③多肺叶浸润;④意识障碍/定向障碍;⑤氮质血症(BUN≥20mg/dl);⑥白细胞减少(WBC<4.0×10⁹/L);⑦血小板减少(血小板<10.0×10⁹/L);⑧低体温(T<36℃);⑨低血压,需要强力的液体复苏。

(3)确定病原体:在采集呼吸道标本行细菌培养时尽可能在抗菌药物应用前采集,避免污染,及时送检。常用的方法有:痰、经纤维支气管镜或人工气道吸引、防污染样本毛刷、支气管肺泡灌洗、经皮细针吸检和开胸肺活检、血和胸腔积液培养、尿抗原试验。

2. 治疗 抗感染治疗是肺炎治疗的最主要环节。肺炎的抗菌药物治疗应尽早进行,一旦怀疑为肺炎立即给予首剂抗菌药物。病情稳定后可从静脉途径转为口服治疗。肺炎抗菌药物疗程至少 5 天,大多数患者需要 7~10 天或更长疗程,如体温正常 48~72 小时,无肺炎任何一项临床不稳定征象可停用抗菌药物。金葡菌肺炎、免疫抑制患者肺炎,疗程宜适当延长。吸入性肺炎或肺脓肿,总疗程为 8~12 周,直到X 线胸片空洞和炎症消失,或仅有少量的残留纤维化。

第二节 细菌性肺炎

一、肺炎链球菌肺炎

【基本概念】

肺炎链球菌肺炎:是由肺炎链球菌(streptococcus pneumoniae)或称肺炎球菌(pneumococcal pneumoniae)所引起的肺部非化脓性炎症。

【基础与背景知识】

1. 机体免疫功能正常时,肺炎链球菌是寄居在口腔及鼻咽部的一种正常菌群,机体免疫功能受损时,有毒力的肺炎链球菌入侵人体而致病。

2. 病理改变有充血期、红肝变期、灰肝变期及消散期。

3. 咳铁锈色痰是本病特征性的表现。

4. X 线胸片呈肺段或肺叶急性炎性实变。

5. 本病约占社区获得性肺炎的半数。

【诊断与治疗】

1. 诊断 根据咳铁锈色痰、X 线胸片呈肺段或肺叶急性炎性实变,作出初步诊断。病原菌检测是确诊本病的主要依据。痰直接涂片作革兰氏染色及荚膜染色镜检,如发现典型的革兰氏染色阳性、带荚膜的双球菌或链球菌,即可初步作出病原诊断。痰培养 24~48 小时可以确定病原体。聚合酶链反应(PCR)检测及荧光标记抗体检测可提高病原学诊断率。

2. 治疗

(1)抗菌药物治疗:首选青霉素 G,对青霉素过敏者,或耐青霉素或多重耐药菌株感染者,可用氟喹诺酮类、头孢噻肟或头孢曲松等药物,多重耐药菌株感染者可用万古霉素、替考拉宁等。

(2)支持疗法:患者应卧床休息,注意补充足够蛋白质、热量及维生素。

(3)并发症的处理:如并发脓胸、肿瘤或异物阻塞支气管等。

二、葡萄球菌肺炎

【基本概念】

葡萄球菌肺炎(staphylococcal pneumonia):是由葡萄球菌引起的急性肺化脓性炎症。

【基础与背景知识】

1. 葡萄球菌为革兰氏染色阳性球菌,可分为凝固酶阳性的葡萄球菌(主要为金黄色葡萄球菌,简称金葡菌)及凝固酶阴性的葡萄球菌(如表皮葡萄球菌和腐生葡萄球菌等)。葡萄球菌致病力可用血浆凝固酶来测定,阳性者致病力较强。金葡菌凝固酶为阳性,是化脓性感染的主要原因。

2. 本病常发生于由基础疾病引起免疫力下降的患者,如糖尿病、血液病、艾滋病、肝病、营养不良、酒精中毒、静脉吸毒或原有支气管肺疾病等。

3. 本病多急骤起病,高热、寒战、胸痛,痰脓性,可早期出现循环衰竭。若治疗不及时或不当,病死率甚高。

4. X线表现为坏死性肺炎(肺脓肿、脓胸),即早期实变,继而形成空洞;受损肺部可呈实变伴单个或多发性液气囊腔;X线表现有显著的易变性(一处炎性浸润消失而在另一处出现新的病灶;很小的单一病灶发展为大片阴影)。

5. 经呼吸道感染者,肺炎常呈单侧大叶性分布或呈现广泛的融合性病变;经血源感染者,多表现为双侧多发性肺病变。

【诊断与治疗】

1. 诊断 根据全身毒血症状、咳嗽脓血痰,白细胞计数显著增高、中性粒细胞比例显著增加、核左移并有中毒颗粒和 X 线表现,可作出初步诊断。细菌学检查是确诊的依据,可行痰、胸腔积液、血和肺穿刺物培养。

2. 治疗 强调应早期清除引流原发病灶,选用敏感的抗菌药物。近年来,金黄色葡萄球菌对青霉素 G 的耐药率已高达 90%左右,因此可选用耐青霉素酶的半合成青霉素或头孢菌素,如苯唑西林钠、氯唑西林、头孢呋辛钠等,联合氨基糖苷类如阿米卡星等,亦有较好疗效。阿莫西林、氨苄西林与酶抑制剂组成的复方制剂对产酶金黄色葡萄球菌有效,亦可选用。对于抗甲氧西林金黄色葡萄球菌(MRSA),则应选用万古霉素、替考拉宁等。

第三节 其他病原体所致肺部感染

一、肺炎支原体肺炎

【基本概念】

肺炎支原体肺炎(mycoplasmal pneumonia):是由肺炎支

原体(mycoplasma pneumoniae)感染引起的呼吸道和肺部的急性炎症改变,常同时有咽炎、支气管炎和肺炎。

【基础与背景知识】

1. 肺炎支原体是介于细菌和病毒之间,兼性厌氧、能独立生活的最小微生物。支原体肺炎以儿童及青年人居多,婴儿间质性肺炎亦应考虑本病的可能。

2. 本病咳嗽多为阵发性刺激性呛咳,咳少量黏液。X 线显示肺部多种形态的浸润影,呈节段性分布,以肺下野为多见,有的从肺门附近向外伸展。病变常经 3~4 周后自行消散。

【诊断与治疗】

1. 诊断　需综合临床症状、X 线表现及血清学检查结果作出诊断。培养分离出肺炎支原体虽对诊断有决定性意义,但其检出率较低,技术条件要求高,所需时间长。血清学试验有一定参考价值,尤其血清抗体有 4 倍增高者。

2. 治疗　大环内酯类抗菌药物为首选,如红霉素、罗红霉素和阿奇霉素。氟喹诺酮类如左氧氟沙星、加替沙星和莫西沙星等,四环素类也用于肺炎支原体肺炎的治疗。疗程一般 2~3 周。

二、肺炎衣原体肺炎

【基本概念】

肺炎衣原体肺炎(chlamydia pneumonia):是由肺炎衣原体(chlamydia pneumoniae)引起的急性肺部炎症,常累及上下呼吸道,可引起咽炎、喉炎、扁桃体炎、鼻窦炎、支气管炎和肺炎。

【基础与背景知识】

肺炎衣原体是专性细胞内细菌样寄生物,属于衣原体科。

【诊断与治疗】

1. 诊断　肺炎衣原体感染缺乏特异的临床表现,确诊主要依据有关病因的特殊实验室检查,如病原体分离和血清学检测。

2. 治疗　肺炎衣原体肺炎首选红霉素,亦可选用多西环素或克拉霉素,疗程均为 14~21 天。

三、病毒性肺炎

【基本概念】

病毒性肺炎(viral pneumonia):是由上呼吸道病毒感染向下蔓延所致的肺部炎症。

【基础与背景知识】

1. 引起成人肺炎的常见病毒为甲、乙型流感病毒、腺病毒、副流感病毒、呼吸道合胞病毒和冠状病毒等。

2. 可发生在免疫功能正常或抑制的儿童和成人。

3. 临床症状通常较轻,与支原体肺炎的症状相似,常在急性流感症状尚未消退时,即出现咳嗽、少痰或白色黏液痰、咽痛等呼吸道症状。白细胞计数正常、稍高或偏低,痰涂片所见的白细胞以单核细胞居多,痰培养常无致病细菌生长。胸部 X 线检查可见肺纹理增多,小片状浸润或广泛浸润,病情严重者显示双肺弥漫性结节性浸润。

【诊断与治疗】

1. 诊断　诊断依据为临床症状及 X 线改变,并排除由其他病原体引起的肺炎。确诊则有赖于病原学检查,包括病毒分离、血清学检查以及病毒抗原的检测。

2. 治疗 以对症为主，原则上不宜应用抗菌药物预防继发性细菌感染，一旦明确已合并细菌感染，应及时选用敏感的抗菌药物。

四、肺真菌病

【基本概念】

肺真菌病(pulmonary mycosis)：是由真菌所引起的肺部感染性疾病，主要指肺和支气管的真菌性炎症或相关病变。

【基础与背景知识】

1. 真菌(fungus) 是具有细胞核和细胞壁的异养生物，种属很多，其营养体除少数低等类型为单细胞外，大多是由纤细管状菌丝构成的菌丝体。真菌通常又分为三类，即酵母菌、霉菌和蕈菌(大型真菌)。真菌通常不能运动，以孢子的方式进行繁殖。

2. 肺真菌病的发病途径

(1)内源性：体内的寄生真菌在抵抗力下降时引起感染。

(2)外源性：土壤中生长的真菌孢子被吸入到肺部引起肺部感染。

(3)继发性体内其他部位的真菌感染经淋巴或血液扩展到肺部。

3. 肺真菌病的病理改变 ①过敏性炎症；②化脓性炎症；③慢性肉芽肿形成。

4. 肺真菌病的 X 线表现 ①支气管肺炎；②大叶性肺炎；③弥漫小结节；④肿块状阴影和空洞形成。

【诊断与治疗】

1. 肺真菌病的诊断 主要根据真菌病原体检查。

（1）合格痰液或支气管分泌物显微镜观察。

（2）肺组织真菌培养。

（3）肺组织病理检查。

（4）真菌特定抗原或抗体检测。

2. 治疗

（1）应根据真菌种类、病情严重程度、患者肝肾功能、药物不良反应与药物相互作用仔细选择。严重感染的患者可以考虑联合用药。

（2）疗程取决于真菌种类、感染部位、宿主危险因素有无消除以及治疗反应等。真菌性肺炎的抗真菌治疗至少应持续至肺炎基本吸收。

（3）抗真菌治疗在过敏或寄生所致肺真菌病中的作用尚不明确。

（4）肺真菌病除抗真菌治疗外，尚应积极治疗基础疾病，消除危险因素，增强免疫功能。

第六章

肺 结 核

【基本概念】

肺结核(pulmonary tuberculosis):是由结核分枝杆菌(人型、牛型、非洲型或鼠型)导致的肺部感染。

【基础与背景知识】

1. 传染源 继发性肺结核的患者。

2. 传播途径 飞沫传播是肺结核最重要的传播途径。经消化道和皮肤等其他途径传播现已罕见。

3. 易感人群 影响机体对结核分枝杆菌自然抵抗力的因素除遗传因素外,还包括生活贫困、居住拥挤、营养不良等社会因素。婴幼儿细胞免疫系统不完善,老年人、HIV 感染者、免疫抑制剂使用者、慢性疾病患者等免疫力低下,都是结核病的易感人群。

4. 原发感染 首次吸入结核菌,引起的肺部炎性病灶伴(或不伴)肺淋巴管炎与肺门淋巴结炎。

5. 继发性结核 原发性结核感染遗留病灶中的结核分枝杆菌重新活动引起的结核病;或者发生过原发感染的患者经受第二次外源性感染。

6. 结核病的基本病理变化 炎性渗出、增生与干酪样坏死;典型的结核结节由内向外分别为:干酪样坏死、淋巴细胞、上皮样细胞、朗汉斯巨细胞。

【诊断与治疗】

1. 诊断流程 可疑症状患者的筛选,是否肺结核,有无活动性,是否排菌。

2. 活动性肺结核的诊断依据

(1)痰菌阳性。

(2)有症状,如咳嗽、疲倦、体重减轻或发热等。

(3)听诊有持续存在的小水泡音。

(4)X线检查有空洞而未经过治疗,渗出性或干酪性病变,病变范围广泛等。

(5)血沉增快(但不能单凭此项作为活动性的标准)。

3. 痰结核分枝杆菌检查 痰涂片检查、痰培养法、PCR、核酸探针检测特异性 DNA 片段、色谱技术检测结核硬脂酸和分枝菌酸等菌体特异成分以及采用免疫学方法检测特异性抗原和抗体。

4. 结核菌素试验

(1)本试验广泛应用于检出结核分枝杆菌的感染,而非检出结核病。

(2)结核菌素试验对儿童、少年和青年的结核病诊断有参考意义。

(3)结核菌素试验阳性不能区分是结核分枝杆菌的自然感染还是卡介苗接种的免疫反应。

(4)目前世界卫生组织和国际防痨和肺病联合会推荐使用的结核菌素为纯化蛋白衍生物(purified protein derivative,PPD)-RT23,以便于国际间结核感染率的比较。

(5)结核菌素试验选择左前臂曲侧中上部 1/3 处,试验后 48~72 小时观察和记录结果,硬结为特异性变态反应,而红晕则为非特异性反应。

(6)硬结直径[(横径+纵径)/2]≤4mm 为阴性;5~9mm 为弱阳性;10~19mm 为阳性;≥20mm 或虽<20mm 但局部出现水疱和淋巴管炎为强阳性反应。

(7)结核菌素试验反应愈强,对结核病的诊断,特别是对婴幼儿的结核病诊断愈重要。凡是阴性结果的儿童,大多表明没有受过结核分枝杆菌的感染,但是下列患者感染结核杆菌后亦可为阴性或弱阳性:4~8 周以内的新感染者、营养不良、HIV 感染、麻疹、水痘、癌症、严重细菌感染(包括重症结核)、卡介苗接种后。

5. 肺结核的分类与诊断要点

(1)原发型肺结核:含原发综合征和胸内淋巴结结核。多见于儿童,结核菌素试验多为强阳性。X 线胸片表现:"原发病灶-引流淋巴管炎-肺门淋巴结肿大"形成典型的哑铃状原发综合征。

(2)血行播散型肺结核:①急性血行播散型肺结核(急性粟粒型肺结核):起病急,中毒症状重,一半以上患者合并结核性胸膜炎,全身浅表淋巴结和肝脾常肿大,1/3 患者眼底可见脉络膜结核结节;X 线胸片或 CT 表现:在全身中毒症状出现半月后可见肺尖至肺底大小相等、密度相同和分布均匀的粟粒状结节阴影,直径约 2mm 左右;②亚急性、慢性血行播散型肺结核:全身症状较轻或缺如,大小不等、密度不同和分布不均的粟粒状结节阴影主要分布于双侧肺上、中野,新鲜渗出与陈旧硬结、钙化病灶共存。

(3)继发型肺结核:①浸润性肺结核:浸润渗出性病变和纤维干酪病变多发生于肺尖或锁骨下,影像学检查表现为小片状或斑点状阴影,可形成空洞;②空洞性肺结核:空洞形态不一,多有支气管播散病变,有结核毒性症状,痰中常有排菌;③结核球:球内有钙化或空洞,大多伴有卫星灶;④干酪样肺炎:多发生于免疫力衰弱的患者;大叶性干酪性肺炎 X线呈大叶性密度均匀的磨玻璃状阴影,逐渐溶解形成空洞,可有播散病灶与痰液排菌;小叶性干酪性肺炎 X线呈小叶性斑片状播散病灶,多发生于双肺中下部;⑤纤维空洞性肺结核:病程长,反复进展恶化,双侧或单侧纤维厚壁空洞伴广泛纤维增生。

(4)结核性胸膜炎:含结核性干性胸膜炎、结核性渗出性胸膜炎和结核性脓胸。

(5)其他肺外结核:如骨结核、肾结核、肠结核等。

6. 菌阴肺结核　3 次痰涂片及 1 次痰培养阴性的肺结核。

7. 治疗　肺结核化学治疗的原则是早期、规律、全程、适量、联合。整个治疗方案分强化和巩固两个阶段。

第七章

原发性支气管肺癌

【基本概念】

原发性支气管肺癌(primary bronchogenic carcinoma):简称肺癌(lung cancer),为起源于支气管黏膜或腺体的恶性肿瘤。

【基础与背景知识】

1. 吸烟是肺癌死亡率进行性增加的首要原因。

2. 病理、分类及分期

(1)按解剖学部位分类可分为中央型肺癌、周围型肺癌。

(2)按组织病理学分类可分为非小细胞肺癌、小细胞肺癌。非小细胞肺癌包括鳞状上皮细胞癌、腺癌、大细胞癌和腺鳞癌、类癌、肉瘤样癌、唾液腺型癌(腺样囊性癌、黏液表皮样癌)等。

(3)肺癌的 TNM 分期是制定治疗方案的基础之一。

3. 临床表现

(1)原发肿瘤引起的症状和体征:①咳嗽;②血痰或咯血;③气短或喘鸣;④发热;⑤体重下降。

(2)肺外胸内扩展引起的症状和体征:①胸痛;②声音嘶哑;③咽下困难;④胸腔积液;⑤上腔静脉阻塞综合征;

⑥Horner 综合征:肺尖部肺癌又称肺上沟瘤(Pancoast 瘤),可压迫颈交感神经引起 Horner 综合征。

(3)胸外转移引起的症状和体征:常见的转移部位包括:中枢神经系统、骨骼、腹部、淋巴结。

(4)胸外表现(副癌综合征):包括内分泌综合征、骨骼-结缔组织综合征、血液学异常及其他。

【诊断与治疗】

1. 肺癌的治疗效果与肺癌的早期诊断密切相关。对高危患者充分运用多种诊断手段诸如低剂量 CT 扫描、肿瘤标记物等进行早期筛查。

2. 肺癌的治疗是基于病理类型、分期、分子分型、体力状况、经济条件等因素的综合治疗,治疗手段包括手术、放化疗、靶向治疗、免疫治疗等。区分非小细胞肺癌与小细胞肺癌是制定治疗策略的前提。

(1)非小细胞肺癌(NSCLC):①局限性病变可采取手术、根治性放疗及根治性综合治疗;②播散性病变综合考虑分子分型、体力状况选择分子靶向治疗、含铂两药联合或单药化疗、放疗或免疫治疗及支持治疗。

(2)小细胞肺癌(SCLC):以化疗为主的综合治疗。

第八章

间质性肺疾病

第一节　间质性肺疾病分类

【基本概念】

间质性肺疾病(interstitial lung disease,ILD):是一组主要累及肺间质、肺泡和/或细支气管的肺部弥漫性疾病,通常亦称作弥漫性实质性肺疾病(diffuse parenchymal lung disease,DPLD)。

【基础与背景知识】

1. ILD 并不是一种独立的疾病,它包括 200 多个病种。尽管每一种疾病的临床表现、实验室和病理学改变有各自的特点,然而,它们具有一些共同的临床、呼吸病理生理学和胸部 X 线特征。表现为渐进性劳力性气促、限制性通气功能障碍伴弥散功能降低、低氧血症和影像学上的双肺弥漫性病变。病程多缓慢进展,逐渐丧失肺泡-毛细血管功能单位,最终发展为弥漫性肺纤维化和蜂窝肺,导致呼吸功能衰竭而死亡。

2. 目前国际上将 ILD/DPLD 分为四类

(1)已知病因的 DPLD,如药物诱发性、职业或环境有害物质诱发性(铍、石棉)DPLD 或胶原血管病的肺表现等。

（2）特发性间质性肺炎(idiopathic interstitial pneumonia, IIP)，包括 7 种临床病理类型：特发性肺纤维化(IPF)/普通型间质性肺炎(UIP)，非特异性间质性肺炎(NSIP)，隐源性机化性肺炎(COP)/机化性肺炎(OP)，急性间质性肺炎(AIP)/弥漫性肺泡损伤(DAD)，呼吸性细支气管炎伴间质性肺疾病(RB-ILD)/呼吸性细支气管炎(RB)，脱屑性间质性肺炎(DIP)，淋巴细胞间质性肺(LIP)。

（3）肉芽肿性 DPLD，如结节病、外源性过敏性肺泡炎、Wegener 肉芽肿等。

（4）其他少见的 DPLD，如肺泡蛋白质沉积症、肺出血-肾炎综合征、肺淋巴管平滑肌瘤病、朗格汉斯细胞组织细胞增多症、慢性嗜酸性粒细胞性肺炎、特发性肺含铁血黄素沉着症等。

【诊断与治疗】

病史，胸部影像学检查，肺功能，支气管肺泡灌洗检查，肺活检，全身系统检查。

第二节 特发性肺纤维化

【基本概念】

特发性肺纤维化(idiopathic pulmonary fibrosis, IPF)：是一种慢性、进行性、纤维化性间质性肺炎，组织学和/或胸部高分辨率 CT(HRCT)特征性表现为 UIP。

【基础与背景知识】

1. 临床表现 通常为隐袭性起病，主要的症状是干咳和劳力性气促。随着肺纤维化的发展，发作性干咳和气促逐渐加重。经过数月至数年发展为呼吸衰竭和肺心病。起病后平均存活时间为 2.8~3.6 年。

2. 体检可发现呼吸浅快,超过 80% 的病例双肺底闻及吸气末期 Velcro 啰音,20%~50% 有杵状指(趾)。晚期出现发绀等呼吸衰竭和肺源性心脏病的表现。

【诊断与治疗】

1. 诊断

(1)IPF 诊断:①ILD,但排除了其他原因(如药物、环境和结缔组织疾病等);②HRCT 表现为 UIP 型;③联合 HRCT 和外科肺活检病理表现诊断 UIP。

(2)IPF 急性加重:指 IPF 患者出现无已知原因可以解释的病情加重或急性呼吸衰竭。①过去或现在诊断 IPF;② 1 月内发生无法解释的呼吸困难加重;③低氧血症加重或气体交换功能严重受损;④新出现的肺泡浸润影;⑤排除了肺感染、肺栓塞、气胸或心力衰竭等。

2. 治疗 药物治疗,非药物治疗,肺移植,并发症治疗,对症治疗,加强患者教育与自我管理。

第三节 结 节 病

【基本概念】

结节病(sarcoidosis):是一种多系统器官受累的肉芽肿性疾病。常侵犯肺、双侧肺门淋巴结,可以侵犯几乎全身每个器官。

【基础与背景知识】

1. 90% 以上的病例累及肺和胸内淋巴结。约 50% 的病例无症状,只是于胸部 X 线检查时发现。后期主要是肺纤维化导致的呼吸困难。

2. 如结节病累及其他器官,可发生相应的症状和体征。皮肤的常见表现为结节性红斑(多见于面颈部、肩部或四肢)、冻疮样狼疮、麻疹、丘疹等。眼部受累者可有虹膜睫状体炎、急性色素层炎、角膜-结膜炎等。也可以累及外周淋巴结、肝、脾、骨关节、肌肉、心脏、神经中枢等,而出现相应的症状体征。

【诊断与治疗】

1. 诊断　结节病的诊断应符合 3 个条件:

(1)患者的临床表现和 X 线表现与结节病相符合。

(2)活检证实有非干酪样坏死性类上皮结节。

(3)除外其他原因引起的肉芽肿性病变。

2. 建立诊断以后,还需要判断累及器官的范围、分期和活动性。临床症状明显、病情进展较快、重要器官受累、血液生化指标异常[血清血管紧张素转换酶(sACE)活性增高、高血钙、高尿钙症、血清 SIL-2R 升高等],提示属于活动期。

3. 治疗

(1)因部分患者可自行缓解,对于胸内型结节病,病情稳定、无症状且肺功能正常的 Ⅰ 期、Ⅱ 期和Ⅲ期患者无需立即治疗。

(2)每 3 个月复查胸片和肺功能等,无进展则不需治疗。

(3)当累及心脏、肾脏、神经系统,眼部(局部用药无效时)以及高钙血症、有症状的 Ⅱ 期和Ⅲ期肺部结节病时,可使用全身糖皮质激素治疗。

第四节　其他间质性肺疾病

一、肺泡蛋白沉积症

【基本概念】

肺泡蛋白沉积症(pulmonary alveolar proteinosis):是指肺泡和细支气管腔内充满不可溶性富磷脂蛋白质物质的疾病。临床上以隐袭性渐进性气促和双肺弥漫性阴影为特征。

【基础与背景知识】

1. 病因未明,可能与抗粒细胞-巨噬细胞集落刺激因子(GM-CSF)抗体、遗传基因和某些基础疾病(造血系统疾病、恶性肿瘤和免疫缺陷性疾病)有关。

2. 发病多隐袭,典型症状为活动后气促,以后进展至休息时亦感气促,咳白色或黄色痰。全身症状不明显,但可继发肺部感染而出现相应的症状。早期轻症病例可无症状,仅X线有异常表现。

【诊断与治疗】

1. 诊断　主要根据临床、影像学和支气管肺泡灌洗物特点[牛奶状、放置后沉淀、脂蛋白含量高和过碘酸希夫(PAS)染色阳性],或经纤维支气管镜肺活检病理诊断。

2. 治疗　目前没有明确有效的药物治疗。主要采用肺灌洗治疗。

二、特发性肺含铁血黄素沉着症

【基本概念】

特发性肺含铁血黄素沉着症:由于肺毛细血管反复出血

至肺间质,其中珠蛋白部分被吸收,含铁血黄素沉着于肺组织,病理见肺重量增加,切面有广泛棕色色素沉着。

【基础与背景知识】

1. 镜检肺泡和间质内可见含有红细胞及含铁血黄素的巨噬细胞。肺内有程度不等的弥漫性纤维化。

2. 电镜下见弥散性毛细血管损害,伴内皮细胞水肿、Ⅱ型肺泡上皮细胞增生及蛋白沉着于基底膜上。

【诊断与治疗】

治疗 用糖皮质激素可控制出血,但不能长期稳定病情和预防复发,对慢性病例疗效不显著。铁剂可缓解严重贫血。

三、过敏性肺炎

【基本概念】

过敏性肺炎:是因吸入外界有机粉尘所引起的过敏性肺泡炎,为免疫介导的肺部疾病。

【基础与背景知识】

临床特点是接触抗原数小时后出现发热、干咳、呼吸困难、全身不适等症状;重者可出现呼吸衰竭。

【诊断与治疗】

1. 诊断 接触抗原的病史与呼吸系统症状体征之间的因果联系、血清特异抗体阳性等提示诊断。变应原激发试验对诊断有一定帮助,但要谨慎应用。纤维支气管镜检查有一定的诊断和鉴别诊断价值。

2. 治疗 方法是离开工作环境,脱离过敏原,同时可应用糖皮质激素治疗。对于慢性已形成纤维化的病例,糖皮质激素疗效较差。

四、嗜酸性粒细胞性肺炎

【基本概念】

嗜酸性粒细胞性肺炎：是一种以肺部嗜酸性粒细胞浸润伴或不伴外周血嗜酸性粒细胞增多为特征的临床综合征。

【基础与背景知识】

周围血嗜酸性粒细胞的增多比例在 20%~70%。胸部 X 线检查显示非段或叶性分布的片状阴影，常为双侧外带分布，阴影可呈游走性。

【诊断与治疗】

1. 诊断　主要根据典型临床表现、X 线表现、血嗜酸性粒细胞增高和治疗后的反应等，但需除外其他嗜酸性粒细胞增多伴肺部病变(如单纯性肺嗜酸性粒细胞浸润症、哮喘型肺嗜酸性粒细胞增多症和热带嗜酸性粒细胞增多症等)。

2. 治疗　糖皮质激素治疗效果显著，常可恢复正常，因停药较易复发，故疗程需在 1 年以上。

第九章

肺血栓栓塞症

【基本概念】

1. 肺栓塞(pulmonary embolism, PE) 是以各种栓子阻塞肺动脉系统为其发病原因的一组疾病或临床综合征的总称,包括肺血栓栓塞症、脂肪栓塞综合征、羊水栓塞、空气栓塞等。

2. 肺血栓栓塞症(pulmonary thromboembolism, PTE) 是肺栓塞最常见的一种类型,以肺循环和呼吸功能障碍为其主要临床和病理生理特征。

3. 肺梗死(pulmonary infarction, PI) 肺动脉发生栓塞后,若其支配区的肺组织因血流受阻或中断而发生坏死,称为肺梗死。

4. 深静脉血栓形成(deep venous thrombosis, DVT) DVT与PTE实质上为一种疾病过程在不同部位、不同阶段的表现,两者合称为静脉血栓栓塞症(venous thromboembolism, VTE)。

【基础与背景知识】

1. PTE发病率和病死率高,起病隐匿,临床表现复杂,容易漏诊和误诊。DVT和PTE具有共同的危险因素,包括任何可以导致静脉血液淤滞、静脉系统内皮损伤和血液高凝状态的因素。

2. PTE 的临床表现以及病情的严重程度取决栓子的大小和数量、多个栓子的递次栓塞间隔时间、是否同时存在其他心肺疾病、个体反应的差异及血栓溶解的快慢。

3. 临床表现

(1)常见症状:①不明原因的呼吸困难及气促;②胸痛;③晕厥;④烦躁不安、惊恐甚至濒死感;⑤咯血;⑥咳嗽、心悸等。部分患者可同时出现呼吸困难、胸痛及咯血,称为肺梗死三联征。

(2)体征:①呼吸系统体征:呼吸急促、发绀、肺部啰音以及肺不张和胸腔积液时出现相应的体征;②循环系统体征:心动过速,血压变化,严重时可出现血压下降甚至休克;颈静脉充盈或异常搏动;肺动脉瓣区第二心音(P_2)亢进或分裂,三尖瓣区收缩期杂音;③发热。

(3)DVT 的症状与体征:注意患者有无下肢肿胀、周径增粗、疼痛或压痛、皮肤色素沉着,行走后患肢易疲劳或肿胀加重。应测量双侧下肢的周径来评价其差别。

4. PTE 的临床分型

(1)急性肺血栓栓塞症:①大面积 PTE(massive PTE);②非大面积 PTE(non-massive PTE)含次大面积 PTE(sub-massive PTE)亚型。

(2)慢性血栓栓塞性肺动脉高压(CTEPH)。

【诊断及治疗】

1. 诊断程序 一般包括疑诊、确诊、求因 3 个步骤,并进行临床分型和鉴别诊断。

(1)疑诊:可进行:①血浆 D-二聚体(D-dimer);②动脉血气分析;③心电图;④X 线胸片;⑤超声心动图;⑥下肢深静脉

超声检查等检查。上述检查对诊断或排除 PTE 有一定意义，但并不是确诊 PTE 的检查。

（2）确诊：①CT 肺动脉造影（CTPA），是目前最常用的 PTE 确诊手段；②放射性核素肺通气/血流灌注扫描；③MRI 肺动脉造影（MRPA），可用于对碘造影剂过敏的患者；④肺动脉造影，为诊断 PTE 的经典与参比方法。

（3）求因：①寻找栓子的来源；②寻找 VTE 的诱发因素。

2. 鉴别诊断

（1）冠状动脉粥样硬化性心脏病（冠心病）。

（2）肺炎。

（3）特发性肺动脉高压等非血栓栓塞性肺动脉高压。

（4）主动脉夹层。

（5）其他原因所致的胸腔积液。

（6）其他原因所致的晕厥。

（7）其他原因所致的休克。

3. 治疗

（1）一般处理与呼吸循环支持治疗：严密的生命体征监测以及对症处理。

（2）溶栓治疗：适用于大面积 PTE 病例，对于次大面积 PTE 的溶栓，目前尚存争议。溶栓的时间窗一般为 14 天以内，注意溶栓的禁忌证。常用药物：尿激酶（UK）、链激酶（SK）和重组组织型纤溶酶原激活剂（rt-PA）。溶栓后应注意对临床及相关辅助检查情况进行动态观察，评估溶栓疗效及出血并发症。

（3）抗凝治疗是 PTE 和 DVT 的基本治疗方法，抗凝血药物主要有普通肝素（UFH）、低分子肝素（LMWH）和华法林（warfarin）。抗血小板药物的抗凝作用不能满足 PTE 或 DVT

的抗凝要求。抗凝治疗的持续时间因人而异。

（4）肺动脉血栓摘除术。

（5）肺动脉导管碎解和抽吸血栓。

（6）放置腔静脉滤器。

（7）CTEPH 的治疗。

4. 预防　对存在发生 DVT-PTE 危险因素的病例,宜根据临床情况采用相应的预防措施。主要方法为机械预防措施、药物预防措施。

第十章

肺动脉高压与肺源性心脏病

第一节　肺动脉高压的分类

【基本概念】

1. 肺动脉高压　是一种由多种已知或未知原因引起的肺动脉压异常升高的一种病理生理状态,在海平面静息状态下右心导管测量平均肺动脉压≥25mmHg(1mmHg＝0.133kpa)

2. 2008年世界卫生组织第四届肺动脉高压会议修订的肺动脉高压分类

(1)动脉性肺动脉高压。

(2)左心疾病所致肺动脉高压。

(3)肺部疾病和/或低氧所致肺动脉高压。

(4)慢性血栓栓塞性肺动脉高压。

(5)未明多因素机制所致肺动脉高压。

第二节　特发性肺动脉高压

【基本概念】

特发性肺动脉高压(idiopathic pulmonary arterial hypertension）：是一种不明原因，以肺小动脉痉挛、内膜增生和重构为主要病理特征，以肺动脉平均压>3.33kpa（25mmHg）或运动时>4kpa（30mmHg）为功能特征的肺循环疾病。

【基础与背景知识】

由于肺血管阻力为肺动脉平均压和肺静脉平均压之差与肺血流量之比，即肺动脉平均压为肺静脉平均压加上肺血管阻力与肺血流量乘积之和，因此凡引起肺静脉压、肺血流量和肺血管阻力增高的因素均可引起肺动脉高压。

【诊断及治疗】

1. 诊断　特发性肺动脉高压必须在除外各种引起肺动脉高压的病因后方可做出诊断，凡能引起肺动脉高压的疾病均应与 IPH 进行鉴别。

2. 治疗　因特发性肺动脉高压的病因不明，治疗主要针对血管收缩、内膜损伤、血栓形成及心功能不全等方面进行，旨在恢复肺血管的张力、阻力和压力，改善心功能，增加心排出量，提高生活质量。

第三节　肺源性心脏病

【基本概念】

1. 肺源性心脏病　简称肺心病，是指由支气管-肺组织、胸廓或肺血管病变致肺血管阻力增加，产生肺动脉高压，继而右心室结构或/和功能改变的疾病。根据起病缓急和病程长短，可分为急性和慢性肺心病两类。临床上以后者多见。

2. 慢性肺源性心脏病　是由肺组织、肺血管或胸廓的慢性病变引起肺组织结构和/或功能异常，产生肺血管阻力增加,肺动脉压力增高,使右心室扩张或/和肥厚,伴或不伴右心功能衰竭的心脏病。

【基础与背景知识】

1. 肺心病形成的几个阶段

(1)肺动脉高压的形成。

(2)心脏病变和心力衰竭。

(3)其他重要器官的损害:包括脑、肝、肾、胃肠及内分泌系统、血液系统等发生病理改变,引起多器官的功能损害。

2. 临床表现 本病发展缓慢,临床上除原有肺、胸疾病的各种症状和体征外,主要是逐步出现肺、心功能衰竭以及其他器官损害的征象。

(1)肺、心功能代偿期:可有活动后心悸、呼吸困难劳动耐力下降;休检可有肺动脉瓣听诊区第二心音强度大于主动脉瓣听诊区第二心音强度(P2>A2),三尖瓣区收缩期杂音或剑突下心脏搏动增强,颈静脉充盈。

(2)肺、心功能失代偿期:分别有呼吸衰竭症状体征以及右侧心力衰竭症状体征。

【诊断及治疗】

1. 肺心病的诊断要领 包括:慢性肺-支气管、胸廓或肺血管疾病史、肺动脉高压的表现、右心室扩大或右心功能不全的表现。

2. 肺动脉高压的胸部 X 线表现 右下肺动脉干扩张(横径≥15mm,其横径与气管横径比值≥1.07);肺动脉段明显突出(高度≥3mm);中央动脉扩张而外周血管纤细("残根"征);右心室扩张。

3. 肺动脉高压的超声心动图表现 右心室流出道内径≥30mm,右心室内径≥20mm,左右心室内径比值<2,右心室

前壁厚度、右肺动脉内径或肺动脉干及右心房增大。

4. 治疗原则

（1）急性加重期：积极控制感染；通畅呼吸道，改善呼吸功能；纠正缺氧和二氧化碳潴留；控制呼吸和心力衰竭；六大并发症的预防及处理。注意利尿药、洋地黄等正性肌力药的应用指征。

（2）缓解期：目的是增强患者的免疫功能，去除诱发因素，减少或避免急性加重期的发生，希望使肺、心功能得到部分或全部恢复，如长期家庭氧疗、调整免疫功能等。

5. 治疗注意事项

（1）慢性肺心病心力衰竭的治疗与其他心脏病心力衰竭的治疗有所不同，一般在控制感染、改善呼吸功能后心力衰竭便可改善。

（2）使用利尿剂要注意防止低钾血症、低氯性碱中毒以及脱水引起痰液黏稠与血液浓缩。

（3）肺心病急性加重期使用洋地黄的指征：①感染已经控制、呼吸功能已经改善、利尿剂不能良好地消除心力衰竭水肿；②以右侧心力衰竭为主要表现，而无明显感染者；③出现急性左侧心力衰竭者。

（4）肺心病急性加重期患者大多伴高碳酸血症，外周血管已经显著扩张，所以肺心病心力衰竭时使用血管扩张剂，其疗效不如其他心力衰竭显著。

第十一章

胸 膜 疾 病

第一节　胸腔积液

【基本概念】

胸腔积液(pleural effusion):简称胸水,任何因素使胸膜腔内液体形成过快或吸收过缓,产生的胸腔液体异常增多。

【基础与背景知识】

1. 胸膜腔是一个负压腔隙,容易发生组织液渗出增加与重吸收减少。

2. 临床上常见的病因和发病机制

(1)胸膜毛细血管内静水压增高。

(2)胸膜通透性增加。

(3)胸膜毛细血管内胶体渗透压降低。

(4)壁层胸膜淋巴引流障碍。

(5)损伤。

(6)医源性。

【诊断与治疗】

1. 诊断

(1)确定有无胸腔积液:少量积液(0.3L)仅表现肋膈角

变钝,有时易与胸膜粘连混淆,可行患侧卧位胸片,液体可散开于肺外带。体征上需与胸膜增厚鉴别,胸膜增厚叩诊浊音,听诊呼吸音减弱,但往往伴有胸廓扁平或塌陷,肋间隙变窄,气管向患侧移位,语音传导增强等体征。B超、CT等检查可确定有无胸腔积液。

(2)区别漏出液和渗出液:目前多根据 Light 标准,尤其对蛋白质浓度在 25g/L~35g/L 者,符合以下任何 1 条可诊断为渗出液;①胸腔积液/血清蛋白比例>0.5;②胸腔积液/血清乳酸脱氢酶(LDH)比例>0.6;③胸腔积液 LDH 水平大于血清正常值高限的 2/3。

(3)寻找胸腔积液的病因:漏出液常见病因是充血性心力衰竭,多为双侧胸腔积液,积液量右侧多于左侧。在我国渗出液最常见的病因为结核性胸膜炎,多见于青壮年,胸腔积液检查以淋巴细胞为主,间皮细胞<5%,蛋白质多大于 40g/L,腺苷脱氨酶(ADA)及 γ 干扰素增高,沉渣找结核杆菌或培养可呈阳性,但阳性率仅约 20%;类肺炎性胸腔积液积液量一般不多,胸水呈草黄色甚或脓性,白细胞明显升高,以中性粒细胞为主,葡萄糖和 pH 降低;恶性肿瘤侵犯胸膜引起恶性胸腔积液,以 45 岁以上中老年人多见,胸腔积液多呈血性、量大、增长迅速,癌胚抗原(CEA)>20μg/L,LDH>500U/L,胸腔积液脱落细胞检查、胸膜活检、胸部影像学、纤维支气管镜及胸腔镜等检查,有助于进一步诊断和鉴别。

2. 治疗　漏出液常在纠正病因后可吸收,渗出液根据病因不同治疗方法亦不同。

(1)结核性胸膜炎:①一般治疗:包括休息、营养支持和对症治疗;②抽液治疗:原则上应尽快抽尽胸腔内积液或肋间插细管引流;③抗结核治疗;④糖皮质激素:有全身毒性症状严重、大量胸腔积液者,在抗结核药物治疗的同时,可尝试加用泼尼松 30mg/d,分 3 次口服。待体温正常、全身毒性症状减轻、胸腔积液量明显减少时,即应逐渐减量以至停用。

(2)类肺炎性胸腔积液和脓胸:前者一般积液量少,经有效的抗生素治疗后可吸收,积液多者应胸腔穿刺抽液,胸腔积液 pH<7.2 应肋间插管引流。脓胸治疗原则是控制感染、引流胸腔积液及促使肺复张,恢复肺功能。

(3)恶性胸腔积液:主要是原发病的治疗,若气急明显可以抽液改善症状。

第二节 气 胸

【基本概念】

气胸(pneumothorax):胸膜腔是不含气体密闭的腔隙,当气体进入胸膜腔造成任何程度的胸膜腔积气状态都称为气胸。

【基础与背景知识】

1. 气胸可分成自发性、外伤性和医源性三类。自发性气胸又可分成原发性和继发性,前者发生在无基础肺疾病的健康人,后者常发生在有基础肺疾病的患者,如慢性阻塞性肺疾病(COPD)。外伤性气胸系胸壁的直接或间接损伤引起;医源性气胸则是由诊断和治疗操作所致。

2. 自发性气胸的类型

(1)闭合性(单纯性)气胸:胸膜破裂口较小,随肺萎缩而闭合,空气不再继续进入胸膜腔。胸膜腔内压接近或略超过大气压,测定时可为正压亦可为负压,视气体量多少而定。

抽气后压力下降而不复升,表明其破裂口不再漏气。

(2)交通性(开放性)气胸:破裂口较大或因两层胸膜间有粘连或牵拉,使破口持续开放,吸气与呼气时空气自由进出胸膜腔。胸膜腔内压在 $10cmH_2O$ 上下波动;抽气后可呈负压,但数分钟后又复升至抽气前水平。

(3)张力性(高压性)气胸:破裂口呈单向活瓣或活塞作用,吸气时胸廓扩大,胸膜腔内压变小,空气进入胸膜腔;呼气时胸膜腔内压升高,压迫活瓣使之关闭,致使胸膜腔内空气越积越多,内压持续升高,使肺脏受压,纵隔向健侧移位,影响心脏血液回流。此型气胸胸膜腔内压测定常超过 $10cmH_2O$,甚至高达 $20cmH_2O$,抽气后胸膜腔内压可下降,但又迅速复升,对机体呼吸循环功能的影响最大,必须紧急抢救处理。

【诊断与治疗】

1. 诊断 根据临床症状、体征及影像学表现,X 线或 CT 显示气胸线是确诊依据,若病情十分危重无法搬动作 X 线检查时,应当机立断在患侧胸腔体征最明显处试验穿刺,如抽出气体,可证实气胸的诊断。

2. 治疗

(1)保守治疗:主要适用于稳定型小量气胸,首次发生的症状较轻的闭合性气胸。应严格卧床休息,酌情予镇静、镇痛等药物。

(2)排气疗法:①胸腔穿刺抽气,适用于小量气胸,呼吸困难较轻,心肺功能尚好的闭合性气胸患者;②胸腔闭式引流,适用于不稳定型气胸,呼吸困难明显、肺压缩程度较重,交通性或张力性气胸,反复发生气胸的患者。

(3)化学性胸膜固定术:为了预防复发,可胸腔内注入硬化剂,产生无菌性胸膜炎症,使脏层和壁层胸膜粘连从而消灭胸膜腔间隙,主要适应于不宜手术或拒绝手术的患者。

(4)手术治疗:经内科治疗无效的气胸可为手术的适应证。

第十二章

睡眠呼吸暂停低通气综合征

【基本概念】

睡眠呼吸暂停低通气综合征(sleep apnea hypopnea syndrome,SAHS):是指各种原因导致睡眠状态下反复出现呼吸暂停和/或低通气,引起低氧血症、高碳酸血症、睡眠中断,从而使机体发生一系列病理生理改变的临床综合征。

【基础与背景知识】

1. SAHS 是指每晚睡眠过程中呼吸暂停反复发作 30 次以上或睡眠呼吸暂停低通气指数(apnea hypopnea index,AHI)≥5 次/小时并伴有嗜睡等临床症状。呼吸暂停是指睡眠过程中口鼻呼吸气流完全停止 10 秒以上;低通气是指睡眠过程中呼吸气流强度(幅度)较基础水平降低 50% 以上,并伴有血氧饱和度较基础水平下降≥4% 或微醒觉;睡眠呼吸暂停低通气指数是指每小时睡眠时间内呼吸暂停加低通气的次数。

2. 根据睡眠过程中呼吸暂停时胸腹呼吸运动的情况,临床上将睡眠呼吸暂停低通气综合征分为中枢型(CSAS)、阻塞型(OSAS)、混合型(MSAS),三种类型中以阻塞型最常见,目前把阻塞型和混合型两种类型统称为阻塞型睡眠呼吸暂停低通气综合征(OSAHS)。

【诊断与治疗】

1. 诊断

(1)临床诊断:根据患者睡眠时打鼾伴呼吸暂停、白天嗜睡、身体肥胖、颈围粗及其他临床症状可作出临床初步诊断。

(2)多导睡眠图(polysomnography,PSG)是确诊SAHS的金标准,并能确定其类型及病情轻重。

(3)病因诊断:对确诊的SAHS常规进行耳鼻喉及口腔检查,了解有无局部解剖和发育异常、增生和肿瘤等,头颅、颈部X线照片、CT和MRI测定口咽横截面积,可作狭窄的定位判断,对部分患者可进行内分泌系统(如甲状腺功能)的测定。

2. 治疗

(1)中枢型睡眠呼吸暂停低通气综合征的治疗:①原发病的治疗;②呼吸兴奋药物:主要是增加呼吸中枢的驱动力,改善呼吸暂停和低氧血症;③氧疗;④辅助通气治疗:可选用无创正压通气和有创机械通气。

(2)阻塞型睡眠呼吸暂停低通气综合征的治疗:①一般治疗:减肥,睡眠体位改变,戒烟酒,避免服用镇静剂等;②药物治疗:疗效不肯定,可试用乙酰唑胺、甲羟孕酮、普罗替林等;③器械治疗:经鼻持续气道内正压通气(nasal-continuous positive airway pressure,CPAP)治疗,双水平气道内正压(bilevel positive airway pressure,BIPAP)治疗,自动调压智能(Auto-CPAP)呼吸机治疗,口腔矫治器(oral appliance,OA)治疗等;④手术治疗:鼻手术,腭垂软腭咽成形术(uvulopalatopharyngoplasty,UPPP),激光辅助咽成形术,低温射频消融术,正颌手术等。

第十三章

急性呼吸窘迫综合征

【基本概念】

急性呼吸窘迫综合征(acute respiratory distress syndrome，ARDS)：是指由心源性以外的各种肺内外致病因素导致的急性弥漫性肺损伤与急性进行性缺氧性呼吸衰竭。

【基础与背景知识】

1. ARDS 的本质是多种炎症细胞(巨噬细胞、中性粒细胞、血管内皮细胞、血小板)及其释放的炎症介质和细胞因子介导的肺脏炎症反应。ARDS 是多脏器衰竭发生时最早受累或最常出现的脏器功能障碍表现。

2. 病理生理　由于肺毛细血管内皮细胞和肺泡上皮细胞损伤，肺泡膜通透性增加，引起肺间质和肺泡水肿；肺表面活性物质减少，导致小气道陷闭和肺泡萎陷不张。

3. 除原发病的相应症状和体征外，最早出现的症状是呼吸加快，并呈进行性加重的呼吸困难、发绀，常伴有烦躁、焦虑、出汗等。

4. X 线胸片　早期可无异常，或呈轻度间质改变，表现为边缘模糊的肺纹理增多。继之出现斑片状以至融合成大片状的浸润阴影，大片阴影中可见支气管充气征，其演变过程符合肺水肿的特点,快速多变;后期可出现肺间质纤维化的改变。

5. 动脉血气分析 PaO_2 降低,$PaCO_2$ 降低,pH 升高。目前在临床上以 PaO_2/FiO_2 最为常用,PaO_2/FiO_2 降低是诊断 ARDS 的必要条件,正常值为 400~500mmHg,≤300mmHg 是诊断 ARDS 的必备条件。

6. 床边肺功能监测 ARDS 时肺血管外肺水增多,肺顺应性降低,出现明显的肺内右向左分流,但无明显的呼吸气流受限。

【诊断与治疗】

1. 诊断 根据柏林定义:

(1)明确诱因下一周内出现的急性或进展性呼吸困难。

(2)胸片/胸部 CT 显示双肺浸润影,不能完全用胸腔积液、肺叶/全肺不张和结节影来解释。

(3)呼吸衰竭不能完全用心力衰竭和液体负荷过重解释。如果临床没有危险因素,需要用客观检查(如心脏超声)来评价心源性水肿。

(4)低氧血症根据(氧合指数)PaO_2/FiO_2 确立 ARDS 的诊断,并将其按照严重程度分为轻度、中度、重度 3 种。需要注意的是氧合指数中 PaO_2 的监测都是在机械通气参数 PEEP/CPAP 不低于 $5cmH_2O$ 的条件下测得的。轻度:200mmHg<PaO_2/FiO_2≤300mmHg;中度:100mmHg<PaO_2/FiO_2≤200mmHg;重度:PaO_2/FiO_2≤100mmHg。

2. 治疗 治疗原则与一般急性呼吸衰竭相同。主要治疗措施包括:积极治疗原发病,氧疗,机械通气及调节液体平衡等。

(1)原发病的治疗:是治疗 ARDS 的首要原则和基础,

应该积极寻找原发病并彻底治疗。感染是 ARDS 的常见原因,也是 ARDS 的首位高危因素,治疗上宜选择广谱抗生素。

(2)纠正缺氧:高浓度吸氧,一般需高浓度给氧,使 PaO_2 ≥60mmHg 或动脉血氧饱和度(SaO_2)≥90%。轻度患者面罩给氧,但多数患者需要使用机械通气。

(3)机械通气:一旦诊断为 ARDS,应尽早进行机械通气。目前,ARDS 的机械通气推荐采用肺保护性通气策略,主要措施包括给予合适水平的呼气末正压(PEEP)和小潮气量。

1)PEEP 的调节:应用 PEEP 时应注意:①对血容量不足的患者,应补充足够的血容量以代偿回心血量的不足;同时不能过量,以免加重肺水肿。②从低水平开始,先用 $5cmH_2O$,逐渐增加至合适的水平,争取维持 PaO_2 大于 60mmHg 而 FiO_2 小于 0.6。一般 PEEP 水平为 $8~18cmH_2O$。

2)小潮气量:ARDS 机械通气采用小潮气量,旨在将吸气平台压控制在 $30~35cmH_2O$ 以下,防止肺泡过度扩张。为保证小潮气量,允许一定程度的 CO_2 潴留和呼吸性酸中毒(pH $7.25~7.30$)。合并代谢性酸中毒时需适当补碱。

3)压力控制通气可以保证气道吸气压不超过预设水平,避免呼吸机相关肺损伤,因而较容量控制通气更常用,另外可联用肺复张法、俯卧位通气等以进一步改善氧合。

(4)液体管理:为减轻肺水肿,应合理限制液体入量,保持肺脏于相对"干"的状态。在血压稳定和保证组织器官灌注前提下,液体出入量宜轻度负平衡,可使用利尿药促进水肿的消退。

（5）营养支持与监护：ARDS 时机体处于高代谢状态，应补充足够的营养。静脉营养可引起感染和血栓形成等并发症，应提倡全胃肠营养。

（6）其他治疗：糖皮质激素、表面活性物质、鱼油和一氧化氮等在 ARDS 中的治疗价值尚不确定。

第十四章

呼吸衰竭与呼吸支持技术

第一节 概　述

【基本概念】

呼吸衰竭(respiratory failure):是指各种原因引起的肺通气和/或换气功能严重障碍,使静息状态下亦不能维持足够的气体交换,导致低氧血症伴(或不伴)高碳酸血症,进而引起一系列病理生理改变和相应临床表现的综合征。

【基础与背景知识】

1. 病因　①气道阻塞性病变;②肺组织病变;③肺血管疾病;④心脏疾病;⑤胸廓与胸膜疾病;⑥神经肌肉病变。

2. 分类

(1)按照动脉血气分类:Ⅰ型呼吸衰竭和Ⅱ型呼吸衰竭。

(2)按照发病急缓分类:急性呼吸衰竭和慢性呼吸衰竭。

(3)按照发病机制分类:泵衰竭和肺衰竭。

3. 发病机制　①肺通气不足;②弥散障碍;③通气/血流比例失调;④肺内动-静脉解剖分流增加;⑤氧耗量增加。

【诊断与治疗】

明确诊断有赖于血气分析:在海平面、静息状态、呼吸空气条件下,动脉血氧分压(PaO$_2$)<60mmHg,伴或不伴动脉二氧化碳分压(PaCO$_2$)>50mmHg,可诊断为呼吸衰竭。

第二节　急性呼吸衰竭

【基本概念】

急性呼吸衰竭:是某些突发致病因素(如严重肺疾患、创伤、休克、电击、急性气道阻塞等)导致的肺通气和/或换气功能的严重障碍。

【基础与背景知识】

临床表现:①呼吸困难(dyspnea);②发绀;③精神神经症状;④循环系统表现;⑤消化和泌尿系统表现。

【诊断与治疗】

1. 诊断　①动脉血气分析;②肺功能检测;③胸部影像学检查;④纤维支气管镜检查。

2. 治疗

(1)保持呼吸道通畅:保持呼吸道通畅是最基本、最重要的治疗措施。

(2)氧疗:鼻导管、鼻塞或面罩。

(3)增加通气量、改善 CO$_2$ 潴留:呼吸兴奋剂,机械通气。

(4)病因治疗。

(5)一般支持疗法。

(6)其他重要脏器功能的监测与支持。

第三节　慢性呼吸衰竭

【基本概念】

慢性呼吸衰竭:是一些慢性疾病(如慢阻肺、肺结核、间质性肺疾病、神经肌肉病变等)缓慢而进行性损伤肺通气和/或换气功能,所导致的呼吸功能进行性恶化临床综合征。

【基础与背景知识】

1. 慢性呼吸衰竭急性加重是在慢性呼吸衰竭的基础上,合并呼吸系统感染、气道痉挛或并发气胸等情况,肺通气和/或换气功能障碍急性加重,在短时间内出现 PaO_2 显著下降和/或 $PaCO_2$ 显著升高,其病理生理学改变和临床表现兼有慢性和急性呼吸衰竭的特点。

2. 临床表现　慢性呼吸衰竭的临床表现与急性呼吸衰竭大致相似,但以下几个方面有所不同:①呼吸困难;②神经症状;③循环系统表现。

【诊断与治疗】

1. 诊断　慢性呼吸衰竭的血气分析诊断标准参见急性呼吸衰竭,但在临床上Ⅱ型呼吸衰竭患者还常见于另一种情况,即吸氧治疗后,$PaO_2>60mmHg$,但 $PaCO_2$ 仍高于正常水平。

2. 治疗　治疗原发病、保持气道通畅、恰当的氧疗等治疗原则,与急性呼吸衰竭基本一致。

(1)氧疗。

(2)机械通气。

(3)抗感染。

(4)呼吸兴奋剂的应用。

(5)纠正酸碱平衡失调。

第四节　呼吸支持技术

【基础与背景知识】

1. 氧疗

（1）适应证：①不伴 CO_2 潴留的低氧血症：可予较高浓度吸氧（≥35%），使 PaO_2 提高到 60mmHg 或 SaO_2 达 90% 以上；②伴明显 CO_2 潴留的低氧血症：应予低浓度（<35%）持续吸氧，控制 PaO_2 于 60mmHg 或 SaO_2 于 90% 或略高。

（2）吸氧装置：鼻导管、鼻塞、面罩，其他氧疗方式还有机械通气氧疗、高压氧疗、气管内给氧或氦-氧混合气吸入等。

（3）注意事项：①避免长时间高浓度吸氧（FiO_2>0.5），防止氧中毒；②注意吸入气体的湿化；③吸氧装置需定期消毒；④注意防火。

2. 人工气道的建立与管理

（1）建立人工气道的目的：①解除气道梗阻；②及时清除呼吸道内分泌物；③防止误吸；④严重低氧血症和高碳酸血症时施行正压通气治疗。

（2）建立人工气道的方法：①气道紧急处理；②人工气道建立方式的选择；③插管前的准备；④插管操作方法有经口腔和鼻腔的插管术；⑤插管过程的监测。

（3）气管插管的并发症：牙齿脱落或损伤，口鼻腔和咽喉部黏膜出血，下颌关节脱位；剧烈咳嗽或喉、支气管痉挛；心动过缓、心律失常甚至心脏骤停，血压剧升；导管过细使呼吸阻力增加，甚至因压迫、扭曲而使导管堵塞，导管过粗则容易引起喉头水肿；导管插入过深误入一侧支气管内，可引起另一侧肺不张。

（4）人工气道的管理。

3. 机械通气

（1）适应证：①通气功能障碍为主的疾病，包括阻塞性通气功能障碍（如 COPD 急性加重、哮喘急性发作等）和限制性通气功能障碍（如神经肌肉疾病、间质性肺疾病、胸廓畸形等;②换气功能障碍为主的疾病,如 ARDS、重症肺炎等。

(2)禁忌证:随着机械通气技术的进步,现代机械通气已无绝对禁忌证,相对禁忌证仅为气胸及纵隔气肿未行引流者。

(3)常用通气模式及参数:常用的通气模式包括:控制通气(control mechanical ventilation,CMV)、辅助通气(assist mechanical ventilation,AMV)、辅助-控制通气(A-CV)、同步间歇强制通气(synchronized intermittent mandatory ventilation,SIMV)、压力支持通气(pressure support ventilation,PSV)、双相气道正压(biphasic positive airway pressure,BIPAP)等。

(4)并发症:①呼吸机相关性肺损伤(ventilation-associated lung injury,VALI);②血流动力学影响;③呼吸机相关性肺炎(ventilator-associated pneumonia,VAP);④气囊压迫致气管-食管瘘。

(5)撤机:撤机前应基本去除呼吸衰竭的病因,改善重要器官的功能,纠正水电解质酸碱失衡,可以 T 型管、SIMV、PSV 和有创-无创序贯通气等方式逐渐撤机。

(6)无创机械通气:具有双水平气道正压(bi-level positive airway pressure,BIPAP)功能的无创呼吸机性能可靠,操作简单,在临床较为常用。

(7)其他通气技术:高频通气(HFV)、液体通气(LV)、气管内吹气(TGI)、体外膜氧合(ECMO)等。

第十五章

烟草病学概要

【基本概念】

烟草病学:是一门研究吸食烟草对健康影响的医学学科,其学科框架包括烟草及吸烟行为,烟草依赖,吸烟及二手烟暴露的流行状况、吸烟对健康的危害、二手烟暴露对健康的危害、戒烟的健康益处,戒烟及烟草依赖的治疗等内容。

【基础与背景知识】

1. 烟草烟雾 烟草燃烧后形成的烟草烟雾,其化学成分复杂,其中数百种物质可对健康造成危害;有害物质中至少69种是已知的致癌物。

2. 烟草依赖 烟草依赖是一种慢性高复发性疾病,表现为停止吸烟一定时间后,可出现吸烟渴求、焦虑、抑郁、头痛等一系列阶段症状,会追求再度吸烟,导致戒烟困难。烟草中的成瘾物质是尼古丁。

3. 吸烟及二手烟暴露的流行状况 WHO 统计数据显示,全球每年因吸烟死亡的人数高达 600 万,而二手烟暴露所造成的非吸烟死亡人数为 60 万。我国在烟草问题上居三个"世界之最",最大的烟草制造国,最大的烟草消费国,最大的烟草受害国。

4. 烟草对健康的危害

(1) 恶性肿瘤：吸烟可以导致肺癌、口腔癌和鼻咽癌、喉癌、食管癌、胃癌、肝癌、胰腺癌、肾癌、膀胱癌，而戒烟可以明显降低这些癌症的发病风险。

(2) 呼吸系统疾病：吸烟对呼吸道免疫功能，肺功能和肺部结构均会产生影响。有充分的证据表明吸烟可导致慢阻肺和青少年哮喘，增加肺结核和其他呼吸道感染的发病风险。

(3) 心脑血管疾病：吸烟会损伤血管内皮功能，可导致动脉粥样硬化的发生，使动脉血管腔变窄，动脉血流受阻，引发多种心脑血管疾病。证据说明吸烟导致冠心病、脑卒中和外周动脉疾病。

(4) 生殖和发育异常：吸烟会损伤遗传物质、对内分泌系统、输卵管功能、胎盘功能、免疫功能、孕妇及胎儿血管系统及胎儿组织器官发育造成不良影响。有充分证据说明女性吸烟可以降低受孕概率，导致前置胎盘，胎盘早剥、胎儿生成受限、新生儿低出生体重以及婴儿猝死综合征。

(5) 糖尿病：吸烟可以导致 2 型糖尿病，并且可以增加糖尿病患者发生大血管和微血管并发症的风险，影响疾病预后。

(6) 其他健康问题：有充分的证据表明吸烟导致髋部骨折、牙周炎、白内障、手术伤口愈合不良及手术术后呼吸系统并发症、皮肤老化、胃溃疡、缺勤和医疗费用增加。

5. 二手烟暴露对健康的危害 不吸烟者暴露于二手烟同样会增加多种吸烟相关疾病的发病风险如肺癌、乳腺癌、鼻窦癌、烟味反感、鼻部刺激症状、冠心病、成人呼吸道症状、肺功能下降、支气管哮喘、慢阻肺疾病、脑卒中和动脉粥样硬化。二手烟暴露对孕妇及儿童健康造成的危害尤为严重,还可以导致婴儿猝死综合征和胎儿出生体重降低,早产、新生儿神经管畸形和唇腭裂。

6. 戒烟的健康益处　戒烟是已被证实减轻吸烟危害的唯一方法。吸烟者戒烟后的健康益处包括延长寿命、降低吸烟相关疾病的发病及死亡风险、改善多种吸烟相关疾病的预后等。吸烟者减少吸烟量并不能降低其发病和死亡风险。

【诊断与治疗】

治疗:对于没有成瘾或烟草依赖程度低的吸烟者,可以凭借毅力戒烟。对于烟草依赖程度较高者,往往需要给予更强的戒烟干预才能最终成功戒烟。目前采用的一线戒烟包括尼古丁替代制剂、安非他酮和法尼克兰。

第二篇　心血管系统

第一章

心 力 衰 竭

第一节 概　述

【基本概念】

1. 心力衰竭　简称心衰,是指伴有临床症状的心功能不全,是心脏的收缩功能和/或舒张功能严重减损,不能将静脉系统的回流血充分泵到动脉系统,从而发生静脉系统淤血和动脉系统供血不足的表现。

2. 收缩性心力衰竭　是收缩功能障碍导致心排血量下降,并有循环淤血的表现。

3. 舒张性心力衰竭　是由心室主动舒张功能障碍、心室肌顺应性减退或充盈障碍所导致的泵衰竭。

【基础与背景知识】

1. Frank-Starling 机制　在一定范围内随着心脏前负荷(回心血量)的增加,心室舒张末期容积增加(心肌初长度增加),心排血量及心脏做功量亦增加。但是,超过最适前负荷后,随着回心血量和心室舒张末期容积的进一步增加,心排血量及心脏做功量反而进行性下降。

2. 心力衰竭代偿性反应的病理生理作用(表 2-1-1)

表 2-1-1 心力衰竭代偿反应的有益作用与有害作用

代偿反应	对心脏有益作用	对心脏有害作用
心肌肥厚	收缩力增强	心肌顺应性下降、能量不足
心室扩张	轻度扩张,收缩力增强	重度扩张,收缩力下降
交感神经兴奋性增强	收缩力增强	耗氧量增加、细胞凋亡
RAAS 系统激活	收缩力增强、钠水潴留	心肌纤维化、血管肥厚收缩
心钠肽与脑钠肽分泌	扩血管、排钠、拮抗RAAS 系统	心衰时心钠肽与脑钠肽降解加速
精氨酸加压素分泌	水潴留、血管收缩	水潴留、血管收缩

注:RAAS 为肾素-血管紧张素-醛固酮系统

3. 长期左心衰竭导致慢性肺动脉高压,右心负荷增加,最终可发展为全心衰竭。由左心衰发展为全心衰后,肺淤血相关的临床表现反而减轻。全心衰竭的患者以体循环淤血和动脉系统供血不足为主要临床表现。

4. 美国纽约心脏病学会(NYHA)心功能分级 Ⅰ级:有心脏病但日常活动量不受限制,一般活动不引起乏力、呼吸困难等心衰症状。Ⅱ级:体力活动受到轻度的限制,休息时无自觉症状,但一般活动可出现心衰症状。Ⅲ级:体力活动明显受限,轻微活动也出现上述症状。Ⅳ级:不能从事任何体力活动,休息状态下也出现心衰症状,体力活动后加重。

5. Killp 分级(用于评价急性心肌梗死时心力衰竭的严重程度) Ⅰ级:无心力衰竭的临床症状与体征。Ⅱ级:有心力衰竭的临床症状与体征。肺部50%以下肺野湿性啰音,心脏第三心音奔马律,肺静脉高压,胸片见肺淤血。Ⅲ级:严重的心力衰竭临床症状与体征。严重肺水肿,肺部50%以上肺野湿性啰音。Ⅳ级:心源性休克。

【诊断与治疗】

1. 心力衰竭的诊断依据

(1)心脏原发病变的病史、症状、体征及辅助检查结果。

(2)受损心室静脉端淤血的表现、体征及辅助检查结果。

(3)动脉系统供血不足的症状、体征及辅助检查结果。

(4)利钠肽检查结果。

2. 心力衰竭的治疗原则

(1)治疗基础心脏病,去除心衰的诱发因素。

(2)适度减轻心脏负荷。

(3)适当使用正性肌力药物。

(4)及时控制并发症。

(5)改善心脏重构。

第二节　慢性心力衰竭

【基本概念】

慢性心力衰竭:是指慢性原发性心脏病变和心室前负荷或/和后负荷过重,使心肌收缩力减弱,不能适应生理需求将静脉侧的血液泵到动脉侧,导致静脉系统淤血和动脉系统供血不足的临床综合征。

【基础与背景知识】

1. 慢性心力衰竭按照泵功能衰竭的部位分为左侧心力衰竭、右侧心力衰竭和全心衰竭。

2. 左侧心力衰竭肺淤血的症状与体征

(1)劳力性呼吸困难(引起呼吸困难的运动量随心衰程度加重而减少)。

(2)夜间阵发性咳嗽。

(3)夜间阵发性呼吸困难(轻中度左侧心力衰竭时,端坐休息后可自行缓解)。

(4)端坐呼吸。

(5)急性肺水肿(气急突然发作,伴呼吸频速、端坐呼吸、面色苍白、口唇青紫、咳嗽粉红色泡沫痰)。

(6)从两肺底部起始的可进行性加重的湿啰音。

(7)心脏扩大(单纯舒张性心衰除外)、舒张期奔马律、肺动脉瓣区第二心音亢进。

3. 心衰动脉供血不足相关的临床表现

(1)乏力、疲倦、头晕。

(2)少尿或尿量减少。

(3)肾功能不全(血清肌酐及尿素氮升高,尿素氮升高更为显著)。

4. 右侧心力衰竭相关的临床表现

(1)颈静脉怒张。

(2)肝脏肿大。

(3)胃肠道及肝脏淤血相关的腹胀、食欲减退、恶心、呕吐。

(4)起始于低垂部位的凹陷性水肿。

(5)右心室扩张引起三尖瓣相对关闭不全。

5. 心衰超声心动图改变

(1)心腔大小的变化。

(2)心瓣膜结构与功能的改变。

（3）心脏收缩功能-射血分数（ejection fraction，EF）：左室收缩期排出量与心室舒张末期容量之比值｛EF=［（左室舒张末容积-左室收缩末容积）/左室舒张末容积］×100%｝，正常EF值>50%，运动后增加5%以上。

（4）心脏舒张功能：心脏舒张功能不全表现为心室舒张早期充盈速度最大值（E峰：二尖瓣口开放幅度最大，为左室快速充盈期）下降、心室充盈最大值（A峰：代表左房收缩，左心室减慢充盈期）增高、E/A比值下降（正常值>1.2）。

6. 心衰的胸部X线表现

（1）心影扩大（部分患者）。

（2）右下肺动脉增宽。

（3）早期肺门血管影增强，上肺血管影增多与下肺纹理相仿，甚至多于下肺。

（4）间质性肺水肿相关的肺野模糊。

（5）肺小叶间隔内积液，引起肺野外带出现水平状的Kerley B线。

7. 洋地黄对心脏的作用

（1）正性肌力作用。

（2）抑制房室交接区传导。

（3）血钾低时，易发生各种快速性心律失常。

（4）迷走神经兴奋作用（可以拮抗心衰时交感兴奋的不利影响）。

8. 洋地黄中毒的心电图表现

（1）以室性期前收缩最常见，多表现为二联律。

（2）比较常见的有非阵发性交界性心动过速、房性期前收缩、房颤或房室传导阻滞。

（3）快速房性心律失常伴有传导阻滞是洋地黄中毒的特

征性表现。

(4)心电图 ST-T 可发生"鱼钩样"改变,但这不是洋地黄中毒的特征性变化。

【诊断与治疗】

1. 心力衰竭的诊断　基础心脏病+右心或左心静脉系统淤血的表现+动脉系统供血不足的表现→提示诊断;利钠肽及心脏超声检查帮助确立诊断。未经治疗者若血清利钠肽水平正常可基本排除心衰诊断。

2. 超声多普勒舒张功能检查

(1)舒张早期充盈速度最大值(E 峰)下降。

(2)心室充盈最大值(A 峰)增高。

(3)E/A 比值下降(正常值>1.2)。

(4)LVEDP(左心室舒张末期压力)增高。

3. 利尿剂的应用　以呋塞米为代表的袢利尿剂起效快,容易引起低钾血症。噻嗪类利尿剂在 GFR<30ml/min 时其作用有限,可引起低钾血症与高尿酸血症。保钾利尿剂螺内酯利尿作用弱,可导致高钾血症,如与上述两类利尿剂联合使用则可扬长避短、相得益彰。

4. RAAS 抑制剂包括　①血管紧张素转换酶抑制剂(ACEI);②血管紧张素受体拮抗剂(ARB);③醛固酮受体拮抗剂;④肾素抑制剂。

5. ACEI 治疗心力衰竭的机制与注意事项

(1)抑制循环肾素血-管紧张素系统(RAS),扩张血管,拮抗交感神经亢奋的作用。

(2)抑制心脏组织 RAS,改善和延缓心室重塑。

(3)抑制激肽的降解,产生扩张血管、利尿及抗组织增生(阻断心室重构)作用。

（4）早期开始，长期应用，可显著提高患者的长期生存率。

（5）对重症心衰与其他治疗配合，小剂量开始，逐渐增加剂量，慢性期长期维持或终生用药。

（6）威胁生命的不良反应（血管性水肿和无尿性肾衰竭）、妊娠哺乳期妇女及对 ACEI 过敏者禁用；血肌酐水平明显升高（>265μmol/L）、高钾血症、双侧肾动脉狭窄、低血压者慎用。

（7）应用 ACEI 不能耐受的患者可改用血管紧张素Ⅱ受体阻滞剂（ARB）。

（8）目前不主张心衰患者 ACEI 与 ARB 联合应用。

6. β 受体阻滞剂治疗心衰的机制与注意事项

（1）抑制心衰时代偿性交感神经亢奋。

（2）选择性 β$_1$ 受体阻滞剂（美托洛尔、比索洛尔）和非选择性肾上腺素能 α$_1$、β$_1$、β$_2$ 受体拮抗剂卡维地洛都可用于治疗心衰。

（3）绝大部分情况下，β 受体阻滞剂治疗心衰的目的主要是提高患者的长期生存率。

（4）因为其负性肌力作用，所以应小剂量开始，逐渐增加剂量，长期维持，并要密切临床观察。

（5）症状改善常在用药后 2~3 个月才出现。

（6）伴有支气管痉挛性疾病、严重心动过缓、二度及二度以上房室传导阻滞者禁忌使用。

（7）对于Ⅳ级心功能的患者，可在血液动力学稳定后慎用 β 受体阻滞剂。

（8）对于慢性心力衰竭急性失代偿的患者，应根据临床情况在允许的范围内尽可能继续使用 β 受体阻滞剂。

7. 洋地黄中毒的治疗原则

(1)应立即停药。

(2)单发性室性期前收缩、一度房室传导阻滞在停药后可自行消失。

(3)快速性心律失常伴低钾血症时应立即静脉补钾,血钾正常者可用利多卡因或苯妥英钠。

(4)一般禁止使用电复律。

(5)有传导阻滞者及缓慢性心律失常者,可注射阿托品,一般不需安装临时起搏器。

8. 肾上腺素能受体兴奋剂应用于治疗心衰

(1)通过兴奋 β_1 受体增强心肌收缩力,伴有轻度扩张血管作用。

(2)多巴胺或多巴酚丁胺的中等使用剂量为 $2 \sim 5\mu g/$（kg·min）。

(3)用药过程中要动态观察血压与心率,调整用药剂量以不引起血压升高及加快心率为度。

(4)只能短期内静脉应用。

9. 磷酸二酯酶抑制剂应用于治疗心衰:

(1)氨力农(amrinone)的正性肌力作用是米力农(milrinone)的 $1/20 \sim 1/10$。

(2)米力农的使用剂量为 $50\mu g/kg$ 稀释后静注,继以 $0.375 \sim 0.75\mu g/$（kg·min）（$1.0 \sim 3.0mg/h$）静脉滴注维持。

(3)磷酸二酯酶抑制剂只能在重症心衰时短期应用。

10. 心脏再同步化治疗(cardiac resynchronization therapy,CRT)　慢性心力衰竭患者的 CRT 的 I 类适应证:已接受最佳药物治疗仍持续存在心力衰竭的症状、左室射血分数(LVEF)≤35%、心功能 NYHA 分级Ⅲ-Ⅳ级、窦性心律时心脏不同步(QRS>120ms)。

11. 舒张性心力衰竭的治疗

(1)β 受体阻滞剂。

(2)钙通道阻滞剂。

(3)ACEI。

(4)尽量维持窦性心律(心房收缩可增加 20%心室充盈量)。

(5)肺淤血症状明显时,适量应用静脉扩张剂(如硝酸甘油)或利尿剂(过度利尿则减少心室充盈量)。

(6)在无收缩功能障碍的情况下,禁忌使用正性肌力药物。

第三节　急性心力衰竭

【基本概念】

急性心力衰竭:最常见的是急性左侧心力衰竭所引起的急性肺水肿,是由于心脏解剖或功能的突发异常,使左心排血量急剧降低和肺静脉压突然升高所引起的临床综合征。

【基础与背景知识】

1. 心脏解剖突发异常的主要病因　心肌梗死、乳头肌断裂、室间隔破裂穿孔、瓣膜穿孔、腱索断裂等。

2. 心脏功能突发异常的主要病因　血压急剧升高、快速心律失常、严重慢性心律失常和输液过快等。

3. 急性肺淤血、肺水肿早期可有一过性血压正常或升高(伴组织器官灌注不足),继而血压下降甚至发生心源性休克。

【诊断与治疗】

1. 根据典型症状(呼吸困难、端坐呼吸、咳粉红色泡沫痰等)与体征(听诊两肺满布湿性啰音和哮鸣音、心尖部有时可闻及奔马律),排除重症哮喘、高压性气胸、急性肺梗死以及急性心包填塞症等可能混淆的疾病,即可作出诊断。

2. 急性左侧心力衰竭的治疗

(1)患者立即取坐位,双腿下垂。

(2)立即高浓度吸氧,病情严重者给予面罩呼吸机持续加压给氧。

(3)吗啡 3~5mg 静脉缓慢注射(老年患者改为肌注),必要时每间隔 15 分钟重复 1 次,共 2~3 次。

(4)呋塞米 20~40mg 静注,于 2 分钟内注完,4 小时后可重复使用 1 次。

(5)以硝普钠、硝酸甘油或酚妥拉明静脉滴注。

(6)毛花苷 C 静脉注射,首剂 0.4~0.8mg,2 小时后酌情再给 0.2~0.4mg。

(7)氨茶碱静脉注射,首剂 4~6mg/kg(成人 0.2~0.4g/次),注射速度不超过 0.25mg/(kg·min)(15~25 分钟以上),静脉滴注维持量为 0.6~0.8mg/(kg·h)(0.03~0.05g/h),日注射量不超过 1.0g。

(8)正性肌力药物:多巴胺、多巴酚丁胺以及米力农的使用。

3. 常用急救扩血管剂的用法

(1)硝普钠:起始剂量为 12.5~25μg/min(0.75~1.5mg/h)滴入,根据血压调整用量,维持收缩压在 100mmHg 左右。对原有高血压者降压幅度(绝对值)以不超过 80mmHg 为度,维持量为 50~100μg/min(3.0~6.0mg/h)。用药时间不宜连续超过 24 小时。

（2）硝酸甘油：先以 10μg/min（0.6mg/h）开始，然后每 10 分钟调整一次，幅度为 5~10μg/min，调整血压的原则与滴注硝普钠相同。

（3）酚妥拉明：先以 0.1mg/min（6mg/h）开始，然后每 5~10 分钟调整一次，最大可增至 1.5~2.0mg/min（90~120mg/h），调整血压的原则与滴注硝普钠相同。

4. 二尖瓣狭窄心力衰竭（二尖瓣狭窄急性左房衰竭）的特点及治疗注意事项

（1）单纯二尖瓣狭窄引起一种特殊类型的心力衰竭（过去称之为"左房衰竭"），不涉及左心功能，因为左心房压力升高导致肺淤血，继而出现右侧心力衰竭。

（2）二尖瓣狭窄的患者极易发生房颤，房颤使左心室充盈量减少 20%；房颤时心室率加快，使舒张期明显缩短，大大减少心室充盈量；过短的心动周期，心室充盈极少，导致无效心室收缩。

（3）治疗二尖瓣狭窄肺水肿时，避免使用以扩张小动脉为主、减轻心脏后负荷的血管扩张剂，应该选用扩张静脉系统、减轻心脏前负荷为主的硝酸酯类药物。

（4）正性肌力药物对二尖瓣狭窄的肺水肿无益，仅在心房颤动伴快速心室率时可静注毛花苷 C，以减慢心室率。

（5）二尖瓣狭窄房颤急性发作诱发肺水肿的治疗重点是尽快控制心室率：①血流动力学稳定时，可先静注毛花苷 C，以减慢心室率，如不能满意控制心室率，应联合静脉使用地尔硫䓬、维拉帕米或 β 受体阻滞剂；②如血流动力学不稳定（出现肺水肿、休克、心绞痛或晕厥），应立即电复律；如电复律失败，应尽快用药减慢心室率。

第二章

心 律 失 常

第一节 心律失常概述

【基本概念】

心律失常:是指心脏自律冲动的起源、节律或/及传导过程异常。

【基础与背景知识】

心脏冲动形成异常的主要发生机制:

(1)心脏自律细胞的自律性发生变化。

(2)在病理情况下心脏的非自律细胞转化为具有自律性的细胞。

(3)过度的后除极触发心脏自律细胞发生有效冲动。

(4)心脏组织形成可单向传导的环路,冲动在环路内反复循环折返。

第二节 窦性心律失常

一、窦性心动过速

【基本概念】

窦性心动过速:简称窦速,是指主导心脏的冲动起源于窦房结,但是节律超过 100 次/min。

【基础与背景知识】

1. 窦性心律心电图特征　P 波在 I、Ⅱ、aVF 导联直立,aVR 倒置。PR 间期 0.12~0.20s。

2. 窦性心动过速可见于健康人吸烟、饮茶或咖啡、饮酒、体力活动及情绪激动时。某些病理状态,如发热、甲状腺功能亢进、贫血、休克、心肌缺血、充血性心力衰竭以及应用肾上腺素、阿托品等药物亦可引起窦性心动过速。

【诊断与治疗】

首先要区别生理性与病理性窦性心动过速。治疗方法应针对病因和去除诱发因素,如治疗心力衰竭、纠正贫血、控制甲状腺功能亢进等。必要时可使用 β 受体阻滞剂或非二氢吡啶类钙通道阻滞剂(如地尔硫草)。

二、窦性心动过缓

【基本概念】

窦性心动过缓:是指主导心脏的冲动起源于窦房结,但是心率低于 60 次/min。

【基础与背景知识】

1. 窦性心动过缓常见于健康的青年人、运动员与睡眠状态。其他原因包括颅内疾患、严重缺氧、低温、甲状腺功能减退、阻塞性黄疸,以及应用拟胆碱药物、胺碘酮、β 受体阻滞剂、非二氢吡啶类的钙通道阻滞剂或洋地黄等药物。窦房结病变和急性下壁心肌梗死亦常发生窦性心动过缓。

2. 窦性心动过缓常同时伴有窦性心律不齐(不同 PP 间期的差异大于 0.12 秒)。

【诊断与治疗】

无症状的窦性心动过缓通常无需治疗。如因心率过慢，出现心排血量不足症状，可应用阿托品、麻黄碱或异丙肾上腺素等药物，但长期应用往往效果不确定，易发生严重副作用，故应考虑心脏起搏治疗。

三、窦性停搏

【基本概念】

窦性停搏（sinus pause or sinus arrest）：又称窦性静止，是指窦房结不能产生冲动。

【基础与背景知识】

1. 窦性停搏的原因参见病态窦房结综合征章节。

2. 过长时间的窦性停搏，并且无逸搏发生时，患者可出现黑矇、短暂意识障碍或晕厥，严重者可发生 Adams-Stokes 综合征甚至死亡。

【诊断与治疗】

1. 窦性停搏的心电图表现　较正常 PP 间期长得多的时间内无窦性 P 波，长的 PP 间期与基本的窦性 PP 间期无倍数关系。下位的潜在起搏点可发出单个或多个逸搏心律控制心室。

2. 治疗可参照病态窦房结综合征。

四、窦房传导阻滞

【基本概念】

窦房传导阻滞（sinoatrial block，SAB）：简称窦房阻滞，指窦房结冲动传导至心房的过程发生延缓或中断。

【基础与背景知识】

1. 多见于神经张力增高、颈动脉窦过敏、急性下壁心肌梗死、心肌病、洋地黄中毒和高血钾等。

2. 传导阻滞的分级　一度为传导减慢;二度为部分冲动未下传;三度为全部冲动不能下传。

【诊断与治疗】

1. 理论上 SAB 亦可分为三度

(1)由于体表心电图不能显示窦房结电活动,因而无法确立一度窦房传导阻滞的诊断。

(2)三度窦房传导阻滞与窦性停搏鉴别困难,特别当发生窦性心律不齐时。

(3)二度窦房传导阻滞分为两型:莫氏(Mobitz)Ⅰ型即文氏(Wenckebach)阻滞,表现为 PP 间期进行性缩短,直至出现一次长 PP 间期,该长 PP 间期短于基本 PP 间期的两倍,此型窦房传导阻滞应与窦性心律不齐鉴别;莫氏Ⅱ型阻滞时,长 PP 间期为基本 PP 间期的整倍数。

2. 病因治疗　心室率过慢显著影响循环功能时安装起搏器。

五、病态窦房结综合征

【基本概念】

病态窦房结综合征(sick sinus syndrome,SSS):是窦房结及其周边组织病变引起窦房结冲动发放及传导功能异常,常表现为窦性心律失常合并心房自律性异常,部分患者还伴有房室传导功能障碍。

【基础与背景知识】

病态窦房结综合征的发生机制:

(1)各种病变损害窦房结,导致窦房结起搏与窦房传导功能障碍。

（2）窦房结供血障碍。

（3）窦房结周围神经和心房肌的病变。

（4）迷走神经张力增高。

（5）某些抗心律失常药物抑制窦房结功能。

【诊断与治疗】

1. 心电图主要表现 包括：

（1）持续而显著的窦性心动过缓（50 次/min 以下），且并非由于药物引起。

（2）窦性停搏与窦房传导阻滞。

（3）窦房传导阻滞与房室传导阻滞同时并存。

（4）心动过缓-心动过速综合征（bradycardia-tachycardia syndrome）。

（5）其他心电图改变：①在没有应用抗心律失常药物下，心房颤动的心室率缓慢，或其发作前后有窦性心动过缓和/或一度房室传导阻滞；②房室交界区性逸搏心律等。

2. 治疗 若患者无心动过缓有关的症状，不必治疗，仅定期随诊观察。对于有症状的病窦综合征患者，应接受起搏器治疗。

第三节 房性心律失常

一、房性期前收缩

【基本概念】

房性期前收缩（atrial premature beats）：起源于窦房结以外的心房冲动下传至心室引起的心室兴奋与搏动。

【诊断与治疗】

1. 心电图诊断　P 波提前发生,与窦性 P 波形态不同。如发生在舒张早期,适逢房室结尚未脱离前次搏动的不应期,可产生传导中断,无 QRS 波发生(被称为阻滞的或未下传的房性期前收缩)或缓慢传导(下传的 PR 间期延长)现象。发生很早的房性期前收缩的 P 波可重叠于前面的 T 波之上,且不能下传心室,易误认为窦性停搏或窦房传导阻滞。此时,仔细检查长间歇前的 T 波形态,常可发现埋藏在内的 P 波。房性期前收缩常使窦房结提前发生除极,因而包括期前收缩在内前后两个窦性 P 波的间期,短于窦性 PP 间期的两倍,称为不完全性代偿间歇。

2. 房性期前收缩通常无需治疗。

二、房性心动过速

【基本概念】

房性心动过速(atrial tachycardia):简称房速,连续 3 次以上起源于心房的异位冲动控制心脏,并且其心率在 100 次/min 以上。

【基础与背景知识】

发生机制可分为自律性房性心动过速、折返性房性心动过速与混乱性房性心动过速三种。心肌梗死、慢性肺部疾病、洋地黄中毒、大量饮酒以及各种代谢障碍均可为致病原因。心外科手术或射频消融术后所导致的手术瘢痕也可以引起房性心动过速。

【诊断与治疗】

1. 心电图表现

(1)房性 P 波,形态与窦性 P 波不同。

（2）心房率通常为 150~200 次/min。

（3）P 波之间的等电线仍存在（与心房扑动时等电线消失不同）。

（4）常出现二度Ⅰ型或Ⅱ型房室传导阻滞,呈现 2：1 房室传导者亦属常见,但心动过速不受影响。

（5）刺激迷走神经不能终止心动过速,仅加重房室传导阻滞。

（6）发作开始时心率逐渐加速。

2. 治疗　房性心动过速处理取决于病因、心室率及血流动力学情况。假如心室率达 140 次/min 以上、由洋地黄中毒所致,或临床上有严重充血性心力衰竭或休克征象,应进行紧急治疗。

（1）治疗病因:如洋地黄引起者,立即停用洋地黄;纠正可能存在的低钾血症,可选用利多卡因、β 受体阻滞剂。

（2）洋地黄、β 受体阻滞剂、非二氢吡啶类钙通道阻滞剂可用于减慢心室率;如未能转复窦性心律,可加用ⅠA、ⅠC 或Ⅲ类抗心律失常药;少数药物治疗效果不佳时,亦可考虑作射频消融。

三、心房扑动

【基本概念】

心房扑动(atrial fibrillation):简称房扑,是冲动在心房内折返(又称为大折返房速),导致快速而规则的房性异位节律,其频率介于心动过速与心房颤动之间(250~350 次/min)。

【基础与背景知识】

1. 由于心房的节律太快,有较多的冲动传到房室交界组织时适逢其不应期,所以房室传导 2：1 至 4：1 不等,心室率

125~175 次/min,QRS 不增宽。房扑有不稳定的倾向,可恢复窦性心律或进展为心房颤动,但亦可持续数月或数年。

2. 可发生于无器质性心脏病者,也可见于一些心脏病患者。

3. 房扑患者也可产生心房血栓,引起体循环栓塞。

【诊断与治疗】

1. 心电图特征

(1)心房活动呈现规律的锯齿状扑动波(F 波),扑动波之间的等电线消失,在Ⅱ、Ⅲ、aVF 或胸导联最为明显。典型房扑的心房率通常为 250~300 次/min。

(2)心室率规则或不规则,取决于房室传导比率是否恒定。

2. 治疗 减慢心室率的药物包括 β 受体阻滞剂、钙通道阻滞剂(维拉帕米或地尔硫䓬)或洋地黄制剂(地高辛或毛花苷 C)。Ⅰ A(如奎尼丁)或 Ⅰ C(如普罗帕酮)类抗心律失常药能有效转复房扑并预防复发,如房扑患者合并冠心病、充血性心力衰竭等时,应用Ⅰ A、Ⅰ C 类药物容易导致严重室性心律失常,此时,应选用胺碘酮。直流电复律能有效终止房扑,射频消融可根治房扑。具体抗凝策略同心房颤动。

四、心房颤动

【基本概念】

心房颤动(atrial fibrillation):简称房颤,是由心房主导折返环引起许多小折返环导致的房律紊乱,其频率在 350~600 次/min 之间。

【基础与背景知识】

1. 房颤可见于正常人(孤立性房颤),也可发生于所有的器质性心脏病(常见于风湿性心脏病、冠心病、高血压性心脏病、甲状腺功能亢进以及慢性肺源性心脏病等)。老年房颤患者中,部分是心动过缓-心动过速综合征的成分。

2. 房颤并发体循环栓塞的危险性甚大,非瓣膜性心脏病者合并房颤,发生脑卒中的机会较无房颤者高出5~7倍。二尖瓣狭窄或二尖瓣脱垂合并房颤时,脑栓塞的发生率更高。

3. 房颤患者的心室律变得规则,应考虑以下的可能性:

(1)恢复窦性心律。

(2)转变为房性心动过速。

(3)转变为房扑(固定的房室传导比率)。

(4)发生房室交界区性心动过速或室性心动过速。如心室律变为慢而规则(30~60次/min),提示可能出现完全性房室传导阻滞。

【诊断与治疗】

1. 心电图表现

(1)P波消失,代之以小而不规则的基线波动,形态与振幅均变化不定,称为f波;频率约350~600次/min。

(2)心室率极不规则。

(3)QRS波群形态通常正常,当心室率过快,发生室内差异性传导,QRS波群增宽变形。

2. 抗凝治疗　合并瓣膜病患者,需应用华法林抗凝。对于非瓣膜病患者使用$CHADS_2$评分进行危险分层:心力衰竭(cardiac failure,1分)、高血压(hypertension,1分)、年龄≥75岁(age,1分)、糖尿病(diabetes,1分)和血栓栓塞病史(stroke,2分),$CHADS_2$评分≥2患者接受华法林、利伐沙班、达比加群酯等进行抗凝治疗;如口服华法林,使凝血酶原时间国际标准化比值(INR)维持在2.0~3.0之间,能安全而有效预防脑卒中发生。房颤持续不超过 24 小时,复律前无需作抗凝治疗。否则应在复律前接受 3 周华法林治疗,待心律转复后继续治疗 3~4 周。紧急复律治疗可选用静注肝素或皮下注射低分子量肝素抗凝。

3. 转复并维持窦性心律 转复方法包括药物转复、电转复及导管消融治疗。IA、IC 或Ⅲ类抗心律失常药物均可能转复窦性心律,IA、IC 类抗心律失常药物可致室性心律失常,胺碘酮(Ⅲ类抗心律失常药物)致心律失常发生率低,是目前常用维持窦性心律药物,特别适用于合并器质性心脏病的患者。如患者因房颤发作出现血流动力学障碍,宜行紧急电复律。目前房颤射频消融治疗发展迅速,但有一定复发率。

4. 控制心室率 持续性房颤选择减慢心室率药物治疗,同时积极预防血栓栓塞,其预后与经复律后维持窦性心律者并无显著差别。控制心室率的药物包括 β 受体阻滞剂、钙通道阻滞剂(维拉帕米或地尔硫䓬)或地高辛,但应注意这些药物禁忌证。

第四节 房室交界区性心律失常

一、房室交界性期前收缩

【基本概念】

房室交界区性期前收缩(premature atrioventricular junctional beats) :是指在窦性激动尚未发出之前,房室交接区提前发生的激动。

【基础与背景知识】

房室交界区性期前收缩的可前向和逆向传导,分别产生提前发生的 QRS 波群与逆行 P 波。

【诊断与治疗】

1. 心电图表现　逆行 P 波可位于 QRS 波群之前(PR 间期<0.12 秒)、之中或之后(RP 间期<0.20 秒)。QRS 波群形态正常,当发生室内差异性传导,QRS 波群形态可有变化。

2. 交界性期前收缩通常无需治疗。

二、房室交界区性逸搏与心律

【基本概念】

房室交界区性逸搏(atrioventricular junctional escape beats):是由于窦房结冲动频率减慢低于房室交界区潜在起搏点的频率或传导障碍使窦房结冲动不能抵达房室交界区起搏点,房室交界区潜在起搏点未加速的自动节律所产生的心室激动与搏动。

【基础与背景知识】

房室交界区性逸搏或心律的出现与迷走神经张力增高、显著的窦性心动过缓或房室传导阻滞有关,并作为防止心室停搏的生理保护机制。房室交界区性逸搏的频率通常为 40～60 次/min。

【诊断与治疗】

1. 心电图表现　在长于正常 PP 间期的间歇后出现一个正常的 QRS 波群,P 波缺失,或逆行 P 波位于 QRS 波之前或之后,此外,亦可见到未下传至心室的窦性 P 波。房室交界区性心律(AV junctional rhythm)指房室交界区性逸搏连续发生形成的节律。

2. 一般无需治疗。必要时可起搏治疗。

三、非阵发性房室交界区性心动过速

【基本概念】

非阵发性房室交界区性心动过速(nonparoxysmal atrioventricular junctional tachycardia):是房室交界区组织自律性增高或触发活动导致其自律性升高至窦性心律水平或心动过速水平,所引发的心室激动与搏动。

【基础与背景知识】

最常见的病因为洋地黄中毒,亦偶见于正常人。

【诊断与治疗】

1. 这种心动过速在发作起始与终止时心率逐渐变化,有别于阵发性心动过速,故称为"非阵发性"。心率 70～150 次/min 或更快,心律通常规则。QRS 波群正常。洋地黄过量引起者,经常合并房室交界区文氏型传导阻滞,使心室律变得不规则。

2. 治疗主要针对基本病因。已用洋地黄者应立即停药,亦不应施行电复律。洋地黄中毒引起者,可给予钾盐、利多卡因或 β 受体阻滞剂治疗。其他患者可选用 I A、I C 与 Ⅲ 类(胺碘酮)药物。

四、阵发性室上性心动过速

【基本概念】

阵发性室上性心动过速(paroxysmal supraventricular tachycardia,PSVT):简称室上速,是指连续出现 3 次以上的房性期前收缩或房室交界性期前收缩(premature atrioventricular junctional beats)所组成的异常性心律。

【基础与背景知识】

1. 多见于无器质性心脏病的年轻人或有风湿性心脏病、冠心病、心肌病及甲亢病人,其特征是心动过速突发突止,轻者感心慌胸闷,重者因血流动力学障碍而出现头昏,甚至意识丧失。

2. 大部分室上速由折返机制引起,折返可发生在窦房结、房室结与心房。隐匿性房室旁路逆行传导的房室折返性心动过速习惯上亦归属室上速的范畴,但折返回路并不局限于房室交界区。房室结内折返性心动过速与利用隐匿性房室旁路的房室折返性心动过速约占90%以上。

【诊断与治疗】

1. 心电图表现

(1)心率150~250次/min,节律规则。

(2)QRS波群形态与时限均正常,但发生室内差异性传导或原有束支传导阻滞时,QRS波群形态异常。

(3)P波为逆行性(Ⅱ、Ⅲ、aVF导联倒置),常埋藏于QRS波群内或位于其终末部分,P波与QRS波群保持固定关系。

(4)起始突然,通常由一个房性期前收缩触发,其下传的PR间期显著延长,随之引起心动过速发作。

2. 急性发作期治疗

(1)如患者心功能与血压正常,可先尝试刺激迷走神经的方法。颈动脉窦按摩(患者取仰卧位,先行右侧,每次5~10秒,切莫双侧同时按摩)、Valsalva动作(深吸气后屏气、再用力作呼气动作)、诱导恶心、将面部浸没于冰水内等方法可使心动过速终止,但停止刺激后,有时又恢复原来心率。

(2)腺苷或钙通道阻滞剂,疗效达90%以上。如患者合并心力衰竭、低血压或为宽 QRS 波心动过速,尚未明确室上性心动过速的诊断时,不应选用钙拮抗剂,宜选用腺苷静脉注射。

(3)洋地黄,伴有心功能不全患者首选。

(4)β 受体阻滞剂也能有效终止心动过速,但应避免用于失代偿的心力衰竭、支气管哮喘患者。并以选用短效 β 受体阻滞剂如艾司洛尔较为合适。

(5)普罗帕酮 1~2mg/kg 静脉注射。

(6)食管心房调搏术常能有效中止发作。

(7)直流电复律,急性发作以上治疗无效,或患者出现严重心绞痛、低血压、充血性心力衰竭表现时,应立即电复律。但应注意,已应用洋地黄者不应接受电复律治疗。

3. 预防复发　导管消融技术已十分成熟,安全、有效且能根治心动过速,应优先考虑应用。长期药物预防,临床少用。

五、预激综合征

【基本概念】

预激综合征(preexcitation syndrome):亦称 Wolf-Parkinson-White 综合征,是指心房与心室之间存在异常传导通道,室上性冲动经由异常传导通道下传,导致部分心室肌提前激动的心脏电生理现象。

【基础与背景知识】

1. 预激综合征的临床意义在于它可诱发快速心律失常。预激综合征心动过速的发生率为 1.8%,并随年龄增长而增加。其中大约 80% 心动过速发作为房室折返性心动过速,15%~30% 为心房颤动,5% 为心房扑动。预激综合征患者发生心房颤动与心房扑动,若冲动沿旁路下传,由于其不应期短,会产生极快的心室率,甚至演变为心室颤动。

2. 预激综合征心电图表现与主要异常传导束之间的关系　①房-室旁路(Kent束,直接连接心房与心室)引起delta波伴P-R间期缩短;②房-希氏束(James束)引起P-R间期缩短不伴delta波;③结-室纤维(Mahaim纤维)引起delta波伴P-R间期正常或缩短。

【诊断与治疗】

1. 房室旁路典型预激表现

(1)窦性心搏的PR间期短于0.12秒。

(2)某些导联之QRS波群超过0.12秒,QRS波群起始部分粗钝(称delta波),终末部分正常。

(3)ST-T波呈继发性改变,与QRS波群主波方向相反。根据心前区导联QRS波群的形态,以往将预激综合征分成两型,A型QRS主波均向上,预激发生在左室或右室后底部;B型在V_1导联QRS波群主波向下,V_5、V_6导联向上,预激发生在右室前侧壁。

2. 预激综合征发作房室折返性心动过速,最常见的类型是通过房室结前向传导,经旁路作逆向传导,称正向房室折返性心动过速。此型心电图上QRS波群形态与时限正常,但可伴有室内差异传导,而出现宽QRS波群。大约5%的患者,折返路径恰巧相反:经旁路前向传导、房室结逆向传导,产生逆向房室折返性心动过速。发生心动过速时,QRS波群增宽、畸形,此型极易与室性心动过速混淆,应注意鉴别。

3. 治疗　若患者从无心动过速发作,或偶有发作但症状轻微者,无需给予治疗。如心动过速发作频繁伴有明显症状,应给予治疗。治疗方法包括药物和导管消融术。预激综合征患者发作正向房室折返性心动过速,可参照房室结内折返性心动过速处理。如迷走神经刺激无效,首选药物为腺苷或维拉帕米静脉注射,也可选普罗帕酮。洋地黄缩短旁路不应期使心室率加快,因此不应单独用于曾经发作心房颤动或扑动的患者。如预激综合征患者发作心房扑动与颤动时伴有晕厥或低血压,应立即电复律。治疗药物宜选择延长房室旁路不应期的药物,如普鲁卡因胺或普罗帕酮。应当注意,静脉注射利多卡因与维拉帕米会加速预激综合征合并心房颤动患者的心室率。假如心房颤动的心室率已很快,静脉注射维拉帕米甚至会诱发心室颤动。

4. 经导管消融旁路作为根治预激综合征室上性心动过速发作应列为首选。

第五节　室性心律失常

一、室性期前收缩

【基本概念】

室性期前收缩(ventricular extrasystole):亦称室性过早搏动(ventricular premature beats),是指在窦性冲动尚未到达之前,心室中某一起搏点提前发生激动引起的心室除极与搏动。

【基础与背景知识】

1. 室性期前收缩的类型　室性期前收缩可孤立或规律出现。二联律是指每个窦性搏动后跟随一个室性期前收缩;三联律是指每两个正常搏动后出现一个室性期前收缩;如此类推。连续发生两个室性期前收缩称为成对室性期前收缩。

连续三个或以上室性期前收缩称为室性心动过速。

2. 偶发室性期前收缩通常很少影响每分钟心排血量；多发性室性期前收缩（≥5次/min）患者，当室性期前收缩在20次/min以下时，每分钟心排血量减少10%～15%；当出现二联律、三联律时，每分钟心排血量可减少15%～25%。当发生多源性室性期前收缩或短阵室性心动过速时，心排血量就会受到明显影响，症状就会更明显。

3. 如室性期前收缩发生在器质性心脏病患者，则往往可使心脏病的症状加重或诱发发作。

【诊断与治疗】

1. 心电图的特征

（1）提前发生的QRS波群，时限通常超过0.12秒、宽大畸形，ST段与T波的方向与QRS主波方向相反。

（2）室性期前收缩与其前面的窦性搏动之间期（称为配对间期）恒定。

（3）室性期前收缩很少能逆传心房，提前激动窦房结，故窦房结冲动发放节律未受干扰，室性期前收缩后出现完全性代偿间歇，即包含室性期前收缩在内前后两个下传的窦性搏动之间期，等于两个窦性RR间期之和。如果室性期前收缩恰巧插入两个窦性搏动之间，不产生室性期前收缩后停顿，称为间位性室性期前收缩。

2. 室性期前收缩的类型　同一导联内，室性期前收缩形态相同者，为单形性室性期前收缩；形态不同者称多形性或多源性室性期前收缩。

3. 室性并行心律（ventricular parasystole）　心室的异位起搏点规律地自行发放冲动，并能防止窦房结冲动入侵。其心电图表现为：①异位室性搏动与窦性搏动的配对间期不恒定;②长的两个异位搏动之间距,是最短的两个异位搏动间期的整倍数;③当主导心律(如窦性心律)的冲动下传与心室异位起搏点的冲动几乎同时抵达心室,可产生室性融合波,其形态介于以上两种 QRS 波群形态之间。

4. 治疗

(1)无器质性心脏病:室性期前收缩不会增加此类患者发生心脏性死亡的危险性,如无明显症状,不必使用药物治疗。如患者症状明显,治疗以消除症状为目的。药物宜选用β 受体阻滞剂、美西律、普罗帕酮、莫雷西嗪等。

(2)急性心肌缺血:若急性心肌梗死发生窦性心动过速与室性期前收缩,早期应用 β 受体阻滞剂可能减少心室颤动的危险。

(3)慢性心脏病变:应当避免应用Ⅰ类药物治疗心肌梗死后室性期前收缩。β 受体阻滞剂对室性期前收缩的疗效不显著,但能降低心肌梗死后猝死发生率、再梗死率和总病死率。

二、室性心动过速

【基本概念】

室性心动过速(ventricular tachycardia):简称室速,是起源于希氏束分支以下特殊传导系统或者心室肌连续 3 个或 3个以上的异位心脏搏动。

【基础与背景知识】

1. 室速常发生于各种器质性心脏病患者。

2. 非持续性室速(发作时间短于 30 秒)的患者通常无症状。持续性室速常伴有明显血流动力学障碍与心肌缺血,需药物或电复律治疗。

【诊断与治疗】

1. 心电图特征

(1)3 个或以上的室性期前收缩连续出现。

(2)QRS 波群形态畸形,时限超过 0.12 秒;ST-T 波方向与 QRS 波群主波方向相反。

(3)心室率通常为 100～250 次/min,心律规则或略不规则。

(4)P 波与 QRS 波群无固定关系,偶尔个别或所有心室激动逆传夺获心房。

(5)通常突然发作。

(6)少数室上性冲动可下传心室,产生心室夺获(在 P 波之后提前发生 1 次正常的 QRS 波群)或室性融合波(QRS 波群形态介于窦性与异位心室搏动之间)。心室夺获与室性融合波的存在对确立室性心动过速诊断提供重要依据。

2. 终止室速发作的治疗　如无显著血流动力学障碍,首先给予静脉注射利多卡因或普鲁卡因胺,同时静脉持续滴注。静脉注射普罗帕酮亦十分有效,但不宜用于心肌梗死或心力衰竭的患者。上述药物治疗无效时,可选用胺碘酮静脉注射或改用直流电复律。如患者已发生低血压、休克、心绞痛、充血性心力衰竭或脑血流灌注不足等症状,应迅速施行电复律。洋地黄中毒引起的室速,不宜用电复律,应给予药物治疗。

3. 预防复发　应努力寻找和治疗诱发及使室速持续的可逆性病变,例如缺血、低血压及低血钾等。目前除了 β 受体阻滞剂、胺碘酮以外,尚未能证实其他抗心律失常药物能降低心脏性猝死的发生率。植入式心脏复律除颤器亦已成功应用于选择性病例。

三、心室扑动与心室颤动

【基本概念】

心室扑动（ventricular flutter）与心室颤动（ventricular fibrillation）：分别简称为室扑与室颤，是心室兴奋性、自律性与传导性严重紊乱，导致心室各部分的电活动失去协调性与规律性（无法辨认 QRS 波群、ST 段与 T 波，代之以波形低小不整齐的正弦波），心室肌收缩性完全丧失的病理生理状态。其是功能性的心脏停搏，是致死性心律失常。

【基础与背景知识】

1. 心室扑动通常为室颤的前奏。心室存在多个异位起搏点、心室各部分心肌传导速度不均匀、心肌复极不均匀、不应期长短不等，激动在不应期不同的心肌之间形成折返，折返环大小较为均匀则表现为室扑，折返环不均匀则表现为室颤。

2. 常见于缺血性心脏病。此外，抗心律失常药物（特别是引起 QT 间期延长与尖端扭转的药物），严重缺氧、缺血、预激综合征合并房颤与极快的心室率、电击伤等亦可引起。

【诊断与治疗】

1. 心室扑动时心电图 QRS 波群和 T 波都难以辨认，代之以较为规则、振幅高大的正弦波群，每分钟 150～300 次（平均约 200 次）。

2. 心室颤动的波形、振幅与频率均极不规则，无法辨认 QRS 波群、ST 段与 T 波，代之以波形低小不整齐的正弦波，频率为每分钟 200～500 次。

3. 治疗　应立即行电复律。

第六节　心脏传导阻滞

一、房室传导阻滞

【基本概念】

房室传导阻滞(atrioventricular block)：又称房室阻滞,是指室上性冲动经由房室交界组织时,发生传导延迟或传导中断。

【基础与背景知识】

1. 房室阻滞可以发生在房室结、希氏束以及束支等不同的部位。

2. 阻滞程度分为3度　一度为房室间传导时间延长,但心房冲动全部能传到心室;二度为部分冲动不能传至心室;三度则全部冲动均不能传至心室,故又称为完全性房室传导阻滞。

3. 完全性房室传导阻滞的症状取决于心室自主节律,如心室自主节律未及时建立则出现心室停搏;自主节律点较高(希氏束下方),心室率较快达 40~60 次/min,病人可能无症状;双束支病变者心室自主节律点甚低,心室率在 40 次/min 以下,可出现心功能不全和脑缺血综合征或猝死。

【诊断与治疗】

1. 心电图表现

(1)一度房室阻滞：每个心房冲动都能传导至心室,但 PR 间期超过 0.20 秒。

(2)二度房室阻滞：通常分为 I 型(文氏阻滞,Wenchebach block)和Ⅱ型。①二度 I 型房室传导阻滞 PR 间期进行性延长,直至一个 P 波受阻不能下传心室;相邻 RR 间期进行性缩短,直至一个 P 波不能下传心室;包含受阻 P 波在内的 RR 间期小于正常窦性 PP 间期的两倍;②二度Ⅱ型房室传导阻滞:心房冲动传导突然阻滞,但 PR 间期恒定不变。下传搏动的 PR 间期大多正常。当 QRS 波群增宽,形态异常时,阻滞位于希氏束-普肯耶系统。若 QRS 波群正常,阻滞可能位于房室结内;③2:1 房室阻滞可能属Ⅰ型或Ⅱ型房室阻滞。QRS 波群正常者,可能为Ⅰ型;若同时记录到 3:2 阻滞,第二个心动周期之 PR 间期延长者,便可确诊为Ⅰ型阻滞。当 QRS 波群呈束支传导阻滞图形,需作心电生理检查,始能确定阻滞部位。

(3)三度(完全性)房室传导阻滞:此时全部心房冲动均不能传导至心室。其特征为:①心房与心室活动各自独立、互不相关;②心房率快于心室率,心房冲动来自窦房结或异位心房节律(房性心动过速、扑动或颤动);③心室起搏点通常在阻滞部位稍下方。如位于希氏束及其近邻,心室率约 40~60 次/min,QRS 波群正常,心律亦较稳定;如位于室内传导系统的远端,心室率可低至 40 次/min 以下,QRS 波群增宽,心室律亦常不稳定。

2. 治疗

(1)应针对不同的病因进行治疗。一度房室阻滞与二度Ⅰ型房室阻滞心室率不太慢者,无需特殊治疗。二度Ⅱ型与第三度房室阻滞如心室率显著缓慢,伴有明显症状或血流动力学障碍,甚至 Adams-Stokes 综合征发作者,应给予起搏治疗。

(2)阿托品(0.5~2.0mg,静脉注射)可提高房室阻滞的心率,适用于阻滞位于房室结的患者。异丙肾上腺素(1~

4μg/min 静脉滴注)适用于任何部位的房室传导阻滞,但应用于急性心肌梗死时应十分慎重,因可能导致严重室性心律失常。

(3)以上药物使用超过数天,往往效果不佳且易发生严重的不良反应,仅适用于无心脏起搏条件的应急情况。因此,对于症状明显、心室率缓慢者,应及早给予临时性或永久性心脏起搏治疗。

二、室内传导阻滞

【基本概念】

室内传导阻滞(intraventricular block):是指室上性或交界性冲动传导至希氏束分叉以下部位后的传导延迟或中断,病变可波及右束支、左前分支和左后分支三支中的一支、两支或三支。

【基础与背景知识】

室内传导阻滞引起室上性或交界性冲动在室内传导的速度减慢(表现为 QRS 波增宽)和激动顺序异常(QRS 波在各导联的形态发生变化)。

【诊断与治疗】

1. 心电图特征

(1)右束支阻滞(right bundle branch block,RBBB):QRS 时限≥0.12s。V_1、V_2 导联呈 rsR,R 波粗钝;V_5、V_6 导联呈 qRS,S 波宽阔。T 波与 QRS 主波方向相反。不完全性右束支阻滞的图形与上述相似,但 QRS 时限<0.12 秒。

(2)左束支阻滞(1eft bundle branch block,LBBB):QRS 时限≥0.12 秒。V_5、V_6 导联 R 波宽大,顶部有切迹或粗钝,其前方无 q 波。V_1、V_2 导联呈宽阔的 QS 波或 rS 波形。V_5、

V_6 T 波与 QRS 主波方向相反。不完全性左束支阻滞图形与上述相似,但 QRS 时限<0.12 秒。

(3)左前分支阻滞(1eft anterior fascicular block):额面平均 QRS 电轴左偏达-45°~-90°。Ⅰ、aVL 导联呈 qR 波,Ⅱ、Ⅲ、aVF 导联呈 rS 图形,QRS 时限<0.12 秒。

(4)左后分支阻滞(1eft posterior fascicular block):额面平均 QRS 电轴右偏达+90°~+120°(或+80°~+140°)。Ⅰ导联呈 rS 波,Ⅱ、Ⅲ、aVF 导联呈 qR 波,且 $R_Ⅲ$>$R_Ⅱ$,QRS 时限<0.12秒。确立诊断前应首先排除常见引起电轴右偏的病变,如右室肥厚、肺气肿、侧壁心肌梗死与正常变异等。

(5)双分支阻滞与三分支阻滞(bifascicular block and trifascicular block):前者是指室内传导系统三分支中的任何两分支同时发生阻滞。后者是指三分支同时发生阻滞。如三分支均阻滞,则表现为完全性房室阻滞。由于阻滞分支的数量、程度、是否间歇发生等不同情况组合,可出现不同的心电图表现。最常见为右束支合并左前分支阻滞。右束支合并左后分支阻滞较罕见。当右束支阻滞与左束支阻滞两者交替出现时,双侧束支阻滞的诊断便可成立。

2. 治疗 慢性单侧束支阻滞的患者如无症状,无需接受治疗。双分支与不完全性三分支阻滞有可能进展为完全性房室传导阻滞,但是否一定发生以及何时发生均难以预料,不必常规预防性起搏器治疗。急性前壁心肌梗死发生双分支、三分支阻滞,或慢性双分支、三分支阻滞,伴有晕厥或 Adams-stokes 综合征发作者,则应及早考虑心脏起搏器治疗。

第三章

动脉粥样硬化和冠状动脉粥样硬化性心脏病

第一节　动脉粥样硬化

【基本概念】

动脉粥样硬化(atherosclerosis,AS):是起始于动脉内膜下的一种与脂质沉积相关的慢性化学性炎症;以胆固醇为主的脂质和复合糖类积聚于内膜下,浸润的单核巨噬细胞吞噬脂质后转变为泡沫细胞,纤维组织增生和钙质沉着形成粥样斑块,动脉中层组织退变,血管壁弹性逐步丧失,血管腔逐渐狭窄,可发生斑块内出血、斑块破裂及局部血栓形成,导致血管腔部分或完全闭塞。

【基础与背景知识】

脂质代谢障碍为动脉粥样硬化的病变基础。动脉粥样硬化是冠心病、脑梗死、外周血管病的主要原因。按受累动脉部位不同,可分为主动脉及其主要分支、冠状动脉、颈动脉、脑动脉、肾动脉、肠系膜动脉和四肢动脉粥样硬化等。

【诊断与治疗】

1. 诊断　存在动脉粥样硬化的危险因素具有提示诊断的作用,动脉影像检查确立诊断。X线、超声及动脉造影发现血管狭窄性或扩张性病变,应首先考虑本病。颈动脉超声检查为动脉粥样硬化最常用筛查手段。

2. 治疗

(1)一般防治措施:①发挥患者的主观能动性配合治疗;②合理膳食:提倡饮食清淡,以食用低胆固醇、低动物性脂肪食物为宜;③适当的体力劳动和体育活动;④合理安排工作与生活;⑤提倡戒烟限酒;⑥积极控制与本病有关的其他危险因素。

(2)药物治疗:①调脂药物:主要降低胆固醇的药物:他汀类、胆固醇吸收抑制剂(依折麦布)、普罗布考、胆酸螯合剂等;主要降低甘油三酯(TG)的药物:贝特类、烟酸类和高纯度鱼油制剂;新型调脂药物:前蛋白转化酶枯草溶菌素 9/kexin9型(PCSK9)抑制剂等;②抗血小板药物;③溶栓和抗凝药物;④针对缺血症状的相应治疗:如血管扩张剂等。

(3)介入和外科手术治疗。

第二节 冠状动脉粥样硬化性心脏病概述

【基本概念】

1. 冠状动脉粥样硬化性心脏病(coronary atherosclerotic heart disease,CHD)简称冠心病,指动脉粥样硬化引起冠状动脉管腔狭窄或闭塞,心肌发生缺血缺氧或坏死的临床综合征。

2. 分型

(1)WHO1979 年冠心病分型:①无症状性心肌缺血;②心绞痛;③心肌梗死;④缺血性心肌病;⑤猝死。

(2)根据发病特点和治疗原则分类:①慢性冠脉病:包括

稳定型心绞痛、缺血性心肌病和隐匿性冠心病等；②急性冠状动脉综合征（acute coronary syndrome，ACS）：包括不稳定型心绞痛（unstable angina，UA）、非 ST 段抬高型心肌梗死（non ST-segment elevation myocardial infarction，NSTEMI）和 ST 段抬高型心肌梗死（ST-segment elevation myocardial infarction，STEMI），也有将冠心病猝死包括在内。

第三节　稳定型心绞痛

【基本概念】

稳定型心绞痛（stable angina pectoris）：是在冠状动脉稳定性严重狭窄的基础上，由于心肌缺血缺氧短暂急剧加重时出现的心脏疼痛；其诱发因素、疼痛性质以及缓解方式保持相对稳定。

【基础与背景知识】

1. 临床特点　主要症状是阵发性前胸（胸骨体中段或上段之后，手掌大小，常放射至心前区、左肩、左上肢尺侧、颈或下颌部）压榨性疼痛，持续数分钟，休息或用硝酸酯制剂后消失。主要诱发因素有劳累、情绪激动、饱食、受寒、急性循环衰竭等。

2. 常用辅助检查

（1）实验室检查：血糖、血脂、心肌标志物等。

（2）心电图：包括静息时心电图、心绞痛发作时心电图、心电图负荷试验、动态心电图。其中心绞痛发作时心电图尤为重要，绝大多数患者发作时因为心内膜下严重缺血而发生 R 波为主的导联中出现 ST 段压低（≥0.1mV），疼痛缓解后恢复正常水平。有时 T 波倒置，但平时持续 T 波倒置者在心绞痛发作时则变为直立。

（3）放射性核素检查。

（4）多层螺旋 CT 冠状动脉成像（CTA）：冠状动脉 CTA有较高阴性预测价值，若未见狭窄病变，一般可不进行有创检查，但其对狭窄程度的判断仍有一定限度。

（5）超声心动图。

（6）冠脉造影：为有创性检查手段，目前仍然是诊断冠心病较准确的方法。

（7）其他检查：冠脉内超声显像（IVUS）、冠脉内光学相干断层显像（OCT）、冠脉血流储备分数测定（FFR）以及最新的定量冠脉血流分数（QFR）等也可用于冠心病的诊断并有助于指导介入或药物治疗。

【诊断与治疗】

1. 诊断　根据典型心绞痛的发作特点一般即可建立诊断。结合心电图、冠状动脉 CTA、冠脉造影等辅助检查有助于诊断和决定进一步治疗。

2. 加拿大心血管病学会（CCS）心绞痛分级　Ⅰ级：一般体力活动（步行和登楼）不受限，仅在强、快或长时间劳力时发生心绞痛。Ⅱ级：一般体力活动轻度受限，快步、饭后、寒冷或刮风中、精神应激或醒后数小时内发作心绞痛。步行200m 以上或登楼一层以上引起心绞痛。Ⅲ级：一般体力活动明显受限，步行 200m 内或登楼一层引起心绞痛。Ⅳ级：一切体力活动都引起不适，静息时可发生心绞痛。

3. 需要与心绞痛相鉴别的疾病

（1）急性冠状动脉综合征。

（2）其他疾病引起的心绞痛：如严重的主动脉瓣狭窄或关闭不全、风湿性冠脉炎、肥厚型心肌病等。

（3）肋间神经痛和肋软骨炎。

（4）心脏神经症。

（5）不典型疼痛：如反流性食管炎、消化性溃疡等。

4. 治疗

（1）急性发作期治疗：立即休息、服用硝酸甘油或硝酸异山梨酯。

（2）缓解期治疗：①避免各种诱发因素：调节饮食、戒烟限酒、调整日常生活与工作量、减轻精神负担等。②药物治疗：改善缺血、减轻症状的药物：硝酸酯制剂、β受体阻滞剂、钙通道阻滞剂等；改善预后的药物：阿司匹林、氯吡格雷、β受体阻滞剂、他汀类药物、ACEI 或 ARB。

（3）血管重建治疗：包括经皮冠状动脉介入治疗（PCI）和冠状动脉旁路移植术（CABG）。

第四节　急性冠状动脉综合征

一、不稳定型心绞痛（UA）和非 ST 段抬高型心肌梗死（NSTEMI）

【基本概念】

1. 不稳定型心绞痛　是一种近期发作频率增加、程度加重、时限延长、诱因变化和硝酸酯缓解作用减弱的心肌缺血性疼痛。根据临床表现可以分为静息型心绞痛、初发型心绞痛、恶化型心绞痛。变异型心绞痛是表现为一过性 ST 段动态抬高的静息心绞痛。

2. 非 ST 段抬高型心肌梗死　即心肌梗死急性期不伴有心电图 ST 段抬高。

【基础与背景知识】

1. UA 与 NSTEMI 合称为非 ST 段抬高型急性冠脉综合征(NSTEACS),病理基础是冠脉内不稳定粥样斑块的活动与冠脉痉挛,其中 UA 发病机制为冠状动脉痉挛,NSTEMI 常因心肌严重的持续性缺血导致心内膜下心肌坏死。

2. 危险分层

(1)GRACE 风险评分:对入院和出院提供了最准确的风险评估。应用于此风险计算的参数包括年龄、收缩压、脉率、血清肌酐、就诊时的 Killip 分级、入院时心脏骤停、心肌损伤标志物升高和 ST 段变化。

(2)TIMI 风险评分:包括 7 项指标,即年龄≥65 岁、≥3 个冠心病危险因素(高血压、糖尿病、冠心病家族史、高脂血症、吸烟)、已知冠心病(冠状动脉狭窄≥50%)、过去 7 天内服用阿司匹林、严重心绞痛(24 小时内发作≥2 次)、ST 段偏移≥0.5mm 和心肌损伤标志物增高,每项 1 分。TIMI 风险评分使用简单,但其识别精度不如 GRACE 风险评分。

【诊断与治疗】

1. 诊断 根据心绞痛的性质特征、典型的缺血性心电图改变(新发或一过性 ST 段压低≥0.1mV 或 T 波倒置≥0.2mV)以及心肌损伤标志物测定,可以做出 UA/NSTEMI 诊断。病情稳定不典型的患者,可以在出院前作负荷心电图或负荷超声心动图、核素心肌灌注显像、冠状动脉造影等检查。冠状动脉造影对于决定治疗策略有重要意义。

2. 一般治疗 卧床休息,对于合并动脉血氧饱和度<90%、有发绀、呼吸困难或其他高危表现患者,给予吸氧;对没有禁忌证且给予最大耐受剂量抗心肌缺血药之后仍然有持续缺血性胸痛患者,可静脉注射吗啡。

3. 药物治疗

（1）抗心肌缺血药物：硝酸酯制剂、β 受体阻滞剂、钙通道阻滞剂。

（2）抗血小板治疗：阿司匹林、ADP 受体拮抗剂（氯吡格雷、普拉格雷、替格瑞洛）、血小板糖蛋白 Ⅱb/Ⅲa 受体拮抗剂（替罗非班、依替巴肽）。UA/NSTEMI 患者建议联合使用阿司匹林和 ADP 受体拮抗剂至少一年，根据缺血和出血风险的不同，可以选择性缩短或延长双联抗血小板时间。

（3）抗凝治疗：普通肝素、低分子肝素、磺达肝癸钠、比伐卢定。

（4）调脂治疗。

（5）ACEI 或 ARB。

4. 冠状动脉血运重建术

（1）经皮冠状动脉介入治疗（PCI）：包括"早期保守治疗"和"早期侵入治疗"两种治疗策略。

1）早期保守治疗策略：冠状动脉造影适用于强化药物治疗后仍然有心绞痛复发或负荷试验阳性的患者。

2）早期侵入治疗策略：分为急诊（<2 小时）、早期（<24 小时）及 72 小时内。①对于具有至少 1 条极高危标准（血液动力学不稳定或心源性休克；药物治疗无效的反复发作或持续性胸痛；致命性心律失常或心脏骤停；心肌梗死合并机械并发症；急性心力衰竭；反复的 ST-T 动态改变，尤其是伴随间歇性 ST 段抬高）的患者选择紧急侵入治疗策略（<2 小时）；②对于具有至少 1 条高危标准（心肌梗死相关的肌钙蛋白上升或下降；ST-T 动态改变；GRACE 评分>140 分）的患者选择早期侵入治疗策略（<24 小时）；③对于具有至少 1 条中危标准｛糖尿病；肾功能不全［eGFR<60ml/（min · 1.73m^2）］；

LVEF<40%或慢性心力衰竭;早期心肌梗死后心绞痛;近期PCI史;既往 CABG 史;109 分<GRACE 评分<140 分}的患者选择侵入治疗策略(<72 小时);④对于低危患者不建议常规行侵入性诊断和治疗,可根据负荷试验的结果选择治疗方案。

(2)冠状动脉旁路移植术(CABG)。

5. 二级预防(ABCDE 方案)　A. 抗血小板(aspirin)、抗心绞痛(anti-angina)治疗和 ACEI;B. β 受体阻滞剂(beta-blocker)、控制血压(blood pressure control);C. 控制血脂(cholesterol lowing)、戒烟(cigarettes quitting);D. 控制饮食(diet control)、糖尿病治疗(diabetes treatment);E. 健康教育(education)、运动(exercise)。

二、急性 ST 段抬高型心肌梗死

【基本概念】

急性 ST 段抬高型心肌梗死(STEMI):即心肌梗死的急性期伴有心电图 ST 段显著抬高。

【基础与背景知识】

1. STEMI 通常原因为在冠状动脉不稳定斑块破裂、糜烂基础上继发血栓形成导致冠状动脉持续、完全闭塞,相应的心肌发生严重而持久的急性缺血与坏死。

2. 临床特点

(1)临床表现有持久的胸骨后剧烈疼痛、发热、白细胞计数和血清心肌坏死标记物增高以及心电图进行性改变。

(2)急性心肌梗死可引起心律失常、休克或心力衰竭,这些并发症均可导致梗死面积进一步扩大。

(3)心律失常中以室性心律失常最多,尤其是室性期前收缩,如果室性期前收缩频发(每分钟 5 次以上),成对出现或呈短阵室性心动过速,或为多源性,或落在前一心搏的易损期(R-on-T),常为心室颤动的先兆(早期应用 β 受体阻滞剂可以减少心室颤动的危险)。

3. 急性心肌梗死心力衰竭 Killip 分级　Ⅰ级:尚无明显心力衰竭。Ⅱ级:有左侧心力衰竭,但是肺部啰音面积<50%。Ⅲ级:有急性肺水肿,全肺大、小、干、湿啰音。Ⅳ级:有心源性休克等不同程度或阶段的血流动力学变化。

4. 并发症

(1)乳头肌功能失调或断裂。

(2)心脏破裂及室间隔穿孔。

(3)栓塞。

(4)心室壁瘤。

(5)心肌梗死后综合征:于心肌梗死后数周至数月内出现,可反复发生,表现为心包炎、胸膜炎或肺炎,有发热、胸痛等症状,可能为机体对坏死物质的过敏反应。

【诊断与治疗】

1. STEMI 心电图

(1)特征性改变:在面向坏死区周围心肌损伤区的导联上出现弓背向上型 ST 段抬高;在面向透壁心肌坏死区的导联上出现宽而深的(病理性)Q 波;在面向损伤区周围心肌缺血区的导联上出现 T 波倒置;在背向心肌梗死区的导联上出现 R 波增高、ST 段压低和 T 波直立并增高。

(2)动态性改变:超急性期:起病数小时内,可无异常或出现异常高大两肢不对称的 T 波;急性期:数小时后,出现弓背向上型 ST 段抬高,与直立的 T 波形成单相曲线。数小时到 2 日内,出现病理性 Q 波,同时 R 波减低。Q 波在 3~4 天内稳定不变,以后 70%~80% 永久存在;亚急性期:早期如不干预治疗,ST 段抬高持续数日到 2 周,逐渐回到基线水平,T波变为平坦或倒置。慢性期:数周至数月后,T 波呈 V 形倒置,两肢对称,波谷尖锐。可永久存在,或数月至数年后逐渐恢复。

(3)定位和定范围:前间壁:V_1、V_2、V_3;局限性前壁:V_3、V_4、V_5;前侧壁:V_5、V_6、V_7、aVL、I;广泛性前壁:V_1、V_2、V_3、V_4、V_5;下壁:II、III、aVF;下间壁:V_1、V_2、V_3、II、III、aVF;下侧壁:II、III、aVF、V_5、V_6、V_7;高侧壁:I、aVL;正后壁:V_7、V_8。

2. 心肌坏死标记物的测定

(1)肌红蛋白:起病后 2 小时内升高,12 小时内达高峰,24~48 小时内恢复正常。

(2)肌酸激酶同工酶 CK-MB:起病后 4 小时内升高,16~24 小时达高峰,3~4 天恢复正常。

(3)肌钙蛋白 I 或 T(cTnI/cTnT):起病后 3~4 小时内升高。cTnI 于 11~24 小时达高峰,7~10 天内降至正常。cTnT于 24~48 小时达高峰,10~14 天内降至正常。

3. 放射性核素检查。

4. 超声心动图。

5. 鉴别诊断　①心绞痛;②主动脉夹层;③急性肺动脉栓塞;④急腹症;⑤急性心包炎。

6. STEMI 监护和一般治疗

(1)休息与减少不良刺激。

(2)监测心电图、血压、呼吸功能、心功能。

(3)吸氧。

(4)建立静脉通道。

（5）缓解疼痛用哌替啶 50~100mg 肌内注射，或吗啡 2~4mg 静脉注射，可同时给予硝酸甘油或硝酸异山梨酯。

7. STEMI 经皮冠状动脉介入治疗　如果是有经验的团队在首次医疗接触（FMC）后 120 分钟内能实施 PCI，并争取在首诊后 90 分钟内开通梗死相关血管。直接 PCI 适应证为：所有患者发作 12 小时以内并具有持续新发的 ST 段抬高或新发左束支传导阻滞的患者；发作 12 小时以上，但仍有进行性缺血证据或仍然有胸痛和 ECG 变化。溶栓后仍有明显胸痛，抬高的 ST 段无明显降低者，应尽早实施补救性 PCI，溶栓成功者于 3~24 小时进行冠状动脉造影和血运重建治疗。

8. STEMI 再灌注溶栓治疗　无条件施行介入治疗或因患者就诊延误、转送患者到可施行介入治疗的单位将会错过再灌注时机，如无禁忌证（接诊患者后 30 分钟内）行本法治疗。适应证主要有：发病 12 小时内，预期首次医疗接触（FMC）至 PCI 延迟时间超过 120 分钟，无溶栓禁忌证；发病 12~24 小时仍有进行性缺血性胸痛和至少 2 个胸前导联或肢体导联 ST 段抬高>0.1mV，或血流动力学不稳定的患者，若无直接 PCI 条件，溶栓治疗是合理的。溶栓药物建议优先选用特异性纤溶酶原激活剂（阿替普酶、瑞替普酶），次选非特异性纤溶酶原激活剂（尿激酶和链激酶）。溶栓后是否再通可根据冠状动脉造影观察血管再通情况直接判断，或根据：心电图抬高的 ST 段于 2 小时内回降>50%；胸痛 2 小时内基本消失；2 小时内出现再灌注性心律失常；血清 CK-MB 峰值提前出现（14 小时内）等间接判断血栓是否溶解。

9. STEMI 紧急冠状动脉旁路搭桥术　介入治疗失败或溶栓治疗无效有手术指征者，宜争取 6~8 小时内施行紧急 CABG 术。

10. STEMI 抗栓治疗

(1)抗血小板治疗:各种类型的 ACS 均需要联合应用包括阿司匹林、ADP 受体拮抗剂(氯吡格雷、替格瑞洛)在内的口服抗血小板药物,负荷剂量后给予维持剂量。高危或造影提示血栓负荷重的患者可静脉使用血小板糖蛋白 Ⅱb/Ⅲa 受体拮抗剂(替罗非班、依替巴肽)。

(2)抗凝治疗:根据再灌注治疗的方式不同选用普通肝素、低分子肝素、比伐卢定或磺达肝癸钠。

11. STEMI 其他药物治疗

(1)β 受体阻滞剂:无禁忌证的 STEMI 患者应在发病 24 小时内常规口服 β 受体阻滞剂。一般首选心脏选择性的药物,如美托洛尔和比索洛尔,从小剂量开始,逐渐递增,使静息心率降至 55~60 次/min。

(2)硝酸酯类:静脉滴注硝酸酯类药物用于缓解缺血性胸痛、控制高血压或减轻肺水肿。

(3)钙通道阻滞剂:对无左心室收缩功能不全或房室传导阻滞的患者,为缓解心肌缺血、控制房颤或房扑的快速心室率,如果 β 受体阻滞剂无效或禁忌使用,则可应用非二氢吡啶类钙通道阻滞剂。不推荐 AMI 患者常规应用钙通道阻滞剂。

(4)ACEI 或 ARB:所有无禁忌证的 STEMI 患者均应给予 ACEI 长期治疗,一般从小剂量口服开始,逐渐加量。如患者不能耐受 ACEI,可考虑给予 ARB,不推荐常规联合应用 ACEI 和 ARB,对能耐受 ACEI 的患者,不推荐常规用 ARB 代替 ACEI。

(5)醛固酮受体拮抗剂:通常在 ACEI 治疗的基础上使用。对 STEMI 后 LVEF≤0.4、有心功能不全或糖尿病,无明显肾功能不全的患者,应给予醛固酮受体拮抗剂。

(6)他汀类药物:所有无禁忌证的 STEMI 患者入院后应尽早开始他汀类药物治疗。

12. 右心室心肌梗死的处理　右心室梗死易出现低血压,预防和治疗原则是维持有效的右心室前负荷,避免使用利尿剂和血管扩张剂,如输液 1～2L 低血压仍未能纠正者可用血管活性药。

13. 并发症的处理　主要包括针对心律失常、心力衰竭、休克以及联合外科对机械并发症如室间隔穿孔、乳头肌功能失调或断裂的治疗。

14. 恢复期的处理　主要施行正规的冠心病的二级预防处理。

第四章

高 血 压

第一节　原发性高血压

【基本概念】

原发性高血压:是无明确原因可寻以体循环动脉压升高为主要临床表现的心血管综合征;未使用降压药物的情况下,诊室收缩压≥140mmHg 和/或舒张压≥90mmHg。

【基础与背景知识】

1. 分级和危险分层　根据血压升高的水平,进一步分为1~3 级(表 2-4-1);根据合并其他危险因素的多少,进行分层(表 2-4-2)。

表 2-4-1　高血压分级(单位 mmHg)

分类	收缩压		舒张压
正常血压	<120	和	<80
正常高值血压	120~139	和/或	80~89
高血压	≥140	和/或	≥90
1 级高血压	140~159	和/或	90~99

续表

分类	收缩压		舒张压
2级高血压	160~179	和/或	100~109
3级高血压	≥180	和/或	≥110
单纯收缩期高血压	≥140	和	<90

注:当收缩压和舒张压分属不同级别时,取较高级别

表2-4-2　高血压危险分层

其他危险因素和病史	血压		
	1级	2级	3级
无其他危险因素	低危	中危	高危
1~2个危险因素	中危	中危	很高危
3个以上危险因素或靶器官损害	高危	高危	很高危
有并发症或合并糖尿病	很高危	很高危	很高危

2. 高血压的发病机制　　各种因素导致的交感神经功能亢进、肾素-血管紧张素-醛固酮系统(RAAS系统)过度激活、水钠潴留均可导致体循环动脉压力升高。

3. 难治性高血压(顽固性高血压)　　是指在改善生活方式的基础上,足量合理联合3种降压药物(包括利尿剂)后,血压仍在目标水平之上,或至少需要4种药物才能使血压达标的高血压。

4. 难治性高血压可能的原因

(1)假性难治性高血压:血压测量错误、白大衣高血压、治疗依从性差等。

（2）生活方式未获得有效改善。

（3）降压治疗方案不合理。

（4）合用其他影响降压疗效的药物,如口服避孕药、肾上腺皮质激素、可卡因、甘草、麻黄等。

（5）血容量超负荷。

（6）胰岛素抵抗。

（7）继发性高血压。

5. 高血压危象　分为高血压急症及高血压亚急症。

（1）高血压急症是指原发性或继发性高血压患者在某些诱因作用下,血压突然和显著升高(一般超过 180/120mmHg),同时伴有进行性心、脑、肾等重要靶器官功能不全的表现。高血压急症包括高血压脑病、颅内出血(脑出血和蛛网膜下腔出血)、脑梗死、急性心力衰竭、肺水肿、急性冠状动脉综合征、主动脉夹层、子痫等。

（2）高血压亚急症是指血压显著升高及出现相关的症状,如头痛、鼻出血和烦躁不安等,但不伴靶器官损害。

【诊断与治疗】

1. 诊断　诊室非同日测量三次血压值收缩压均≥140mmHg和/或舒张压均≥90mmHg,或家庭自测血压收缩压≥135mmHg和/或舒张压≥85mmHg;若患者既往有高血压病史,正在服用降压药物,虽然血压正常,也诊断为高血压。以下情况要排除继发性高血压的可能:①初次诊断为高血压的患者;②中、重度血压升高的年轻患者;③症状、体征或实验室检查有怀疑线索,如肢体动脉搏动不对称性减弱或消失,腹部听到粗糙的血管杂音,向心性肥胖等;④多种药物联合治疗效果差,或原本控制良好的血压无明确诱因下又显著升高;⑤恶性高血压患者。

2. 治疗方法

(1)改善生活方式:减轻体重、减少钠盐摄入、补充钾盐、减少脂肪摄入、戒烟限酒、增加运动、减轻精神压力等。

(2)降压药物使用:对于改善生活方式后血压仍未能获得有效控制及危险分层为高危、很高危的患者需使用降压药物。

(3)其他危险因素的协同控制:兼顾其他心血管疾病危险因素,如血糖、血脂、尿酸等的控制。

3. 降压药物

(1)使用原则:小剂量开始、优先选择长效制剂、联合用药、个体化用药。

(2)降压药物的种类:①利尿剂起效平稳缓慢,作用持久,适用于轻中度高血压、单纯收缩期高血压、盐敏感性高血压、合并心力衰竭、肾功能不全等患者;②钙离子拮抗剂(CCB)分为二氢吡啶类(硝苯地平等)和非二氢吡啶类(维拉帕米、地尔硫䓬等),降压起效迅速,疗效强。非二氢吡啶类CCB有负性收缩及负性传导作用,故对心力衰竭、心动过缓患者不宜使用;③β受体阻滞剂分为选择性(β_1)、非选择性($\beta_1+\beta_2$)和兼有α受体拮抗三类,宜使用选择性β_1或兼有α受体阻滞作用的药物;因β受体阻滞剂可减低心肌氧耗、延缓心肌重构、提高室颤阈值,故对合并冠心病、心衰、快速型心律失常等患者尤其适用;④血管紧张素转化酶抑制剂特别适用于伴有心力衰竭、冠心病、房颤、糖尿病肾病、蛋白尿的患者。高钾血症、妊娠、双侧肾动脉狭窄时禁用,严重肾功能不全(肌酐>265μmol/L)需慎用,并密切监测肾功能、电解质;⑤血管紧张素Ⅱ受体拮抗剂适应证及禁忌证与ACEI相似;⑥其他口服降压药,如利血平、可乐定、特拉唑嗪等,因副作用较多,不推荐单独使用,仅在合理联用上述五大类降压药、血压仍不能有效控制时可考虑使用。

4. 降压药物的联合应用

(1)适于 2 级以上高血压或危险分层为高危、很高危的人群。

(2)联合用药有助于提高疗效、减低不良反应。可两种、三种甚至更多种药物联用。ACEI、ARB 因作用机制相似、副作用类同,不推荐联合使用。

5. 高血压急症的治疗　立即静脉使用短效降压药,及时降压但又要避免血压降得过快及大幅波动。初始阶段(数分钟到 1 小时内)血压控制的目标为平均动脉压降低幅度不超过治疗前水平的 25%。在随后的 2~6 小时内将血压降至较安全水平(一般为 160/100mmHg 左右),如果临床情况稳定,在以后 24~48 小时逐步降低血压达到正常水平。降压时需充分考虑到患者的年龄、病程、血压升高的程度、靶器官损害和合并的临床状况,因人而异地制定具体的方案。一旦达到初始靶目标血压,可以开始口服药物,静脉用药逐渐减量至停用。高血压亚急症:可采用口服药物治疗,在 24~48 小时将血压缓慢降至 160/100mmHg。

6. 静脉用降压药的临床应用方法

(1)硝普钠:可用于各种高血压急症,开始以 10~25μg/min 静滴,根据血压变化调整滴速,一般临床最大用量为 200μg/min,长期大量使用可发生氰化物中毒。

(2)硝酸甘油:主要用于合并急性心力衰竭及急性冠脉综合征的高血压急症,开始以 5~10μg/min 的速度静滴,然后每 5~10 分钟逐渐增加 5~10μg/min,至维持血压于目标水平,可用至 100~200μg/min,主要不良反应为心动过速、面色潮红、头痛、呕吐等。

（3）尼卡地平：二氢吡啶类钙离子拮抗剂，降压同时改善脑血流，主要用于高血压急症合并急性脑血管病，开始以 $0.5\mu g/(kg \cdot min)$ 的速度静滴，然后逐渐加量至 $10\mu g/(kg \cdot min)$，不良反应有心动过速、面色潮红等。

（4）拉贝洛尔：兼有 α、β 受体阻滞作用，开始静脉注射 $20 \sim 100mg$，以后 $0.5 \sim 2mg/min$ 速度静滴，根据血压变化调整滴速，总剂量不超过 $300mg$，主要不良反应为头晕、体位性低血压、心动过缓等。

第二节　继发性高血压

【基本概念】

继发性高血压：是指某些明确的疾病或病因引起的血压升高。

【基础与背景知识】

继发性高血压在有效去除或控制病因后，高血压可被治愈或明显缓解。

【诊断与治疗】

1. 肾实质性高血压　原发或继发性肾脏实质病变以引起的高血压，通常为难治性，需联合用药，一般控制血压为 $<130/80mmHg$，有蛋白尿的患者应首选 ACEI 或 ARB 作为降压药物。

2. 肾动脉狭窄　进展迅速或突然加重的高血压均需怀疑本病。上腹部或背部肋脊角可闻及血管杂音。超声、CT、MRI 及肾动脉造影可明确诊断。治疗方法主要为经皮肾动脉成形及支架植入术、肾移植术和肾切除术。

3. 原发性醛固酮增多症　简称原醛,是由于肾上腺自主分泌过多醛固酮,而导致水钠潴留、高血压、低血钾和血浆肾素活性受抑制的临床综合征。常见原因是肾上腺腺瘤、单侧或双侧肾上腺增生。醛固酮、肾素测定、超声、CT、MRI、ECT有助于诊断。主要治疗方法为手术切除,药物治疗选择醛固酮受体拮抗剂螺内酯及长效钙离子拮抗剂。

4. 嗜铬细胞瘤　源于肾上腺髓质、交感神经节或其他部位的嗜铬组织过度分泌儿茶酚胺,引起持续性或阵发性高血压和多个器官功能及代谢紊乱的肿瘤。影像学检查可进一步明确及定位肿瘤,手术切除为首选治疗方法。

5. 主动脉缩窄　分为先天性及获得性,主要表现上肢高血压,而下肢脉弱或无脉,双下肢血压明显低于上肢,听诊狭窄血管周围有明显血管杂音。心脏超声、主动脉造影等影像学可明确诊断,一经确诊,如无禁忌,建议尽早手术解除狭窄。

第五章

心 肌 疾 病

第一节　心　肌　炎

参见第九篇第八章第三节病毒性心肌炎。

第二节　心　肌　病

一、肥厚型心肌病

【基本概念】

肥厚型心肌病(hypertrophic cardiomyopathy, HCM):是原因不明以心室非对称性肥厚为特点的心肌疾病。

【基础与背景知识】

1. 左室壁厚是右室壁厚的 3 倍,右室壁>5mm,也应诊断为肥厚。

2. 显微镜下以心肌纤维排列紊乱为特点。

3. 临床分型　梗阻型、非梗阻性和心尖肥厚型。

4. 可表现为无症状或胸痛、劳力性呼吸困难、晕厥、房颤甚至猝死。早期舒张功能不全,部分患者晚期表现类似于扩张型心肌病。约 2/3 患者可闻及胸骨左缘收缩期杂音,提示左室流出道梗阻。

【诊断与治疗】

1. 超声心动图 表现为左心室肌非对称性肥厚,心室腔无明显增大,舒张期室间隔厚度 ≥15mm 和/或与左室后壁之比 ≥1.3。流出道梗阻的患者可见室间隔流出道部分向左心室内突出、二尖瓣前叶在收缩期前移(systolic anterior motion,SAM)、左室顺应性降低,舒张功能障碍。

2. 心电图 QRS 波左心室高电压、T 波倒置异常 Q 波,可见胸导联高电压、I、aVL、$V_4 \sim V_6$ 可见 T 波倒置、ST 段压低。心尖肥厚型心肌病患者 $V_4 \sim V_6$ 导联 T 波对称性倒置、加深尤为明显。

3. 治疗

(1)减轻左心室流出道梗阻:β 阻滞剂和非二氢吡啶类钙通道阻滞剂。双异丙吡胺亦可改善症状,需注意其抗胆碱能作用以及监测 QT 间期。

(2)心力衰竭治疗:主要以舒张功能不全为主,应避免使用洋地黄、硝酸酯类药物;对于部分患者,晚期可出现心腔扩大、心室壁变薄,EF 值降低,类似扩心病表现,该类患者预后较差,可参照扩张型心肌病治疗。

(3)房颤:约 20% 合并房颤,尽量维持窦性心律,可选择β 阻滞剂、胺碘酮,亦可选择射频消融术;肥厚型心肌病合并房颤患者若无禁忌给予抗凝治疗,可选择维生素 K 拮抗剂或新型口服抗凝药(NOAC)。

(4)室间隔酒精消融或室间隔切除术。

(5)猝死高危患者建议植入型心律转复除颤器(ICD)。

二、扩张型心肌病

【基本概念】

扩张型心肌病（Dilated cardiomyopathy，DCM）：是一类以左心室扩大和收缩功能减低为特点的心肌疾病。

【基础与背景知识】

猝死率高，明确诊断后 5 年生存率约 50%。

【诊断与治疗】

1. 诊断

（1）症状包括：心力衰竭、心律失常、血栓栓塞。

（2）超声心动图：左心室扩大、弥漫性室壁运动减弱，左室射血分数（EF）降低，小于 45%。

（3）心脏磁共振成像可发现左心室扩大为主，左心室壁变薄，左心室射血分数降低。

（4）血浆脑钠肽（BNP）或 N 末端脑钠肽前体（NT-proBNP），在心衰期明显升高。

2. 治疗

（1）急性左心衰竭：利尿、扩血管、减轻心脏前后负荷、呼吸支持，体外膜式氧合（ECMO）。

（2）慢性左心衰竭：①去除病因；②改善症状：利尿剂、洋地黄类、硝酸酯类、心脏代谢药物：曲美他嗪等；③改善预后：β 阻滞剂；ACEI/ARB；醛固酮抑制剂：螺内酯、依普利酮；精氨酸 V_2 受体拮抗剂：托伐普坦；④难治性心衰：重组人脑钠肽、左西孟旦、超滤；⑤终末期心衰：正性肌力药物：米力农等，左室辅助装置、心脏移植；⑥非药物治疗：ICD、CRT/D。

三、限制性心肌病

【基本概念】

限制性心肌病(restrictive cardiomyopathy,RCM):是以心室充盈受限,舒张期容积缩小为特征的心肌疾病。

【基础与背景知识】

主要病理特征:心肌纤维变性、心肌浸润、心内膜心肌瘢痕组织形成。确诊后5年生存率约30%。

【诊断与治疗】

1. 诊断

(1)右心衰竭为主要临床表现,体检可闻及第三心音,心尖搏动增强。

(2)心电图:低电压,房颤常见。

(3)心脏彩超:室壁厚度增加,心房扩张。

(4)心脏淀粉样变的典型特征是心电图 QRS 波电压降低,心脏超声室壁增厚。

(5)CT、MRI。

(6)心脏导管检查:心室压力波形呈"平方根"改变,左室充盈压超过右室 5mmHg 以上,肺动脉收缩压可高于50mmHg。

(7)心内膜活检。

2. 治疗

(1)病因治疗:嗜酸性粒细胞增多症者可使用激素、细胞毒性药物。

(2)对症治疗:①降低心室充盈压:硝酸酯类、利尿剂、β阻滞剂;②控制心率、维持窦性心律;③抗凝治疗。

(3)外科治疗:心内膜剥脱术、心脏移植。

第六章

先天性心脏病

参见第九篇第八章第一节先天性心脏病总论和第二节常见先天性心脏病。

第七章

心脏瓣膜病

第一节　主动脉瓣关闭不全

【基本概念】

主动脉瓣关闭不全:是主动脉瓣、主动脉环、主动脉根部、升主动脉结构异常等病变,导致主动脉瓣在舒张期不能完全闭合,发生显著血液倒流的临床综合征。

【基础与背景知识】

1. 舒张期主动脉瓣显著血液倒流,增加左心室舒张容量及每搏排出量,引起收缩压升高及舒张压下降;倒流及舒张压下降严重者还可影响冠状动脉供血,诱发心肌缺血与心绞痛;舒张期主动脉瓣血液倒流,迅速升高左心室舒张期压力,导致血液向左心室充盈困难,升高左心房及肺静脉压力,诱发肺水肿。

2. 外周血管体征

(1)水冲脉:按压桡动脉时呈骤起骤落,患者手臂抬高过头时此征更为明显。

(2)枪击音:听诊器胸件置于患者肱动脉或股动脉处,收缩期可听到响亮的"嘟-嘟-"音。

（3）Duroziez 征：听诊器胸件轻压腹主动脉时可听到收缩期和舒张期来回杂音。

（4）毛细血管搏动（Qumcke 征）：略加压于指甲，观察指甲床，或用玻片轻压口唇黏膜，均可见潮红和苍白交替的毛细血管搏动。

（5）点头征（DeMusset 征）：重度主动脉瓣关闭不全时可见与心搏一致的规律性点头运动。

（6）脉压差增大。

3. 主动脉瓣区舒张期杂音　通常在胸骨左缘三、四肋间（即主动脉瓣区第二听诊区）可听到音调高、响度递减的吹风样舒张早期杂音。杂音性质通常为泼水样或哈气样，常传至心尖区。杂音与第 2 心音（S_2）的主动脉瓣成分同时出现，故杂音常掩盖 S_2。杂音轻时，让病人取坐位并稍向前倾，同时作深呼气后暂停呼吸用隔膜型听诊器胸件容易听到。反流严重程度与杂音持续时间（反流时间）有关，严重反流可听到全舒张期杂音；极严重反流伴心功能不全时，反流时间缩短和/或反流量减少，杂音反而缩短和变轻。

4. Austin-Flint 杂音　严重主动脉瓣关闭不全时可在心尖区听到较为低调、短促的舒张中期隆隆样杂音，常有收缩期前加强，称 Austin-Flint 杂音。为主动脉瓣反流束冲击二尖瓣前叶使其抬起并引起振动所致；也可能左室舒张压迅速升高，迫使二尖瓣叶不能充分开放，产生血液涡流所致。

【诊断与治疗】

1. 诊断　主动脉瓣区舒张期杂音或/及外周血管体征提示诊断；心脏彩超/食管超声对左室功能、左室大小、主动脉瓣叶数量和形态、主动脉瓣区反流程度等的评估帮助确立诊断。

2. 治疗

（1）内科治疗：①无症状者随访；②心衰、高血压患者：ACEI/ARB、β 受体阻滞剂；③马方综合征、二叶主动脉瓣、升主动脉根部扩张：β 受体阻滞剂、氯沙坦；④避免怀孕的指征：女性马方综合征合并升主动脉直径>45mm；二叶主动脉瓣合并升主动脉直径>50mm；40～45mm 之间者需根据主动脉生长速度以及家族史决定。

（2）手术治疗。

第二节　主动脉瓣狭窄

【基本概念】

主动脉瓣狭窄：是先天性疾病或后天性炎症引起的主动脉瓣的瓣叶交界处粘连、融合和逐渐钙化，主动脉瓣口面积减少和开放受限，左心室射血功能障碍。

【基础与背景知识】

1. 当瓣口面积<1cm^2 时出现症状，严重主动脉瓣狭窄时，因为左心室肥厚、心室压力增高、射血时间延长等因素的共同作用，会引起心肌缺血相关的临床表现；收缩期射血减少则引起动脉系统供血不足的表现（晕厥或接近晕厥）；左心室舒张压升高，则引起肺静脉压升高与肺水肿。

2. 无症状患者预后较好，每年猝死率低于 1%；一旦出现症状，猝死率较高，平均生存时间 2～3 年。死亡危险程度的预测因子包括较高的射流峰值、瓣膜钙化、BNP 升高、并发冠心病等。

3. 主动脉瓣区收缩期杂音　于主动脉瓣区听到一响亮（≥3～4/6 级）、粗糙、音调较高、时限长的吹风样喷射性收缩期杂音。杂音呈递增-递减型,在 S_1 后出现,于收缩中、晚期达高峰,并在 S_2 后消失。向两侧颈动脉及锁骨下动脉传导。随主动脉瓣狭窄程度加剧,杂音越响亮,持续时间越长,且菱形高峰后移。但当严重主动脉瓣狭窄伴心功能不全或心动过速时,此时杂音变短而柔和。

【诊断与治疗】

1. 诊断 主动脉瓣收缩期喷射样杂音提示诊断;二维超声显示主动脉瓣形态有助于确定狭窄的病因;多普勒测定血流速度以及计算跨膜压力和瓣口面积;超声心动图提供心室的大小、左室壁厚度以及心功能等信息。当心动超声不能确定狭窄程度并考虑人工瓣膜置换时,应该进行心导管检查。

2. 治疗

(1)严重主动脉瓣狭窄首选非药物治疗,迄今为止尚无药物治疗被证明可减低死亡率或延迟手术时间。

(2)手术治疗:①有症状的患者首选主动脉瓣置换术;②无症状患者以及射血分数保留者需认真评估;③高龄、体质虚弱、病变严重、左室功能差、中高危患者(若可经股动脉路径)、既往有心脏手术史可选择经导管主动脉瓣植入术(trans catheter aortic valve implantation,TAVI)。

第三节 二尖瓣狭窄

【基本概念】

二尖瓣狭窄:是指各种原因致心脏二尖瓣结构改变,瓣口开放面积变小,引起左心室充盈受阻,左心房压力以及肺动脉压力增高等一系列心脏结构和功能的异常改变。

【基础与背景知识】

1. 二尖瓣狭窄最常见的原因是风湿热。

2. 二尖瓣狭窄自然病程

(1)左心房代偿期:轻、中度二尖瓣狭窄时舒张期左心房回流至左心室血流受阻,左心房发生代偿性扩大及肥厚,使舒张晚期心房主动排血量增加,延缓左心房平均压升高。

(2)左心房衰竭期:随着二尖瓣狭窄病变加重,代偿的左心房难以克服瓣口狭窄所致的血流动力学障碍,随着左心房压逐渐升高,肺静脉和肺毛细血管压力相继升高,管径扩大,管腔淤血;肺顺应性下降,呼吸功能发生障碍和低氧血症;当肺毛细血管压明显升高时,血浆甚至血细胞渗出毛细血管外,引起急性肺水肿,出现急性左心房衰竭的征象。

(3)右心受累期:长期肺淤血使肺顺应性下降,反射性肺小动脉痉挛、收缩,肺小动脉内膜和中层增厚,加重肺动脉高压;右心室后负荷增加,使右心室增厚和扩大,最终引起右心衰竭。此时,肺淤血和左心房衰竭症状反而减轻。

3. 心尖区舒张期杂音的特点 局限于心尖区的舒张中晚期低调,递增型隆隆样杂音,窦性心律时常有舒张晚期(收缩期前)杂音增强,并持续到第 1 心音(S_1),当发生心房颤动时收缩期前增强消失。二尖瓣狭窄的舒张期杂音用钟型听诊器轻压心尖区胸壁和让病人左侧卧位时最易听到,对于杂音较轻者可采取运动,咳嗽,用力呼气或吸入亚硝酸异戊酯等方法使杂音增强。在一定范围内杂音响亮度与狭窄程度成正比,但重度狭窄时杂音反而减轻,甚至听不到杂音,即所谓"哑型二尖瓣狭窄"。当二尖瓣狭窄合并心房颤动(多为较重二尖瓣狭窄)、心动过速或左心房衰竭时,杂音也会减轻。

4. 二尖瓣狭窄肺动脉瓣关闭音(P_2)的变化 随着肺动

脉高压进展,在肺动脉瓣区可听到喷射样收缩期杂音及肺动脉喷射音(收缩早期喀喇音),当肺动脉重度扩张时,可产生相对性肺动脉瓣关闭不全,在肺动脉瓣听诊区可出现舒张早期吹风样杂音,即 Graham-Stell 杂音,当二尖瓣狭窄发展到右心受累期时,可产生相对性三尖瓣关闭不全,在三尖瓣听诊区可闻及收缩期杂音。

【诊断与治疗】

1. 诊断　二尖瓣面容、二尖瓣区舒张期杂音以及左房衰竭肺动脉高压表现提示诊断;超声心动图对二尖瓣狭窄的诊断有较高的特异性,除可确定有无二尖瓣狭窄及瓣口面积之外,尚可帮助了解心脏形态,判断瓣膜病变程度及决定手术方式,对观察手术前后的改变及术后二尖瓣狭窄复发等方面也有很大价值。

2. 治疗

(1)药物:减缓肺动脉高压进展、预防心内膜炎、预防栓塞事件、减轻房颤症状。①利尿剂、β 受体阻滞剂、地高辛或钙拮抗剂可短时间内改善症状;②新发或者阵发性房颤患者,需口服抗凝药物,保持 INR 2~3 之间;③窦性心律患者,如果有以下情形:栓塞病史、左房发现血栓、食管超声左室自发显影密度较高、心房巨大(M 超舒张期内径>50mm)也需要抗凝;④持久性房颤应口服华法林,而非新型口服抗凝药(NOAC);⑤新发房颤,心房轻中度扩大,可在手术后选择复律治疗。

(2)手术:①临床症状明显(中重度狭窄)的患者(瓣口面积<1.5cm^2);②对于瓣口面积>1.5cm^2,解剖学适合,无法用非二尖瓣狭窄疾病来解释症状的患者,经皮球囊二尖瓣交界分离术(percutaneous mitral commissurotomy,PMC)可以考虑;

③无症状患者,外科手术仅限于极少数有较高心脏并发症、有PMC禁忌证、外科手术风险较低者;④PMC最重要的禁忌证是左心房血栓,但是当血栓位于左心耳时,非紧急手术的患者如果在口服抗凝药1~3个月后,重复食管超声检查发现血栓消失,可以考虑PMC;⑤如果血栓持续存在,选择外科手术。

第四节 二尖瓣关闭不全

【基本概念】

二尖瓣关闭不全:由于二尖瓣在解剖结构和/或功能上的异常,造成左心室收缩时左心室内血液部分返流到左心房即称为二尖瓣关闭不全。

【基础与背景知识】

二尖瓣关闭不全心尖区收缩期杂音:于心尖区听到一响亮(≥3/6级)粗糙全收缩期吹风样杂音,可掩盖第1心音;当累及腱索或乳头肌时可出现乐音样杂音。杂音可向左腋下、左肩胛间区和胸骨左缘传导。在吸气时减弱,呼气时稍增强;左心衰竭时减轻,心衰纠正后增强。

【诊断与治疗】

1. 诊断 心尖部全收缩期杂音提示诊断;心脏超声探查二尖瓣形态、左房大小、左室功能以及二尖瓣区的血流等,可帮助确立诊断。

2. 治疗

(1)药物:①急性患者:硝酸盐和利尿剂使用减少充盈压。硝普钠降低后负荷和返流血量。正性肌力药物和主动脉球囊反搏泵可适用于低血压以及血流动力学不稳定的患者;②慢性二尖瓣反流:心衰进展或者术后症状持续时,可使用 ACEI,同时 β 受体阻滞剂和醛固酮抑制剂也应考虑使用。

（2）手术:①原发性二尖瓣反流的手术适应证依靠症状和危险分层指导,包括评估心室功能和大小、心房纤颤、肺动脉收缩压和左房大小;②对于继发性二尖瓣反流,没有确凿证据证实二尖瓣手术后获益;③二尖瓣手术被推荐于患者同时具有 CABG 适应证,也可以推荐于尽管最佳药物治疗(包括 CRT)仍有症状的病人或手术风险低、无法再血管化;④二尖瓣修复是首选方法,但应考虑二尖瓣置换患者不利的形态特征;⑤二尖瓣修复的结果取决于外科医生的经验和中心相关的体积;⑥若患者手术风险高,为避免手术失败,经皮边缘修复可以考虑。

第八章

心包疾病

第一节　急性心包炎

【基本概念】

急性心包炎：为心包脏层和壁层的急性炎症，其炎症的性质可为感染性、免疫性、化学性或物理性，炎症之早期主要为纤维蛋白与炎症细胞渗出(纤维蛋白性心包炎)，随后转变为浆液纤维蛋白性(因心包积液显著，故称为渗出性心包炎)，最后渗出液吸收，可完全康复或伴有心包粘连、增厚以及缩窄。

【基础与背景知识】

1. 最常见的病因为病毒感染，其他包括细菌、自身免疫性疾病、尿毒症、急性心肌梗死后心包炎及恶性肿瘤等。

2. 心包摩擦音的特点　瞬息可变，可持续数小时、数天、数周不等。使用隔膜型听诊器胸件在胸骨左缘 3~4 肋间、胸骨下段和剑突附近易听到。深吸气、前倾坐位以及将听诊器胸件加压后摩擦音增强。

3. 心脏压塞征象　大量心包积液或积液迅速积聚，即使积液仅 150~200ml，引起心包内压力超过 20~30mmHg 时即可产生急性心脏压塞征,表现为心动过速、心排血量下降、发绀、呼吸困难、收缩压下降甚至休克。如积液为缓慢积聚过程,也可产生慢性心脏压塞征,表现为静脉压显著升高,颈静脉怒张和吸气时颈静脉扩张,称 Kussmaul 征,常伴有肝大、腹水和下肢水肿。由于动脉收缩压降低,舒张压变化不大而表现脉搏细弱、脉压减小,出现奇脉。

【诊断与治疗】

1. 诊断　胸痛症状、心包摩擦音提示诊断;心脏超声可确诊有无心包积液、判断积液量,心脏超声引导下心包穿刺可提高成功率及安全性;心脏磁共振能清晰显示心包积液的量及分布情况,同时有助于判断心肌受累情况,辅助诊断心肌炎的病因;心包穿刺抽取积液后送检,明确病因。

2. 治疗　包括病因治疗、解除心脏压塞、对症处理。

第二节　缩窄性心包炎

【基本概念】

缩窄性心包炎(constrictive pericarditis):是由于心包的壁层及脏层的慢性炎症病变,引起心包增厚,粘连,甚至钙化,使心脏的舒张期充盈受限,从而降低心脏功能,造成全身血液循环障碍的疾病。

【基础与背景知识】

临床表现与右心衰竭十分相似,极易误诊。缩窄性心包炎患者肝大、腹水比下肢水肿更明显,与肝硬化相似。

【诊断与治疗】

1. 诊断　根据典型症状、体征及器械检查诊断。心脏超声诊断敏感性较低,典型超声表现为心包增厚、室壁活动减弱、室间隔抖动征、下腔静脉增宽且不随呼吸变化。CT及MRI诊断价值优于超声,同时可明确是否存在心包肿瘤。

2. 主要应与限制性心肌病、心力衰竭、肝硬化等鉴别。

3. 治疗 心包感染控制后早期行心包切除术,结核患者需在术后继续抗结核治疗1年。

第九章

感染性心内膜炎

【基本概念】

感染性心内膜炎(infective endocarditis,IE):是心脏内膜表面的微生物感染伴赘生物形成,是以心脏内膜为原发感染灶的脓毒败血症。

【基础与背景知识】

1. **急性 IE 特征** ①全身中毒症状明显;②病程进展迅速,数天至数周引起瓣膜破坏;③感染迁移多见;④病原菌主要为金黄色葡萄球菌。

2. **亚急性 IE 特征** ①中毒症状轻;②病程数周至数月;③感染迁移少见;④病原体以草绿色链球菌多见。

3. **IE 重要的临床表现**

(1)发热。

(2)基础心脏瓣膜病的杂音因为赘生物形成发生变化。

(3)微血管炎或微栓塞导致周围血管征:①瘀点:可出现于任何部位,病程长者多见;②指和趾甲下线状出血;③Roth斑:为视网膜的卵圆形出血斑,其中心呈白色,多见于亚急性感染;④Osler 结节:为指和趾垫出现的豌豆大的红或紫色痛性结节,较常见于亚急性者;⑤Janeway 损害:为手掌和足底直径 1~4mm 无痛性出血红斑,主要见于急性患者。

(4)赘生物脱落形成动脉栓塞,合并左向右分流的先天性心脏病或右侧心内膜炎时可出现肺循环栓塞。

(5)脾大、贫血等感染的非特异性症状。

【诊断与治疗】

1. IE 的临床表现缺乏特异性,超声和血培养是诊断的两大基石。目前使用的 Duke 诊断标准如下:

(1)主要标准:①血培养阳性:至少符合以下任一标准:两次不同时间的血培养检出同一典型 IE 致病微生物;多次血培养检出同一 IE 致病微生物;Q 热病原体 1 次血培养阳性或其 IgG 抗体滴度>1:800;②心内膜受累的证据:超声心动图异常(赘生物、脓肿、人工瓣膜裂开)或新出现的瓣膜关闭不全。

(2)次要诊断标准:①易患因素:基础心脏病或静脉滥用药物史;②发热:体温≥38℃;③血管病变:栓塞、细菌性动脉瘤、颅内出血、结膜瘀点以及 Janeway 损害;④免疫性炎症表现:肾小球肾炎、Roth 斑、Osler 结节及类风湿因子阳性;⑤血培养阳性:但不符合主要诊断标准。

(3)确诊依据:2 条主要标准,或 1 条主要+3 条次要标准,或 5 条次要标准。疑诊:1 条主要+1 条次要标准,或 3 条次要标准。

2. 治疗

(1)抗微生物治疗:感染性心内膜炎抗微生物药物治疗原则:①早期应用,在连续送 3~5 次血培养后即可开始治疗;②充分用药,选用杀菌性抗微生物药物,大剂量和长疗程;③静脉用药为主,保持高而稳定的血药浓度;④病原微生物不明时,急性者选用针对金黄葡萄球菌、链球菌和革兰氏阴性杆菌的有效的广谱抗生素,亚急性者选用针对大多数链球菌(包括肠球菌)的抗生素;⑤已经分离出病原微生物时,应根据致病微生物对药物的敏感程度选择抗微生物药。

（2）外科手术:主要适应证:心力衰竭、感染无法控制、再发栓塞。

3. 预防　预防的措施主要针对菌血症和基础心脏病两个环节。任何静脉导管插入或有创操作时需严格无菌操作,对于高危人群(各种心脏瓣膜病、先天性心脏病、使用免疫抑制剂的患者)口腔科操作前30分钟需预防性使用抗生素。

第十章

心脏骤停与心脏性猝死

【基本概念】

1. 心脏骤停(cardiac arrest) 是指各种原因引起的心脏突然停止跳动,有效泵血功能消失,引起全身严重缺氧、缺血。

2. 心脏性猝死(sudden cardiac death,SCD) 是指原来有或无心脏病的患者,在急性症状发作后 1 小时内发生出乎意料的由心脏原因引起的自然死亡。

【基础与背景知识】

1. 心脏骤停最常见为快速性室性心律失常(室颤和室速),其次为缓慢性心律失常或心脏停搏,较少见的为无脉性电活动。心脏骤停 10 秒左右即可出现意识丧失,是心脏性猝死的直接原因。

2. 心脏骤停的主要临床表现

(1)意识丧失。

(2)呼吸快而表浅迅即转为呼吸停止。

(3)重度低血压,大血管不能测到脉搏。

(4)心音消失。数分钟内,组织缺氧,导致生命器官损害。

3. 心脏性猝死的临床经过

（1）前驱期：在猝死前数天至数月，可出现胸痛、气促、心悸等非特异性症状，亦可无前驱表现。

（2）终末事件期：典型表现包括严重胸痛、急性呼吸困难、突发心悸或眩晕等。

（3）心脏骤停期：心脏骤停后脑血流量急剧较少，出现意识丧失，局部或全身抽搐，皮肤苍白或发绀，瞳孔散大，二便失禁。

（4）生物学死亡期：大部分患者在心脏骤停后 4~6 分钟内开始发生不可逆脑损害，术后数分钟过渡到生物学死亡。

【诊断与治疗】

1. 心脏骤停的处理

（1）识别心脏骤停：首先判断患者的反应，快速检查呼吸及脉搏（10 秒内完成），如患者无反应，立即开始初级心肺复苏。

（2）呼救：不延缓实施心肺复苏的同时，设法呼救，有条件时寻找并使用自动体外除颤仪。

（3）初级心肺复苏：即基础生命活动的支持（BLS），一旦确立心脏骤停的诊断，需立即进行。主要措施顺序为 C（人工胸外按压）、A（开放气道）、B（人工呼吸）。①胸外按压及早期除颤：患者平卧位，按压部位为胸骨下半部，双乳头之间，成人患者按压频率为 100~120 次/min，幅度为 5~6cm，尽量避免按压的中断；②开放气道：可采用抬头抬颌法，清除患者口中的异物和呕吐物；③人工呼吸：气管插管是建立人工气道的最好方法，如无条件可采用口对口或口对鼻呼吸法。按压通气比例为 30∶2。

（4）高级心肺复苏：即高级生命支持（ALS），在基础生命支持的基础上,建立更为有效的通气和血运循环。主要包括气管插管建立通气、除颤转复心律、建立静脉通路并应用必要的药物维持已恢复的循环。

2. 复苏后的处理　包括维持有效的循环和呼吸功能,特别是脑灌注,预防再次心脏骤停,维持水、电解质和酸碱平衡,防治脑水肿、急性肾衰竭和继发感染等;其中,重点是脑复苏。

3. 心脏性猝死的预防　预防的关键在于识别出高危人群。β受体阻滞剂能明显减少冠心病、心衰等患者心脏性猝死的发生。对于扩张型心肌病、长QT间期综合征、儿茶酚胺依赖性多行性室速等患者,β受体阻滞剂亦有预防心脏性猝死的作用。对于非急性可逆性因素导致的心脏性猝死幸存者,ICD是预防再发猝死的有效措施。

第十一章

主动脉和周围血管病

第一节　主动脉夹层

【基本概念】

主动脉夹层(aortic dissection)：又称主动脉夹层动脉瘤，是指主动脉腔内血液从主动脉内膜撕裂口进入主动脉中膜，并沿主动脉长轴方向扩展，造成主动脉真假两腔分离的一种病理改变。

【基础与背景知识】

1. 主动脉夹层基础病理变化是主动脉中层囊样退行性变。高血压、动脉粥样硬化和增龄为主动脉夹层的重要易患因素，先天性因素包括 Marfan 综合征等。

2. 主动脉夹层的 DeBaKey 分型　根据夹层的起源及受累的部位分为三型：Ⅰ型：夹层起源于升主动脉，扩展超过主动脉弓到降主动脉，甚至腹主动脉，此型最多见；Ⅱ型：夹层起源并局限于升主动脉；Ⅲ型：病变起源于降主动脉左锁骨下动脉开口远端，并向远端扩展，可直至腹主动脉。

3. 主动脉夹层的 Stanford 分型　A 型：无论夹层起源于哪一部位，只要累及升主动脉；B 型：夹层起源于胸降主动脉且未累及升主动脉。

4. 临床表现　可出现疼痛、高血压、两上肢或上下肢血压相差较大、主动脉瓣关闭不全、心肌梗死、心脏压塞、脏器或肢体缺血的相关症状等。

【诊断与治疗】

1. 诊断　根据急起胸背部撕裂样剧痛、伴有虚脱表现但血压下降不明显甚至增高、脉搏速弱或两侧肢体动脉血压明显不等、突然出现主动脉瓣关闭不全或心脏压塞体征、急腹症或神经系统障碍、肾功能急剧减退伴血管阻塞现象等临床表现，需要考虑主动脉夹层的诊断，随即运用超声、CT、MRI等手段明确。

2. 治疗

（1）即刻处理：严密监测血流动力学指标，绝对卧床休息，强效镇静与镇痛。

（2）药物治疗：①迅速将收缩压降至<100～120mmHg；②使用β受体阻滞剂减慢心室率至60~70次/min。

（3）介入治疗。

（4）外科手术治疗。

第二节　闭塞性周围动脉粥样硬化

【基本概念】

闭塞性周围动脉粥样硬化：指动脉粥样硬化致下肢或上肢动脉管腔严重狭窄，动脉下游血供严重受阻，产生肢体缺血症状与体征的临床综合征。

【基础与背景知识】

在动脉粥样硬化的基础上，动脉血供调节功能减退，在骨骼肌运动时耗氧量增加,氧气的供需平衡失调,诱发缺血症状与体征。典型症状是间歇性跛行和静息痛。患肢温度较低及营养不良,狭窄远端的动脉搏动减弱或消失,狭窄部位可闻及收缩期杂音。

【诊断与治疗】

1. 诊断　间歇性跛行,肢体动脉搏动不对称、减弱或消失等症状与体征提示诊断;踝肱指数、节段性血压测量、血管超声、CT 血管造影等可支持诊断;确立诊断前要排除多发性大动脉炎、血栓栓塞性脉管炎等。

2. 治疗

(1)内科治疗:积极干预危险因素,步行锻炼,抗血小板治疗,合理选用血管扩张剂等。

(2)血运重建:包括导管介入治疗和外科手术治疗。

第三篇 消 化 系 统

第一章

胃食管反流病

【基本概念】

胃食管反流病(gastroesophageal reflux disease,GERD):指由多种因素造成消化道动力障碍,胃十二指肠内容物反流入食管,引起烧心症、食管炎以及咽喉、气管等食管以外的组织损害。

【基础与背景知识】

1. GERD 对食管的直接损害因素是胃酸、胃蛋白酶及胆汁(非结合胆盐和胰酶)等反流物。

2. GERD 的病理改变 ①复层鳞状上皮细胞增生;②黏膜固有层乳头向上皮腔面延长;③固有层内中性粒细胞浸润;④糜烂及溃疡;⑤胃食管连接处以上出现柱状上皮细胞化生(Barrett 食管)。

3. GERD 的典型症状

(1)烧心和反流是 GERD 最常见的典型症状。

(2)胸痛、上腹痛、上腹烧灼感、嗳气等为 GERD 的不典型症状。

(3)胸痛患者需先排除心脏因素后才能进行胃食管反流评估。

(4)GERD 可伴随食管外症状,包括咳嗽、咽喉症状、哮喘和牙蚀症等。

【诊断与治疗】

1. 诊断

(1)质子泵抑制剂(proton pump inhibitor,PPI)试验简便、有效,可作为 GERD 的初步诊断方法。

(2)食管反流监测是 GERD 的有效检查方法,未使用 PPI 者可选择单纯 pH 监测,若正在使用 PPI 者则需加阻抗监测以检测非酸反流。

(3)对于具有反流症状的初诊患者建议其行内镜检查,内镜检查正常者不推荐进行常规食管活组织检查。

(4)食管钡剂造影不被推荐为 GERD 的诊断方法。

(5)食管测压可了解食管动力状态,用于术前评估,不能作为 GERD 的诊断手段。

2. 治疗

(1)生活方式的改变,如减肥、抬高床头、戒烟等对 GERD 可能有效。

(2)PPI 是 GERD 治疗的首选药物,单剂量 PPI 治疗无效可改用双倍剂量,一种 PPI 无效可尝试换用另一种 PPI。

(3)PPI 疗程至少 8 周。

(4)对于合并食管裂孔疝的 GERD 患者以及重度食管炎患者,PPI 剂量通常需要加倍。

(5)对 PPI 治疗有效但需要长期服药的患者,抗反流手术是另一种治疗选择。

(6)维持治疗方法包括按需治疗和长期治疗,非糜烂性胃食管反流病(NERD)及轻度食管炎患者可采用按需治疗。PPI 停药后症状复发、重度食管炎患者通常需要 PPI 长程维持治疗。

第二章

食 管 癌

【基本概念】

食管癌：是起源于食管黏膜上皮的恶性肿瘤。

【基础与背景知识】

1. 常见病理组织学类型为鳞状细胞癌（简称鳞癌，约90%）和腺癌，后者与 Barrett 食管恶变有关。

2. 癌前疾病 指与食管癌相关并有一定癌变率的良性疾病，包括慢性食管炎、Barrett 食管、食管白斑症、食管憩室、贲门失弛缓症、反流性食管炎、各种原因导致的食管良性狭窄等。

3. 癌前病变 指已证实与食管癌发生密切相关的病理变化，食管鳞状上皮异型增生是鳞状细胞癌的癌前病变，Barrett 食管相关异型增生则是腺癌的癌前病变。

4. 上皮内瘤变和异型增生 低级别上皮内瘤变相当于轻、中度异型增生，高级别上皮内瘤变则相当于重度异型增生及原位癌。异型增生与不典型增生为同义词，处理原则相同。

5. Barrett 食管 指食管下段的复层鳞状上皮被化生的单层柱状上皮所替代的一种病理现象，可伴有肠上皮化生。

6. 表浅型食管癌 指局限于黏膜层和黏膜下层,有或无淋巴结转移的食管癌(T1a 和 T1b 期)。

7. 早期食管癌 指病灶局限于黏膜层和黏膜下层,不伴有淋巴结转移的食管癌。

【诊断与治疗】

1. 诊断

(1)食管癌可能的报警症状包括:胸骨后疼痛不适、进食滞留感或哽噎感、进行性吞咽困难、上腹部隐痛不适、消瘦、消化道出血(呕血、黑便等)等。

(2)胃镜检查是发现和诊断食管癌的首选方法。

(3)当患者不宜胃镜检查时,食管钡餐造影也可选用。

(4)CT 和超声内镜对肿瘤分期、治疗方案的选择及预后的判断有重要意义。

2. 治疗

(1)原则上,无淋巴结转移或淋巴结转移风险极低、残留和复发风险低的早期食管癌病变均适合进行内镜下切除。

(2)早期食管癌常用的内镜下切除技术包括内镜下黏膜切除术、多环套扎黏膜切除术、内镜黏膜下剥离术等。

(3)中晚期食管癌治疗方法包括手术、放疗、化疗及内镜治疗,常常几种方法联合应用。

第三章

胃　炎

第一节　急性胃炎

【基本概念】

急性胃炎(acute gastritis),也称糜烂性胃炎、出血性胃炎、急性胃黏膜病变,是多种病因引起的胃黏膜变质渗出为主的病变。

【基础与背景知识】

1. 主要病因　应激(如严重创伤或手术等)、药物(如阿司匹林)、酒精、物理因素(如大剂量放射线照射)、十二指肠-胃反流、胃黏膜血液循化障碍等。

2. 内镜检查　胃黏膜充血、水肿、出血、糜烂(可伴有浅表溃疡)等一过性病变。

3. 病理组织学特征　表层上皮细胞变性、坏死、脱落;固有层血管受损引起出血和血浆外渗;胃黏膜固有层见到以中性粒细胞为主的炎症细胞浸润。

【诊断与治疗】

1. 诊断

(1)有上腹痛、胀满、恶心呕吐和食欲不振,重症可有呕血和黑便等消化道出血表现。

（2）存在上述诱发因素。

（3）急诊胃镜提示糜烂、溃疡及出血病灶。

2. 治疗 ①去除病因；②抑酸治疗，PPI 是首选药物。

第二节 慢 性 胃 炎

【基本概念】

慢性胃炎：是各种病因所致的胃黏膜以慢性炎性细胞（单个核细胞，主要是淋巴细胞、浆细胞）浸润为主的病变。当胃黏膜在慢性炎性细胞浸润的同时见到急性炎性细胞浸润时称为慢性"活动性"胃炎或"慢性胃炎伴活动"。

【基础与背景知识】

1. 慢性胃炎内镜分为慢性非萎缩性胃炎（即旧称的慢性浅表性胃炎）和慢性萎缩性胃炎两大基本类型。

2. 幽门螺杆菌（helicobacter pylori，Hp）感染是慢性活动性胃炎的主要病因。根除 Hp 可消除 Hp 相关性慢性胃炎活动性，使慢性炎症程度减轻，防止胃黏膜萎缩和肠化生进一步发展；可使部分患者的萎缩得到逆转。

3. 海尔曼螺杆菌感染亦可引起慢性胃炎。

4. 自身免疫性胃炎是发生在自身免疫基础上以胃体黏膜炎症和萎缩为病理特征的胃炎。患者体内产生针对胃组织不同组分的自身抗体，如抗内因子抗体（维生素 B_{12} 吸收不良导致巨幼细胞性贫血，称之为恶性贫血）、抗胃壁细胞抗体（破坏壁细胞导致胃酸分泌降低）等，造成相应组织破坏或功能障碍。

【诊断与治疗】

1. 诊断

(1)多数慢性胃炎患者无任何症状,有症状者主要为消化不良。

(2)慢性胃炎的确诊主要依赖内镜检查和胃黏膜活组织学检查,尤其是后者的诊断价值更大。

(3)慢性胃炎的诊断应力求明确病因,建议常规检测 Hp。

2. 治疗

(1)慢性胃炎治疗目的是缓解症状和改善胃黏膜炎症;治疗应尽可能针对病因,遵循个体化原则。

(2)Hp 阳性的慢性胃炎有胃黏膜萎缩、糜烂或消化不良症状者,推荐根除 Hp。根除 Hp 可能减缓癌变进程和降低胃癌发生率,但最佳的干预时间为胃癌前病变(包括萎缩、肠化生和上皮内瘤变)发生前。

(3)有胃黏膜糜烂和/或以反酸、上腹痛等症状为主者,可根据病情或症状严重程度选用抗酸剂、H_2 受体拮抗剂或质子泵抑制剂(PPI)。

(4)根据患者症状可选用促动力药、消化酶制剂等。有明显精神心理因素的慢性胃炎患者可用抗抑郁药或抗焦虑药。

(5)慢性萎缩性胃炎尤其是伴有中重度肠化生或上皮内瘤变者,应定期接受内镜和病理组织学检查随访。

第四章

消化性溃疡

【基本概念】

消化性溃疡(peptic ulcer, PU):是指在多种致病因子的作用下,上消化道黏膜发生炎性反应,局部缺损与溃烂累及黏膜下层,严重者可达固有肌层或更深。

【基础与背景知识】

1. PU 的发病机制主要与胃、十二指肠黏膜的损伤因素和黏膜自身防御-修复因素之间失平衡有关。其中,Hp 感染、阿司匹林等非甾体抗炎药(NSAID)的广泛应用是引起 PU 最常见的损伤因素,胃酸和/或胃蛋白酶引起黏膜自身消化亦是导致溃疡形成的损伤因素。

2. 病变可发生于食管、胃或十二指肠,也可发生于胃-空肠吻合口附近或含有胃黏膜的麦克尔憩室内,其中以胃、十二指肠最常见。

【诊断与治疗】

1. 诊断

(1)中上腹痛、反酸是消化性溃疡的典型症状,腹痛发生与进餐时间的关系是鉴别胃与十二指肠溃疡的重要临床依据。

（2）PU 的主要并发症包括上消化道出血、穿孔和幽门梗阻等，而胃溃疡是否会发生癌变则尚无定论。

（3）胃镜检查是诊断 PU 最主要的方法。

（4）对 PU 应常规做尿素酶试验、组织学检测，或核素标记^{13}C 或^{14}C 呼气试验等，以明确是否存在 Hp 感染。

（5）PU 还需与胃癌、淋巴瘤、克罗恩病、结核病、巨细胞病毒感染等继发的上消化道溃疡相鉴别。

2. 治疗

（1）在针对 PU 可能的病因治疗的同时，还要注意戒烟、戒酒，注意饮食、休息等一般治疗。

（2）抑酸治疗是缓解 PU 症状、愈合溃疡的最主要措施，PPI 是首选药物。

（3）根除 Hp 应成为 Hp 阳性 PU 的基本治疗，是溃疡愈合和预防复发的有效防治措施。

（4）联合应用胃黏膜保护剂可提高 PU 的愈合质量，有助于减少溃疡的复发。

（5）Hp 感染、长期服用阿司匹林等 NSAID 是导致 PU 复发的主要原因，其他原因尚有吸烟、饮酒、不良生活习惯等。

（6）对非 Hp 感染、Hp 根除失败，以及其他不明原因的复发性 PU 的预防，建议应用 PPI 或 H_2 受体拮抗剂维持治疗。

第五章

幽门螺杆菌感染

【基本概念】

幽门螺杆菌(Hp):是定植于胃黏膜上皮表面的一种微需氧革兰氏阴性杆菌,是消化性溃疡、胃癌等上消化道疾病的致病菌。

【基础与背景知识】

1. 根除 Hp 能使慢性活动性胃炎、消化性溃疡、胃黏膜相关淋巴组织(mucosal-associated lymphoid tissue,MALT)淋巴瘤等疾病治愈,并可能预防胃癌的发生。因此,Hp 的持续根除状态对于相关疾病的防治起决定性作用,有效的 Hp 疫苗将是预防感染的最佳措施。

2. Hp 感染者中仅 15% ~ 20%发生消化性溃疡,5% ~ 10%发生 Hp 相关消化不良,约 1%发生胃恶性肿瘤(胃癌、MALT 淋巴瘤),多数感染者并无症状和并发症,但所有 Hp 感染者几乎都存在慢性活动性胃炎,亦即 Hp 胃炎。因此,不管有无症状和并发症,Hp 胃炎是一种感染性疾病。

3. 目前认为 Hp 感染是预防胃癌最重要可控的危险因素,胃黏膜萎缩和/或肠化生发生前实施 Hp 根除治疗可更有效地降低胃癌发生风险,血清胃蛋白酶原和 Hp 抗体联合检测可用于筛查有胃黏膜萎缩的胃癌高风险人群。

4. 推荐胃癌高发区人群和高风险个体筛查和根除 Hp，根除 Hp 后有胃黏膜萎缩和/或肠化生者需要随访。

【诊断与治疗】

1. 诊断

(1)推荐尿素呼气试验为非侵入性 Hp 检测首选方法。

(2)若患者无活组织检查(简称活检)禁忌,胃镜检查如需活检,推荐快速尿素酶试验作为 Hp 检测方法。不推荐快速尿素酶试验作为根除治疗后的评估试验。

(3)如准备行 Hp 药物敏感试验,可采用培养或分子生物学方法检测。

(4)除血清学和分子生物学检测外,Hp 检测前必须停用 PPI 至少 2 周,停用抗菌药物、铋剂和某些具有抗菌作用的中药至少 4 周。

(5)Hp 根除治疗后,应常规评估其是否根除,评估根除治疗后结果的最佳方法是尿素呼气试验,粪便抗原试验可作为备选。评估应在治疗完成后不少于 4 周进行。

2. 不推荐对 14 岁以下儿童行常规 Hp 检测。推荐对消化性溃疡儿童行 Hp 检测和治疗。老年人(年龄>70 岁)根除 Hp 治疗药物不良反应风险增加,应该进行获益-风险综合评估,个体化处理。

3. Hp 根除指征

(1)强烈推荐:消化性溃疡、胃 MALT 淋巴瘤。

(2)推荐:慢性胃炎伴消化不良症状,慢性胃炎伴胃黏膜萎缩、糜烂,早期胃肿瘤已行内镜下切除和胃次全手术切除,长期服用质子泵抑制剂,胃癌家族史,计划长期服用非甾体抗炎药(包括低剂量阿司匹林),不明原因的缺铁性贫血,特发性血小板减少性紫癜,其他幽门螺杆菌相关性疾病(如淋巴细胞性胃炎、增生性胃息肉、Ménétrier's 病),证实有幽门螺杆菌感染。

4. 治疗

(1)目前推荐铋剂四联(PPI+铋剂+2 种抗生素)作为主要的经验性根除 Hp 治疗方案(推荐 7 种方案),疗程为 10d 或 14d。抗生素组合为:①阿莫西林+克拉霉素;②阿莫西林+左氧氟沙星;③阿莫西林+呋喃唑酮;④四环素+呋喃唑酮;⑤四环素+甲硝唑;⑥阿莫西林+甲硝唑;⑦阿莫西林+四环素。

(2)含左氧氟沙星的方案不推荐用于初次治疗,可作为补救治疗的备选方案。

(3)不论初次治疗或补救治疗,如需选择含克拉霉素、甲硝唑或左氧氟沙星的三联方案,应进行药物敏感试验。

(4)抑酸剂在根除方案中起重要作用,选择作用稳定、疗效高、受 CYP2C19 基因多态性影响较小的 PPI,可提高根除率。

(5)青霉素过敏者推荐的铋剂四联方案抗生素组合为:①四环素+甲硝唑;②四环素+呋喃唑酮;③四环素+左氧氟沙星;④克拉霉素+呋喃唑酮;⑤克拉霉素+甲硝唑;⑥克拉霉素+左氧氟沙星。

5. Hp 对克拉霉素、甲硝唑和左氧氟沙星的耐药率(包括多重耐药率)呈上升趋势,耐药率有一定的地区差异。目前 Hp 对阿莫西林、四环素和呋喃唑酮的耐药率仍很低。

第六章

胃　癌

【基本概念】

胃癌(gastric cancer,GC):系指源于胃黏膜上皮细胞的恶性肿瘤,主要是胃腺癌。

【基础与背景知识】

1. 在不良环境、饮食和 Hp 等多种因素作用下,COX-2 及生长因子(表皮生长因子、转化生长因子-α)等介导发生持续慢性炎症,按照 Correa 描述的肠型胃癌的发生顺序,由慢性炎症→萎缩性胃炎→萎缩性胃炎伴肠化→异型增生而逐渐向胃癌演变。

2. 胃癌前病变　分为癌前疾病(即癌前状态)和癌前病变。前者指胃癌相关的胃良性疾病,有发生胃癌的危险性,如:胃息肉、胃溃疡、残胃炎等。后者是指较易转变为癌组织的病理学变化,主要是指异型增生。

3. 根据胃癌的进程可分为早期和进展期胃癌。早期胃癌是指病灶局限且深度不超过黏膜下层的胃癌,不论有无局部淋巴结转移。进展期胃癌:癌组织超出黏膜下层侵入胃壁肌层为中期胃癌;病变达浆膜下层或超出浆膜向外浸润至邻近脏器或有转移为晚期胃癌。中、晚期胃癌统称进展期胃癌。Borrmann 分型分四型：Ⅰ型结节型；Ⅱ型溃疡限局型；Ⅲ型溃疡浸润型；Ⅳ型弥漫浸润型。

4. 胃癌的并发症：出血、幽门或者贲门梗阻、穿孔。

【诊断与治疗】

1. 诊断

（1）早期胃癌无明显症状和体征，部分患者可表现为腹痛、出血、纳差、消瘦、腹部肿块等。

（2）胃镜检查及病理活检是目前最可靠的诊断方法。

2. 治疗

（1）早期胃黏膜内癌可行内镜治疗。

（2）早期胃癌、部分进展期未远处转移的胃癌可手术治疗。

（3）化疗和放疗。

（4）中医药治疗。

第七章

肠结核和结核性腹膜炎

第一节 肠 结 核

【基本概念】

肠结核（intestinal tuberculosis）：是结核分枝杆菌引起的肠道慢性特异性感染。

【基础与背景知识】

1. 常继发于肺结核，多因患开放性肺结核或者喉结核而吞下含菌痰液、常与开放性肺结核患者供餐而忽视餐具消毒等而被感染。

2. 肠结核病理可分为溃疡型、增生型和混合型；主要位于回盲部，也可以累及结肠和直肠，是因为：①含结核杆菌的肠内容物在回盲部停留较久，增加了局部黏膜的感染机会；②该菌易侵犯淋巴组织，而回盲部富有淋巴组织。

3. 临床需排除以下疾病 克罗恩病、右侧结肠癌、阿米巴病或血吸虫病性肉芽肿，此外，还应注意与肠恶性淋巴瘤、伤寒、肠放线菌病等鉴别。

【诊断与治疗】

1. 诊断 以下情况应考虑本病：

（1）中青年患者有肠外结核,主要是肺结核。

（2）有腹痛、腹泻、便秘等消化道症状;右下腹压痛、腹块、不明原因肠梗阻,伴有发热、盗汗等结核毒血症状。

（3）X线钡剂检查发现跳跃征、溃疡、肠管变形和肠管狭窄等征象。

（4）结肠镜检查发现主要位于回盲部的炎症、溃疡、炎性息肉或肠腔狭窄。

（5）结核菌素试验强阳性或 T-SPOT 阳性。如病理活检发现干酪性肉芽肿,具确诊意义;活检组织中找到抗酸杆菌有助诊断。对高度怀疑肠结核的病例,如抗结核治疗数周内（2~6 周）症状明显改善,2~3 个月后肠镜检查病变明显改善或者好转,可作出肠结核的临床诊断。

2. 治疗

（1）抗结核化学药物治疗,是本病治疗的关键（方案参考肺结核治疗）。

（2）手术治疗。适应证:完全性肠梗阻或部分性肠梗阻内科治疗无效者;急性肠穿孔、慢性肠穿孔瘘管形成经内科治疗而未能闭合者;肠道大量出血经积极抢救不能有效止血者;诊断困难需开腹探查者。

第二节 结核性腹膜炎

【基本概念】

结核性腹膜炎（tuberculous peritonitis）:是由结核分枝杆菌引起的慢性弥漫性腹膜感染。

【基础与背景知识】

结核性的腹膜炎多继发于肺结核或体内其他部位结核

病;主要感染途径以腹腔内的结核病灶直接蔓延为主,少数可有淋巴血行播散引起粟粒型结核性腹膜炎。

【诊断与治疗】

1. 诊断　以下情况应考虑本病:

(1)中青年患者,有结核病史,伴有其他器官结核病证据。

(2)长期发热原因不明,伴有腹痛、腹胀、腹水、腹壁柔韧感或腹部包块。

(3)腹水为渗出液,以淋巴细胞为主,普通细菌培养阴性,ADA(尤其是 ADA_2)明显增高。

(4)X 线胃肠钡餐检查发现肠粘连等征象及腹部平片有肠梗阻或散在钙化点。

(5)结核菌素试验或 T-SPOT 试验强阳性。典型病例可作出临床诊断,予抗结核治疗(2~4 周)有效可确诊。不典型病例在排除禁忌证(如广泛腹膜粘连)时,可行腹腔镜检查并作活检。

2. 以腹水为主要表现者,需与腹腔恶性肿瘤、肝硬化腹水和其他疾病引起的腹水(如慢性胰源性腹水、结缔组织病、Meigs 综合征、Budd-Chiari 综合征、缩窄性心包炎等)鉴别。

3. 以腹块为主要表现者,需与腹部肿瘤、克罗恩病等鉴别;以发热为主要表现者,需与引起长期发热的其他疾病(伤寒、败血症等)鉴别;以急性腹痛为主要表现者,结核性腹膜炎可因干酪样坏死灶溃破引起急性腹膜炎,或因肠梗阻而发生急性腹痛。

4. 治疗

(1)抗结核化学药物治疗,参考肺结核治疗。

（2）如有大量腹水,可适当放腹水以减轻症状。

（3）手术治疗。适应证:并发完全性或不完全性肠梗阻内科治疗无效者;急性肠穿孔或腹腔脓肿经抗生素治疗未见好转者;肠瘘经抗结核化疗与加强营养而未能闭合者;本病诊断有困难,与急腹症不能鉴别时,可开腹探查。

第八章

炎症性肠病

第一节　溃疡性结肠炎

【基本概念】

炎症性肠病(inflammatory bowel disease,IBD):是一种病因尚不十分清楚的、异常免疫介导的慢性非特异性肠道炎性疾病,包括溃疡性结肠炎(ulcerative colitis,UC)和克罗恩病(Crohn's disease,CD)。

【基础与背景知识】

1. 本病可发生于任何年龄,多见于20~40岁。病变主要限于大肠黏膜与黏膜下层,呈连续性弥漫性分布。病变多自直肠升始,逆行向近段发展,可累及全结肠甚至末端回肠。

2. 肠外表现　包括皮肤黏膜表现(如口腔溃疡、结节性红斑和坏疽性脓皮病)、关节损害(如外周关节炎、脊柱关节炎等)、眼部病变(如虹膜炎、巩膜炎、葡萄膜炎等)、肝胆疾病(如脂肪肝、原发性硬化性胆管炎、胆石症等)、血栓栓塞性疾病等。

3. 并发症　包括中毒性巨结肠、肠穿孔、下消化道大出血、上皮内瘤变和癌变。

【诊断与治疗】

1. 诊断

(1)临床表现为持续或反复发作的腹泻、黏液脓血便伴腹痛、里急后重和不同程度的全身症状,病程多在 4~6 周以上。可有皮肤、黏膜、关节、眼和肝胆等的肠外表现。其中,黏液血便是 UC 的最常见症状。

(2)结肠镜检查并活组织检查是 UC 诊断的主要依据。结肠镜下 UC 病变多从直肠开始,呈连续性、弥漫性分布。

(3)无条件行结肠镜检查的单位可行钡剂灌肠检查。

(4)UC 还需与鉴别诊断:急性感染性肠炎、阿米巴肠病、肠道血吸虫病、肠结核、真菌性肠炎、抗生素相关性肠炎(包括假膜性肠炎)、缺血性结肠炎、放射性肠炎等相鉴别。

2. 治疗

(1)治疗目标:诱导并维持临床缓解及黏膜愈合,防治并发症,改善患者生存质量。

(2)氨基水杨酸制剂是治疗轻度 UC 的主要药物。

(3)足量氨基水杨酸类制剂治疗(一般 2~4 周),症状控制不佳者尤其是病变较广泛者,应及时改用激素。

(4)硫嘌呤类药物:包括硫唑嘌呤(azathioprine,AZA)和 6-巯基嘌呤(6-mercaptopurine,6-MP)。适用于激素无效或依赖患者。

(5)当激素及上述免疫抑制剂治疗无效或激素依赖或不能耐受上述药物治疗时,可考虑英夫利西单抗(infliximab,IFX)治疗。

(6)由氨基水杨酸制剂或激素诱导缓解后以氨基水杨酸制剂维持,用原诱导缓解剂量的全量或半量,氨基水杨酸制剂维持治疗的疗程为 3~5 年或更长。

(7)绝对手术指征:大出血、穿孔、癌变及高度疑为癌变。相对手术指征:①积极内科治疗无效的重度 UC,合并中毒性巨结肠内科治疗无效者宜更早行外科干预;②内科治疗疗效不佳和/或药物不良反应已严重影响生存质量者。

第二节 克 罗 恩 病

【基本概念】

克罗恩病(Crohn's disease,CD):是一种慢性反复发作和非特异性的透壁性炎症,病变呈节段性分布,可累及消化道任何部位,末端回肠最多见。

【基础与背景知识】

本病可发生于任何年龄,多见于 20~40 岁。基本病理特征是肉芽肿样改变,有急性炎症期、溃疡形成期、狭窄期和瘘管形成期。

【诊断与治疗】

1. 诊断

(1)临床表现呈多样化,包括消化道表现、全身性表现、肠外表现及并发症,腹泻、腹痛、体重减轻是 CD 的常见症状。

(2)结肠镜检查和活检应列为 CD 诊断的常规首选检查,镜检应达末段回肠。镜下一般表现为节段性、非对称性的各种黏膜炎性反应,其中具特征性的表现为非连续性病变、纵行溃疡和卵石样外观。

(3)小肠胶囊内镜检查(small bowel capsule endoscope,SBCE):主要适用于疑诊 CD 但结肠镜及小肠放射影像学检查阴性者。

(4)小肠镜检查有一定并发症的风险。主要适用于其他检查(如 SBCE 或放射影像学)发现小肠病变或尽管上述检查阴性但临床高度怀疑小肠病变需进行确认及鉴别者,或已确诊 CD 需要 BAE 检查以指导或进行治疗者。

(5)与 CD 鉴别最困难的疾病是肠结核。肠道白塞(Behcet)病系统表现不典型者鉴别亦会相当困难。其他需要鉴别的疾病还有:感染性肠炎、缺血性结肠炎、放射性肠炎、药物性(如 NSAID)肠病、嗜酸性粒细胞性肠炎、以肠道病变为突出表现的多种风湿性疾病(如系统性红斑狼疮、原发性血管炎等)、肠道恶性淋巴瘤、憩室炎、转流性肠炎等。

2. 治疗

(1)治疗目标:诱导缓解和维持缓解,防治并发症,改善生存质量。

(2)必须要求患者戒烟,营养支持。

(3)氨基水杨酸类制剂适用于结肠型,末段回肠型和回结肠型应使用美沙拉秦。

(4)中度活动性 CD 的治疗,激素是治疗的首选。

(5)激素无效或激素依赖时加用硫嘌呤类药物或甲氨蝶呤(MTX)。

(6)IFX 用于激素及上述免疫抑制剂治疗无效或激素依赖者,或不能耐受上述药物治疗者。

(7)激素不应用于维持缓解,用于维持缓解的主要药物:氨基水杨酸制剂、硫嘌呤类药物或 MTX、IFX。

(8)外科手术指征:①肠梗阻;②腹腔脓肿;③瘘管形成;④急性穿孔;⑤内科治疗无效的大出血需急诊手术;⑥癌变;⑦激素治疗无效的重度 CD,内科治疗疗效不佳和/或药物不良反应已严重影响生存质量者,可考虑外科手术。

第九章

结 直 肠 癌

【基本概念】

结直肠癌(colorectal cancer,CRC):是指穿透黏膜肌层且浸润至黏膜下层及其以下的结直肠上皮性肿瘤,包括原位癌、浸润癌和转移癌,以及5个组织学亚型,即腺癌、腺鳞癌、梭形细胞癌、鳞状细胞癌和未分化癌(WHO定义)。

【基础与背景知识】

1. 结直肠腺瘤(colorectal adenoma,CRA)是CRC最主要的癌前疾病。通常认为结直肠肿瘤主要包括CRC和CRA。进展性腺瘤或称高危腺瘤(advanced adenoma)的危险性较高。具备以下3项条件之一者即为进展性腺瘤:①息肉或病变直径≥10mm;②绒毛状腺瘤,或混合性腺瘤中绒毛样结构>25%;③伴高级别上皮内瘤变者。内镜摘除腺瘤可有效预防CRC的发生。

2. 我国结直肠肿瘤的筛查目标人群建议为50~74岁人群。

3. 结直肠肿瘤的高危人群 >50岁,特别是男性、有结直肠肿瘤或其他肿瘤家族史、吸烟者、超重、有胆囊手术史、血吸虫病史等。

4. CRC 筛查　宜采取初筛发现高危人群,继而行结肠镜检查的筛查方法。筛查方法应包括粪便隐血试验(fecal occult blood test,FOBT)、基于高危因素的问卷调查、全结肠镜或乙状结肠镜检查等。

5. 直肠指检可发现下段直肠肿瘤,未行肠镜检查的高危人群,建议予直肠指检。

6. 有以下 6 项之一者可作为伺机性筛查高危个体

(1)有消化道症状,如便血、黏液便和腹痛者;不明原因的贫血或体质量下降。

(2)有 CRC 病史者。

(3)有结直肠癌前疾病者如结直肠腺瘤、溃疡性结肠炎(UC)、克罗恩病(CD)、血吸虫病等。

(4)有 CRC 家族史的直系亲属。

(5)有结直肠息肉家族史的直系亲属。

(6)有盆腔放疗史者。

7. 腺瘤的一级预防　包括:

(1)改善饮食结构,增加膳食纤维的摄入。

(2)适当补充钙剂和维生素 D。

(3)对血叶酸水平较低者,可适量补充叶酸。

(4)戒烟。

【诊断与治疗】

1. 诊断

(1)结肠镜配合病理检查是诊断结直肠肿瘤的标准方法。肠道准备充分、退镜时仔细观察,可有助于提高结直肠肿瘤的检出率。

(2)气钡灌肠双重对比造影作为结直肠肿瘤的辅助检查手段。

（3）CT 结肠成像（CT colonoscopy，CTC）属无创性检查，对不能耐受结肠镜检查者有独到优势，但其早期诊断价值有限。

（4）目前结直肠肿瘤的血清学诊断仍缺乏灵敏、特异的方法，FOBT 阳性仅提示需进一步检查，并非确诊手段。

2. 治疗

（1）浸润深度局限于黏膜层的黏膜内癌，浸润深度局限于黏膜下浅层（sm1）的黏膜下层癌等早期 CRC 可于内镜下治疗；对内镜切除的标本，病理医师须评估肿瘤基底部和周边切缘是否有肿瘤累及，是否有淋巴管、血管浸润等，根据病理结果判断是否需追加外科手术治疗。

（2）外科手术。

（3）化疗和放疗。

（4）结直肠肿瘤摘除或手术后的随访间期因病变不同而异：①进展性腺瘤患者应在 3~6 个月后再次行结肠镜检查；CRC 患者手术后应在 1 年内再次行结肠镜检查；其他息肉患者应在 1~3 年后再次行全结肠镜检查；②腺瘤性息肉病行外科保肛手术者，每 12 个月随访 1 次结肠镜，重点检查直肠残端。

（5）早期 CRC 内镜下治疗后第 1 年的第 3、6、12 个月定期行全结肠镜随访。无残留或再发者，此后每年随访 1 次；有残留或再发者，追加外科手术切除，每 3 个月随访 1 次（包括血清肿瘤学标记物、FOBT 等）；病变完全切除后每年复查 1 次结肠镜。

（6）结直肠肿瘤的高危人群可考虑予阿司匹林等非甾体抗炎药（non-steroid antiinflammatory drug，NSAID）和选择性环氧合酶-2（cyclo-oxygenase-2，COX-2）抑制剂治疗，但需注意药物的不良反应。

第十章

功能性胃肠病

第一节　功能性消化不良

【基本概念】

功能性消化不良（functional dyspepsia，FD）：是指位于上腹部的一个或一组症状，主要包括上腹部疼痛、上腹部烧灼感、餐后饱胀感及早饱，也包括上腹部胀气、嗳气、恶心和呕吐等慢性消化不良症状，但不能用器质性、系统性或代谢性疾病等来解释产生症状原因的疾病。

【基础与背景知识】

1. 罗马Ⅲ型诊断标准中 FD 分为两个临床亚型，即上腹痛综合征（epigastric pain syndrome，EPS）和餐后不适综合征（postprandial distress syndrome，PDS）。

2. 目前认为多种因素共同参与 FD 的发病过程，这些因素包括以胃排空延迟和容受性舒张功能下降为主要表现的胃十二指肠动力异常、内脏高敏感、胃酸、Hp、精神心理因素和遗传、饮食、生活方式等。

3. 胃十二指肠运动功能紊乱和内脏高敏感是 FD 的重要病理生理学机制。胃十二指肠运动功能紊乱主要表现为胃排空延迟和胃容受性舒张功能下降。FD 患者对机械扩张表现为高敏感反应,可能是餐后腹痛、嗳气、恶心、饱胀等消化不良症状的重要原因。

4. 器质性疾病的"报警症状和体征" 45 岁以上,近期出现消化不良症状,有消瘦、贫血、呕血、黑便、吞咽困难、腹部肿块、黄疸等,消化不良症状进行性加重。

【诊断与治疗】

1. 诊断

(1)对消化不良患者的评估需包括有无警报症状、症状频率和严重程度、心理状态等。

(2)对经验性治疗无效的消化不良患者可行 Hp 检测。

(3)因我国 Hp 感染率和上消化道肿瘤患病率高,推荐初诊的消化不良患者及时进行胃镜检查。

(4)消化不良的辅助检查包括血常规、血生物化学、粪便隐血、上腹部超声等,根据需要还可行结肠镜、上腹部 CT 或 MRI 检查。在寄生虫感染流行区域,建议行相应的病原学检测。

2. 治疗

(1)主要是对症治疗,遵循综合治疗和个体化治疗的原则。

(2)饮食调整有助于改善 FD 症状。

(3)PPI 和 H_2 受体拮抗剂(H_2 receptor antagonist,H_2RA)可作为 FD 尤其是 EPS 的经验性治疗。

(4)在控制 FD 症状方面,大剂量 PPI 治疗并不优于标准剂量。

(5)促胃肠动力药可作为 FD 特别是 PDS 的首选经验性治疗。

(6)对于 Hp 感染的 FD 患者,根除 Hp 能使部分患者受益。

(7)消化酶可作为 FD 的辅助治疗。

(8)精神心理治疗对伴有焦虑抑郁的 FD 患者有效。

(9)穴位刺激治疗对 FD 症状有一定疗效。

第二节 肠易激综合征

【基本概念】

肠易激综合征(irritable bowel syndrome,IBS):是一种功能性肠病,以腹痛、腹胀或腹部不适为主要症状,排便后症状多改善,常伴有排便习惯(频率和/或性状)的改变,缺乏临床常规检查可发现的能解释这些症状的器质性病变。

【基础与背景知识】

胃肠道动力异常和内脏高敏感是 IBS 主要的病理生理基础。其中,内脏高敏感是 IBS 的核心发病机制,在 IBS 症状发生和疾病发展中有重要作用。

【诊断与治疗】

1. 诊断

(1)IBS 诊断主要基于患者的临床症状。

(2)对有警报征象的患者,要有针对性地选择进一步检查排除器质性疾病。警报征象包括:年龄>40 岁、便血、粪便隐血试验阳性、贫血、腹部包块、腹水、发热、体质量减轻、结直肠癌家族史。

(3)依据罗马Ⅲ标准便秘型 IBS 与功能性便秘有所不同,前者腹痛、腹部不适表现突出,且排便后腹痛症状改善。

(4)IBS 常与功能性消化不良、GERD 等重叠。

（5）IBS 严重程度和肠道症状、肠道外症状、精神心理状态和生命质量有关，应从多方面评估 IBS 的严重程度。

2. 治疗

（1）IBS 目前尚无法"治愈"。治疗目标是改善症状，提高患者的生命质量。需要制订个体化治疗策略，认知治疗是 IBS 治疗中的必要环节。

（2）避免诱发或加重症状的食物，调整相关的生活方式对改善 IBS 症状有益。

（3）解痉剂可以改善腹泻型 IBS 患者总体症状，对腹痛疗效较明显。止泻药物可以有效缓解 IBS 腹泻症状。利福昔明可改善非便秘型 IBS 总体症状以及腹胀、腹泻症状。渗透性泻剂可用于缓解便秘型 IBS 的便秘症状。

（4）抗抑郁焦虑药可试用于 IBS 的治疗。

（5）中医药可能对改善 IBS 症状有一定疗效。

第十一章

慢性腹泻和便秘

第一节 慢 性 腹 泻

【基本概念】

腹泻:是指排便次数增多(>3次/天),粪便量增加(>200g/d),粪质稀薄(含水量>85%)。病程在3周以上的腹泻定义为慢性腹泻。

【基础与背景知识】

腹泻的发病机制主要有4种类型,临床上腹泻往往是多种机制共同作用的结果。

(1)渗透性腹泻:肠腔内有大量高渗食物或药物,体液水分大量进入高渗的肠腔而致,其重要特点是禁食48小时后腹泻停止或腹泻减轻。

(2)分泌性腹泻:由于肠黏膜受到刺激而致水和电解质分泌过多或吸收受抑,其特点是禁食后仍有腹泻、大量水样便;粪便渗透压接近血浆渗透压;粪便中无脓血或脂肪。

(3)渗出性腹泻:又称炎症性腹泻,由于肠黏膜的完整性受到炎症、溃疡等病变的破坏而大量渗出所致,其特点是粪便中含有渗出液和血液。

（4）动力异常性腹泻：由于肠道蠕动过快，使肠内容物过快地通过肠腔，食糜没有足够的时间被消化和吸收而发生腹泻，其特点是排便急、粪便稀烂或水样，无渗出液和血液，往往伴有肠鸣音亢进或腹痛。

【诊断与治疗】

1. 诊断

（1）慢性腹泻的病因。

（2）实验室检查，如血液和粪便检查、小肠吸收功能试验、血浆胃肠多肽和介质测定等。

（3）X线和内镜检查。

2. 治疗

（1）病因治疗，如感染性腹泻需根据病原体进行抗生素治疗，慢性胰腺炎可补充胰酶等治疗。

（2）对症治疗，如纠正水电解质酸碱平衡紊乱、营养支持等。

（3）严重的非感染性腹泻可用止泻药。

第二节　便　秘

【基本概念】

便秘（constipation）：表现为排便次数减少（每周少于3次）、粪便干硬和/或排便困难。慢性便秘的病程至少为6个月。

【基础与背景知识】

1. 慢性便秘可由多种疾病引起，包括功能性疾病和器质性疾病，不少药物也可引起便秘。在慢性便秘的病因中，大部分为功能性疾病，包括功能性便秘（functional constipation）、功能性排便障碍（functional defecation disorder）和便秘型肠易激综合征(irritable bowel syndrome with constipation,IBS-C)。

2. 功能性疾病所致便秘可能与结肠传输和排便功能紊乱有关。目前按病理生理学机制,将功能性疾病所致便秘分为慢传输型便秘(slow transit constipation,STC)、排便障碍型便秘(defecatory disorder)、混合型便秘、正常传输型便秘(normal transit constipation,NTC)。

【诊断与治疗】

1. 诊断

(1)必须包括下列 2 项或 2 项以上:①至少 25%的排便感到费力;②至少 25%的排便为干球粪或者硬粪;③至少 25%的排便有不尽感;④至少 25%的排便有直肠梗阻感和/或堵塞感;⑤至少 25%的排便需手法辅助(如手指协助排便、盆底支持);⑥每周排便少于 3 次。

(2)不用泻药时很少出现稀便。

(3)不符合肠易激综合征的诊断标准。

2. 治疗

(1)合理的膳食、多饮水、运动、建立良好的排便习惯是慢性便秘的基础治疗措施。

(2)药物治疗:①首选聚乙二醇、乳果糖等渗透性泻药,避免长期使用刺激性泻药;②促动力药(如普卢卡必利)对STC 有较好的效果;③灌肠药和栓剂适用于粪便干结、粪便嵌塞患者临时使用。

(3)精神心理治疗。

(4)循证医学证实生物反馈是盆底肌功能障碍所致便秘的有效治疗方法。

(5)手术治疗。

第十二章

脂肪性肝病

第一节 非酒精性脂肪性肝病

【基本概念】

1. 脂肪性肝病(fatty liver disease,FLD) 是以肝细胞脂肪过度贮积和脂肪变性为特征的临床病理综合征。临床上根据有无长期过量饮酒分为非酒精性脂肪性肝病(non-alcoholic fatty liver disease,NAFLD)和酒精性脂肪性肝病(alcoholic liver disease,ALD)。

2. NAFLD 是指除外酒精和其他明确的肝损害因素所致的,以弥漫性肝细胞大泡性脂肪变为主要特征的临床病理综合征,包括非酒精性脂肪肝(non-alcoholic fatty liver,NAFL)以及由其演变的非酒精性脂肪性肝炎(non-alcoholic steato-hepatitis,NASH)和肝硬化,部分患者甚至进展为肝癌。

【基础与背景知识】

1. NAFLD 是一种与胰岛素抵抗和遗传易感密切相关的代谢应激性肝脏损伤。

2. NAFLD 的危险因素 包括高脂肪高热量膳食结构、多坐少动的生活方式,胰岛素抵抗(insulin resistance,IR)、代谢综合征及其组分(肥胖、高血压、血脂紊乱和 2 型糖尿病)。

3. 病理学诊断　NAFLD 病理特征为肝腺泡 3 区大泡性或以大泡为主的混合性肝细胞脂肪变,伴或不伴有肝细胞气球样变、小叶内混合性炎症细胞浸润以及窦周纤维化。

【诊断与治疗】

1. 诊断

(1)肝活组织检查为诊断"金标准"。

(2)明确 NAFLD 的诊断需符合以下 3 项条件:①无饮酒史或饮酒折合乙醇量每周小于 140g(女性每周<70g);②除外病毒性肝炎、药物性肝病、全胃肠外营养、肝豆状核变性、自身免疫性肝病等可导致脂肪肝的特定疾病;③肝活检组织学改变符合脂肪性肝病的病理学诊断标准。鉴于肝组织学诊断难以获得,NAFLD 工作定义为:①肝脏影像学表现符合弥漫性脂肪肝的诊断标准且无其他原因可供解释;和/或②有代谢综合征相关组分的患者出现不明原因的血清丙氨酸氨基转移酶(ALT)和/或天冬氨酸氨基转氨酶(AST)、谷氨酰转肽酶(GGT)持续增高半年以上。减肥和改善 IR 后,异常酶谱和影像学脂肪肝改善甚至恢复正常者可明确 NAFLD 的诊断。

2. 治疗

(1)健康宣传教育,改变生活方式。

(2)控制体质量,减少腰围。

(3)改善 IR,纠正代谢紊乱。

(4)减少附加打击以免加重肝脏损害。

(5)保肝抗炎药物防治肝炎和纤维化。

(6)积极处理肝硬化的并发症。

第二节　酒精性肝病

【基本概念】

酒精性肝病(alcoholic liver disease,ALD):是由于长期大量饮酒导致的肝脏疾病。初期通常表现为脂肪肝,进而可发展成酒精性肝炎、肝纤维化和肝硬化。严重酗酒时可诱发广泛肝细胞坏死,甚至肝功能衰竭。

【基础与背景知识】

影响酒精性肝损伤进展或加重的因素较多,目前国内外研究已经发现的危险因素主要包括:饮酒量、饮酒年限、酒精饮料品种、饮酒方式、性别、种族、肥胖、肝炎病毒感染、遗传因素、营养状况等。

【诊断与治疗】

1. 诊断　符合下述第 1、2、3 项和第 5 项或第 1、2、4 项和第 5 项可诊断酒精性肝病;仅符合第 1、2 项和第 5 项可疑诊酒精性肝病。符合第 1 项,同时有病毒性肝炎现症感染证据者,可诊断为酒精性肝病伴病毒性肝炎。

(1)有长期饮酒史,一般超过 5 年,折合乙醇量男性≥40g/d,女性≥20g/d,或 2 周内有大量饮酒史,折合乙醇量>80g/d。

(2)临床症状为非特异性,可无症状,或有右上腹胀痛、食欲不振、乏力、体质量减轻、黄疸等;随着病情加重,可有神经精神症状和蜘蛛痣、肝掌等表现。

(3)AST、ALT、GGT、总胆红素(TBil)、凝血酶原时间(PT)和 MCV 等指标升高。其中 AST/ALT>2、GGT 升高、MCV 升高为酒精性肝病的特点。禁酒后这些指标可明显下降,通常 4 周内基本恢复正常(但 GGT 恢复较慢),有助于诊断。

（4）肝脏 B 超或 CT 检查有典型表现。

（5）排除嗜肝病毒现症感染以及药物、中毒性肝损伤和自身免疫性肝病等。

2. 治疗

（1）戒酒是治疗 ALD 的关键。

（2）在戒酒的基础上提供高蛋白、低脂饮食，并注意补充维生素 B、维生素 C、维生素 K 及叶酸等营养支持。

（3）药物治疗，如根据病情应用激素、美他多辛、S-腺苷蛋氨酸、多烯磷脂酰胆碱等。

（4）积极处理酒精性肝硬化的并发症。

（5）严重酒精性肝硬化患者可考虑肝移植。

第十三章

自身免疫性肝病

第一节 自身免疫性肝炎

【基本概念】

1. 自身免疫性肝病 是一组由异常自身免疫介导的肝胆炎症性损伤,主要包括自身免疫性肝炎(autoimmune hepatitis, AIH)、原发性胆汁性胆管炎(primary biliary cirrhosis, PBC)以及原发性硬化性胆管炎(primary sclerosing cholangitis, PSC)。

2. AIH 是一种由针对肝细胞的自身免疫反应所介导的肝脏实质炎症,以血清自身抗体阳性、高免疫球蛋白 G(IgG)和/或 γ-球蛋白血症、肝组织学上存在界面性肝炎为特点,如不治疗常可导致肝硬化、肝衰竭。

【基础与背景知识】

1. AIH 常合并其他器官或系统性自身免疫性疾病,如桥本氏甲状腺炎(10%~23%)、糖尿病(7%~9%)、炎症性肠病(2%~8%)、类风湿关节炎(2%~5%)、干燥综合征(1%~4%)、银屑病(3%)和系统性红斑狼疮(1%~2%)等。

2. AIH 主要表现为慢性肝炎、肝硬化,也可表现为急性发作,甚至急性肝衰竭。因此,原因不明的肝功能异常患者均应考虑存在 AIH 的可能。

3. 拟诊 AIH 时应检测肝病相关自身抗体,并可根据自身抗体将 AIH 分为两型:1 型 AIH 呈抗核抗体(ANA)、抗平滑肌抗体(ASMA)或抗可溶性肝抗原抗体/抗肝胰抗体(anti-SLA/LP)阳性,2 型 AIH 呈抗肝肾微粒体抗体(抗-LKM1)和/或抗 1 型肝细胞溶质抗原抗体(抗-LC1)阳性。

4. 拟诊 AIH 时应常规检测血清 IgG 和/或 γ-球蛋白水平,血清免疫球蛋白水平对诊断和观察治疗应答有重要价值。

5. AIH 特征性肝组织学表现包括界面性肝炎、淋巴-浆细胞浸润、肝细胞玫瑰花环样改变和淋巴细胞穿入现象等。

6. AIH 患者常并发其他器官或系统性自身免疫性疾病。

【诊断与治疗】

1. 诊断

(1)AIH 的诊断应结合临床症状与体征、血清生物化学、免疫学异常、血清自身抗体以及肝脏组织学等进行综合诊断,并排除其他可能病因。

(2)简化积分系统可用于我国 AIH 患者的临床诊断,具有较高的灵敏度和特异度。但遇到临床表现、血清生物化学指标和免疫学或肝组织学不典型的病例时,可使用综合评分系统进行评估。

(3)诊断 AIH 时需注意与药物性肝损伤、慢性丙型肝炎病毒(HCV)感染、Wilson 病和非酒精性脂肪性肝炎等肝脏疾病进行鉴别,合并胆汁淤积表现时需与 PBC、PSC 和 IgG4 相关硬化性胆管炎等鉴别。

2. 治疗

(1)治疗目标是获得生物化学缓解(血清氨基转移酶、

IgG 和/或 γ-球蛋白水平均恢复正常)和肝组织学缓解,防止疾病进展。

(2)中重度 AIH、急性表现、活动性肝硬化等和存在中、重度界面性肝炎的肝组织学依据的活动性 AIH 患者均建议行免疫抑制治疗。

(3)对于无疾病活动或自动缓解期的 AIH、非活动性肝硬化可暂不考虑行免疫抑制治疗,但应长期密切随访(如每隔 3~6 个月随访 1 次)。

(4)一般选择泼尼松(龙)和硫唑嘌呤联合治疗方案;亦可选择泼尼松(龙)单药治疗方案,提倡个体化治疗,应根据血清氨基转移酶和 IgG 恢复情况调整泼尼松(龙)的剂量。

(5)对于硫唑嘌呤应答但不能耐受者可考虑在泼尼松(龙)的基础上加用吗替麦考酚酯(MMF),但也应严密监测血常规变化。

(6)免疫抑制治疗一般应维持 3 年以上,或获得生物化学缓解后至少 2 年以上。建议停药前行肝组织学检查,肝内无炎症活动时方可考虑停药;停药后复发或维持治疗中反跳的 AIH 患者应以初始治疗相似的方案进行治疗,并推荐尽可能联合治疗并长期维持;需长期接受糖皮质激素治疗的 AIH 患者,建议治疗前行基线骨密度测定并每年监测随访,并适当补充维生素 D 和钙剂。

第二节　原发性胆汁性肝硬化

【基本概念】

原发性胆汁性肝硬化(primary biliary cirrhosis,PBC):是一种自身免疫性进行性、非化脓性、破坏性肝内小胆管炎所导致肝内胆汁淤积性疾病。

【基础与背景知识】

1. PBC 的基本病理改变为肝内<100μm 的小胆管的非化脓性破坏性炎症,导致小胆管进行性减少,进而发生肝内胆汁淤积、肝纤维化,最终可发展至肝硬化。其中,胆管周围淋巴细胞浸润且形成肉芽肿者称为旺炽性胆管病变,是 PBC 的特征性病变。分 4 期:Ⅰ期:胆管炎期;Ⅱ期:汇管区周围炎期;Ⅲ期:进行性纤维化期;Ⅳ期:肝硬化期。

2. 血清抗线粒体抗体(AMA)阳性,特别是 AMA-M_2 亚型阳性对本病诊断具有很高的敏感性和特异性。

3. PBC 的自然史大致分为四个阶段。第一阶段为临床前期:AMA 阳性,但生物化学指标无明显异常。第二阶段为无症状期:主要表现为生物化学指标异常,但没有明显临床症状。第三阶段为症状期:患者出现乏力、皮肤瘙痒等临床症状;从症状出现起,平均生存时间为 5~8 年。第四阶段为失代偿期:患者出现消化道出血、腹水、肝性脑病等临床表现。此阶段以胆红素进行性升高为特点。

【诊断与治疗】

1. 诊断

(1)病因不明的碱性磷酸酶(ALP)和/或 GGT 升高,建议常规检测 AMA 和/或 AMA-M_2。

(2)对于 AMA 和/或 AMA-M_2 阳性的患者,肝穿刺组织病理学检查并非诊断所必需。但是 AMA/AMA-M_2 阴性患者,或者临床怀疑合并其他疾病如 AIH、非酒精性脂肪性肝炎,需行肝穿刺活组织病理学检查。

(3)符合下列三个标准中的两项即可诊断为 PBC:①反映胆汁淤积的生物化学指标如 ALP 升高;②血清 AMA 或

AMA-M$_2$阳性;③肝脏组织病理学符合 PBC。

（4）肝脏酶学正常的 AMA 阳性者应每年随访胆汁淤积的生物化学指标。

2. 治疗

（1）有肝脏酶学异常的 PBC 患者,无论其组织学分期如何,均推荐长期口服熊去氧胆酸(UDCA)。

（2）对终末期 PBC 患者建议行肝移植,指征包括:难治性腹水、反复发作的自发性细菌性腹膜炎、反复发作的静脉曲张破裂出血、肝性脑病、肝细胞癌、顽固性皮肤瘙痒、血清总胆红素超过 103μmol/L。

（3）对存在皮肤瘙痒的 PBC 患者首选考来烯胺。

（4）补充钙及维生素 D 预防骨质疏松。

第十四章

药物性肝病

【基本概念】

药物性肝病(drug-induced liver disease,DILD):又称药物性肝损伤(drug-induced liver injury,DILI),是指由各类处方或非处方的化学药物、生物制剂、传统中药(TCM)、天然药(NM)、保健品(HP)、膳食补充剂(DS)及其代谢产物乃至辅料等所诱发的肝损伤。

【基础与背景知识】

1. DILI 是最常见和最严重的药物不良反应之一,重者可致急性肝衰竭甚至死亡。

2. 急性 DILI 呈现普通肝脏炎症的表现,通常无特异性。少数患者可有发热、皮疹、嗜酸性粒细胞增多甚至关节酸痛等过敏表现,还可能伴有其他肝外器官损伤的表现。病情严重者出现急性肝衰竭(ALF)或亚急性肝衰竭(SALF)。

3. 慢性 DILI 在临床上可表现为慢性肝炎、肝纤维化、代偿性和失代偿性肝硬化、AIH 样 DILI、慢性肝内胆汁淤积和胆管消失综合征(VBDS)等。少数患者还可出现肝窦阻塞综合征/肝小静脉闭塞病(SOS/VOD)及肝脏肿瘤等。SOS/VOD 可呈急性,并有腹水、黄疸、肝大等表现。

4. 国内报道较多的与肝损伤相关的中药或中成药有何首乌、土三七,以及治疗骨质疏松、关节炎、白癜风、银屑病、湿疹、痤疮等疾病的某些复方制剂等。

5. DILI 发病机制复杂,往往是多种机制先后或共同作用的结果,可概括为药物的直接肝毒性(也称固有型 DILI)和特异质性肝毒性作用,其过程包括药物及其代谢产物导致的“上游”事件以及肝脏靶细胞损伤通路和保护通路失衡构成的“下游”事件。

6. DILI 损伤的靶细胞主要是肝细胞、胆管上皮细胞及肝窦和肝内静脉系统的血管内皮细胞,损伤模式复杂多样,与基础肝病的组织学改变也会有相当多的重叠,故其病理变化几乎涵盖了肝脏病理改变的全部范畴。

7. DILI 的临床分型　基于发病机制分固有型和特异质型。基于病程分急性 DILI 和慢性 DILI 型。基于受损靶细胞类型分肝细胞损伤型、胆汁淤积型、混合型和肝血管损伤型等。

【诊断与治疗】

1. 诊断

(1)血清 ALT、ALP、GGT 和 TBil 等改变是目前判断是否有肝损伤和诊断 DILI 的主要实验室指标。

(2)DILI 临床诊断目前仍为排他性诊断,应结合用药史、临床特征和肝脏生物化学指标动态改变的特点、药物再刺激反应、其他肝损伤病因的排除等进行综合分析。

(3)需与各型病毒性肝炎(特别是散发性戊型肝炎)、NAFLD、酒精性肝病、AIH、PBC、肝豆状核变性、α_1 抗胰蛋白酶缺乏症、血色病等各类肝胆疾病相鉴别。

(4)肝活检组织学检查有助于诊断和鉴别诊断。

2. 肝组织活检的指征

(1)经临床和实验室检查仍不能确诊 DILI,尤其是 AIH 仍不能排除时。

(2)停用可疑药物后,肝脏生物化学指标仍持续上升或出现肝功能恶化的其他迹象。

(3)停用可疑药物 1~3 个月,肝脏生物化学指标未降至峰值的 50% 或更低。

(4)怀疑慢性 DILI 或伴有其他慢性肝病时。

(5)长期使用某些可能导致肝纤维化的药物,如甲氨蝶呤等。

3. 治疗

(1)DILI 的首要治疗措施是及时停用导致肝损伤的可疑药物,对固有型 DILI 可停药或减少剂量。

(2)对成人药物性 ALF 和 SALF 早期,建议尽早选用 N-乙酰半胱氨酸(NAC)。对于儿童药物性 ALF/SALF,暂不推荐应用 NAC。

(3)糖皮质激素宜用于治疗免疫机制介导的 DILI。

(4)异甘草酸镁可用于治疗 ALT 明显升高的急性肝细胞型或混合型 DILI。

(5)轻-中度肝细胞损伤型和混合型 DILI,炎症较重者可试用双环醇和甘草酸制剂(甘草酸二铵肠溶胶囊或复方甘草酸苷等);炎症较轻者,可试用水飞蓟素;胆汁淤积型 DILI 可选用熊去氧胆酸(UDCA)或腺苷蛋氨酸(SAMe)。不推荐 2 种以上保肝抗炎药物联合应用,也不推荐预防性用药来减少 DILI 的发生。

(6)对药物性 ALF/SALF 和失代偿性肝硬化等重症患者,可考虑肝移植治疗。

第十五章

病毒性肝炎

【基本概念】

病毒性肝炎(viral hepatitis):是由肝炎病毒引起的以肝脏损害为主的一组全身性传染病。

【基础与背景知识】

1. 病毒性肝炎的病原学分型 目前已被公认的有甲、乙、丙、丁、戊五种肝炎病毒,分别写作 HAV、HBV、HCV、HDV、HEV,除乙型肝炎病毒为 DNA 病毒外,其余均为 RNA 病毒。

2. 分型

(1)急性肝炎:分为急性黄疸型肝炎和急性无黄疸型肝炎。

(2)慢性肝炎:既往有乙型、丙型、丁型肝炎或 HBsAg 携带史或急性肝炎病程超过 6 个月,而目前仍有肝炎症状、体征及肝功能异常者,可以诊断为慢性肝炎。

(3)重型肝炎:急性重型肝炎起病急,进展快,黄疸深,肝脏小。起病后 10 天内,迅速出现神经精神症状,出血倾向明显并可出现肝臭、腹腔积液、肝肾综合征、凝血酶原活动度低于 40% 而排除其他原因者,胆固醇低,肝功能明显异常。亚急性重型肝炎在起病 10 天以后,仍有极度乏力、纳差、重度黄疸(胆红素>171μmol/L)、腹胀并腹腔积液形成,多有明显出血现象,一般肝缩小不突出,肝性脑病多见于后期肝功能严重损害,可有胆酶分离(血清 ALT 升高或升高不明显,而总胆红素明显升高即)、白蛋白/球蛋白(A/G)比例倒置、凝血酶原时间延长,凝血酶原活动度<40%。慢性重型肝炎:有慢性肝炎病史,影像学、腹腔镜检查或肝穿刺支持慢性肝炎表现者,出现亚急性重症肝炎的临床表现和实验室改变为慢性重型肝炎。

(4)淤胆型肝炎:起病类似急性黄疸型肝炎,伴有皮肤瘙痒、大便色浅,血清碱性磷酸酶、γ-转肽酶、胆固醇均有明显增高,黄疸深,胆红素升高以直接增高为主等胆汁郁积的表现。

3. 肝功能检测　丙氨酸氨基转移酶(ALT)、天冬氨酸氨基转移酶(AST)在急性肝炎阳性率达 80% ~ 100%。慢性肝炎肝硬化时,常有血清白蛋白下降,球蛋白水平升高,且以 γ-球蛋白升高为主。肝功损伤致胆红素水平升高,除淤胆型肝炎外,胆红素水平与肝损伤严重程度成正比。

4. 肝炎病毒标志检测

(1)甲型肝炎:急性肝炎患者,血清抗-HAV IgM 阳性可确诊为 HAV 近期感染,抗-HAV IgG 阳性提示既往感染且已有免疫力。

(2)乙型肝炎:①HBsAg 与抗-HBs:HBsAg 阳性表示 HBV 目前处于感染阶段,抗-HBs 为免疫保护性抗体,阳性表示已产生对 HBV 的免疫力。慢性 HBsAg 携带者的诊断依据为无任何临床症状和体征、肝功能正常,HBsAg 持续阳性 6 个月以上者;②HBeAg 与抗-HBe:HBeAg 阳性为 HBV 活跃复制及传染性强的指标,被检血清从 HBeAg 阳性转变为抗-HBe 阳性表示疾病有缓解、感染性减弱;③HBcAg与抗-HBc:HBcAg阳性提示存在完整的HBV颗粒直接反应。抗-HBc为HBV感染的标志,抗-HBc IgM阳性提示处于感染早期,体内有病毒复制。在慢性轻度乙型肝炎和HBsAg携带者中,HBsAg、HBeAg和抗-HBc三项均阳性表示具有高度传染性,指标难以阴转。

(3)丙型肝炎:抗-HCV为HCV感染标记,不是保护性抗体,血清HCV-RNA阳性示病毒活跃复制具有传染性。

(4)丁型肝炎:HDV为缺陷病毒,依赖HBsAg才能复制,可表现为HDV-HBV同时感染,HDAg仅在血中出现数天,随之出现IgM型抗-HD、慢性HDV感染抗-HD IgG持续升高,自血清中检出HDV-RNA则是更直接、更特异的诊断方法。

(5)戊型肝炎:抗-HEV IgM、抗-HEV IgG均可作为HEV近期感染指标。

5. 肝穿活组织检查 是诊断各型病毒性肝炎的主要指标,亦是诊断早期肝硬化的确切证据,但因为系创伤性检查尚不能普及亦不作为首选。

【诊断与治疗】

1. 诊断 肝炎相关的临床症状与体征提示诊断,肝功能检测确立肝炎的定性诊断,病毒标志物检查明确肝炎的类型。

2. 治疗

(1)一般治疗:急性肝炎及慢性肝炎活动期,需住院治疗、卧床休息、合理营养、保证热量、蛋白质、维生素供给,严禁饮酒,恢复期应逐渐增加活动。慢性肝炎静止期,可做力所能及的工作。重型肝炎要绝对卧床,尽量减少饮食中蛋白质,保证热量、维生素,可输入血白蛋白或新鲜血浆,维持水电解质平稳。

（2）护肝药物治疗：护肝药：①基础代谢类药物如维生素及辅酶等；②肝细胞膜保护剂如多烯磷脂酰胆碱等；③抗炎护肝类药物如甘草酸类制剂；④解毒保肝类药物如谷胱甘肽、硫普罗宁等；⑤利胆护肝类药物如腺苷蛋氨酸、熊去氧胆酸等；⑥生物制剂如促肝细胞生长素等。

（3）抗病毒治疗：急性肝炎一般不用抗病毒治疗，仅在急性丙型肝炎时提倡早期应用干扰素防止慢性化，而慢性病毒性肝炎需要抗病毒治疗。

（4）免疫调节剂。

（5）中医中药。

3. 慢性乙型肝炎的抗病毒治疗适应证

（1）HBeAg 阳性患者，HBV DNA ≥ 20 000IU/ml（相当于 10^5 拷贝/ml）；ALT 持续升高≥2×ULN，即行抗病毒治疗。

（2）HBeAg 阴性患者，HBV DNA ≥ 2 000IU/ml（相当于 10^4 拷贝/ml）；ALT 持续升高≥2×ULN，即行抗病毒治疗。

（3）对持续 HBV DNA 阳性，达不到上述治疗标准，但有以下情形之一，疾病进展风险较大，可考虑给予抗病毒治疗：①存在明显的肝脏炎症（2 级以上）或纤维化，特别是纤维化 2 级以上；②ALT 持续处于 1×ULN 至 2×ULN 之间，特别是年龄>30 岁者，建议行肝活组织检查或无创性检查，若明显肝脏炎症或纤维化则给予抗病毒治疗；③ALT 持续正常（每 3 个月检查 1 次），年龄>30 岁，伴有肝硬化或肝细胞肝癌（HCC）家族史，建议行肝活组织检查或无创性检查，若明显肝脏炎症或纤维化则给予抗病毒治疗；④存在肝硬化的客观依据时，无论 ALT 和 HBeAg 情况，均建议积极抗病毒治疗。

4. 不推荐抗病毒治疗患者

（1）慢性 HBV 携带者。

（2）非活动性 HBsAg 携带者也不推荐抗病毒治疗。但建议每 6 个月进行血常规、生化学、病毒学、血清甲胎蛋白（AFP）、B 超和无创肝纤维化检查,必要时行肝活检,若符合抗病毒指征,应及时启动治疗。

5. **慢性丙型肝炎的抗病毒治疗** 慢性丙型肝炎患者肝功能反复异常者或肝穿组织学有明显炎症坏死或中度以上纤维化者,应给予抗病毒治疗。

6. **抗病毒治疗的禁忌证**

（1）干扰素绝对禁忌证:①妊娠;②精神病史如严重抑郁症;③未能控制的癫痫;④未戒断的酗酒或吸毒者;⑤未经控制的自身免疫性疾病;⑥失代偿期肝硬化;⑦有症状的心脏病;⑧治疗前粒细胞$<1.0×10^9$/L;⑨治疗前血小板$<50×10^9$/L;⑩器官移植者急性期(肝移植除外)。

（2）干扰素相对禁忌证:甲状腺疾病、视网膜病、银屑病,既往抑郁病史,未控制的糖尿病,未控制的高血压。

（3）利巴韦林的绝对禁忌证:妊娠、严重心脏病、肾功能不全、血红蛋白病（HB）$<80g$/L。

（4）利巴韦林的相对禁忌证:未控制的高血压,未控制的冠心病,HB$<100g$/L。

7. **预防**

（1）管理传染源:对急性甲型肝炎患者进行隔离至传染性消失,慢性肝炎及无症状、HBV、HCV 携带者应禁止献血及从事饮食、幼托等工作,对 HBV 标志阳性肝病患者,要依其症状、体征和实验室检查结果,分别进行治疗和管理指导。

（2）切断传播途径:甲、戊型肝炎重点防止粪-口传播,加强水源保护、食品及个人卫生,加强粪便管理。乙、丙、丁、型肝炎重点在于防止通过血液、体液传播,加强献血员筛选,严格掌握输血及血制品应用,如发现或怀疑有伤口或针刺感染乙型肝炎病毒可能时,可应用高效价乙肝免疫球蛋白注射器介入性检查治疗,器械应严格消毒控制母婴传播。

(3)保护易感人群:人工免疫特别是主动免疫为预防肝炎的根本措施,然而有些肝炎病毒(如 HCV)因基因异质性,迄今尚无可广泛应用的疫苗。甲肝疫苗已开始应用,乙肝疫苗已在我国推广取得较好的效果,对 HBsAg、HBeAg 阳性孕妇所生婴儿,于出生 24 小时内注射高效价乙肝免疫球蛋白(HBIG),同时接种一次乙肝疫苗,于出生后 1 个月再注射HBIG 和疫苗。

第十六章

肝　硬　化

【基本概念】

肝硬化：是由一种或多种病因引起的，以肝组织弥漫性纤维化、假小叶和再生结节为组织特征的进行性慢性肝病。

【基础与背景知识】

1. 引起肝硬化的病因很多，包括病毒性肝炎、酒精、胆汁淤积、循环障碍、药物或化学毒物、免疫疾病、寄生虫感染、遗传和代谢性疾病、营养障碍、原因不明等。在我国大多数为肝炎后肝硬化，少部分为酒精性肝硬化和血吸虫性肝硬化。

2. 病理组织学上有广泛的肝细胞坏死、残存肝细胞结节性再生、结缔组织增生与纤维隔形成，导致肝小叶结构破坏和假小叶形成，肝脏逐渐变形、变硬而发展为肝硬化。

3. 早期肝硬化代偿期常无明显症状，失代偿期临床上以门静脉高压和肝功能减退为特征，常并发上消化道出血、肝性脑病、感染等而死亡。门静脉高压常导致食管胃底静脉曲张出血、腹水、脾大、脾功能亢进、肝肾综合征、肝肺综合征，是肝硬化的主要死因之一。

4. 肝硬化常见并发症　上消化道出血、胆石症、感染（自发性细菌性腹膜炎,胆管、肺部、肠道及泌尿道感染等)、门静脉血栓形成或海绵样变、电解质和酸碱平衡紊乱、肝肾综合征、肝肺综合征、原发性肝癌、肝性脑病等。

【诊断与治疗】

1. 诊断

(1)通过肝功能减退和门静脉高压的临床证据确定有无肝硬化。

(2)寻找肝硬化的原因。

(3)肝功能评估。

(4)并发症的诊断与鉴别诊断。

2. 治疗

(1)保护或改善肝功能:①去除或减轻病因,如抗病毒治疗;②慎用肝损药物;③肠内营养;④保护肝细胞。

(2)门静脉高压症状及其并发症治疗。

(3)其他并发症的治疗。

(4)手术。

(5)患者教育。

第十七章

原发性肝癌

【基本概念】

原发性肝癌(primary liver cancer):是肝细胞或肝内胆管上皮细胞发生的恶性肿瘤,组织学上可分为肝细胞型、胆管细胞型和混合型。

【基础与背景知识】

1. 我国肝癌的高危人群主要包括 具有乙型肝炎病毒(hepatitis B virus,HBV)和/或丙型肝炎病毒(hepatitis C virus,HCV)感染、长期酗酒、非酒精脂肪性肝炎、食用被黄曲霉毒素污染食物、各种原因引起的肝硬化以及有肝癌家族史等的人群,尤其是年龄 40 岁以上的男性风险更大。

2. 血清甲胎蛋白(alpha-fetoprotein,AFP)和肝脏超声检查是早期筛查的主要手段,建议高危人群每隔 6 个月进行至少 1 次检查。

【诊断与治疗】

1. 诊断

(1)肝脏占位病灶或者肝外转移灶活检或手术切除组织标本,经病理组织学和/或细胞学检查诊断为肝癌。

(2)有乙型肝炎或丙型肝炎,或者有任何原因引起肝硬化者,至少每隔 6 个月进行 1 次超声及 AFP 检测,发现肝内直径≤2cm 结节,动态增强 MRI、动态增强 CT、超声造影及钆塞酸二钠(普美显)动态增强 MRI 四项检查中至少有两项显示有动脉期病灶明显强化、门脉或延迟期强化下降的"快进快出"的肝癌典型特征,则可做出肝癌的临床诊断;对于发现肝内直径>2cm 的结节,则上述四种影像学检查中只要有一项有典型的肝癌特征,即可临床诊断为肝癌。

(3)有乙型肝炎或丙型肝炎,或者有任何原因引起肝硬化者,随访发现肝内直径≤2cm 结节,若上述四种影像学检查中无或只有一项检查有典型的肝癌特征,可进行肝穿刺活检或每 2~3 个月密切的影像学随访以确立诊断;对于发现肝内直径>2cm 的结节,上述四种影像学检查无典型的肝癌特征,则需进行肝穿刺活检以确立诊断。

(4)有乙型肝炎或丙型肝炎,或者有任何原因引起肝硬化者,如 AFP 升高,特别是持续增高,应该进行上述四种影像学检查以确立肝癌的诊断,如未发现肝内结节,在排除妊娠、活动性肝病、生殖胚胎源性肿瘤以上消化道癌的前提下,应该密切随访 AFP 水平以及每隔 2~3 个月 1 次的影像学复查。

2. 治疗

(1)须重视多学科诊疗团队的模式。

(2)外科手术是肝癌的首选治疗方法,是肝癌病人获得长期生存最重要的手段,主要包括肝切除术和肝移植术。

(3)局部消融治疗,具有创伤小、疗效确切的特点,使一些不耐受手术切除的肝癌病人亦可获得根治的机会。

(4)介入治疗(TACE)目前被公认为肝癌非手术治疗的最常用方法之一。

(5)放射治疗。

(6)化疗和分子靶向药物治疗。

第十八章

肝 性 脑 病

【基本概念】

肝性脑病(hepatic encephalopathy,HE):是一种由于急、慢性肝功能严重障碍或各种门静脉-体循环异常分流(以下简称门-体分流)所致的,以代谢紊乱为基础的,不同程度的神经精神异常综合征。轻微型肝性脑病(minimal hepatic encepha-lopathy,MHE)常无明显临床症状,只有通过神经心理测试才能发现。

【基础与背景知识】

1. 各种原因引起的急、慢性肝功能衰竭,尤其是肝硬化等终末期肝脏疾病是我国 HE/MHE 的主要原因。

2. 大多数 HE/MIIE 的发生均有诱因。诱因包括消化道出血、感染(特别是自发性腹膜炎、尿路感染及肺部感染)、电解质及酸碱平衡紊乱(如脱水、低血钾、低血钠)、大量放腹水、过度利尿、进食蛋白质过多、便秘、经颈静脉肝内门体分流术(transjugular intrahepatic portosystemic shunt,TIPS)及使用安眠药等镇静类药物。其中,出血、感染及电解质紊乱是常见诱因。

3. 氨中毒学说依然是 HE/MHE 的主要机制,多种因素相互协同,相互依赖,互为因果,共同促进了 HE/MHE 的发生和发展。

4. 失代偿期肝硬化患者常发生 HE,发生率至少为 30%,而且随着肝功能损害的加重,其发生率也增加,并提示预后不良。我国住院肝硬化患者中,MHE 的发生率约为 39.9%。随着肝功能损害的加重其发生率增加,且与病因无明显相关性。

5. 根据基础疾病,可将 HE 分为 A、B、C 型;West-Haven 分级标准是目前应用最广泛的 HE 严重程度分级方法。

【诊断与治疗】

1. 诊断

(1)严重肝病和/或广泛门-体分流患者出现可识别的神经精神症状时,如能排除精神疾病、代谢性脑病、颅内病变和中毒性脑病等,提示 HE。

(2)HE 多有血氨增高,应严格标本采集、转运及检测程序以确保结果的准确性。

(3)脑电图和诱发电位等可反映 HE 的大脑皮质电位,以诱发电位诊断效能较好。但受仪器设备专业人员的限制。多用于临床研究。

(4)头颅 CT 和 MRI 等影像学检查主要用于排除脑血管意外、脑肿瘤等其他导致神经精神状态改变的疾病;腹部 CT 或 MRI 有助于肝硬化及门-体分流的诊断。磁共振波谱(MRS)和功能 MRI 可获得脑内分子和功能变化的证据,但其诊断效能尚待进一步研究。

(5)MHE 的诊断目前主要依靠神经心理学测试,其中 NCT-A 及 DST 两项均阳性可诊断 MHE。

2. 治疗

(1)寻找及去除诱因是治疗 HE/MHE 的基础。

（2）目前关于 HE 患者蛋白质摄入量尚无一致意见。

（3）乳果糖是治疗 HE 的一线药物,可有效改善肝硬化患者的 HE/MHE,提高患者的生活质量及改善 HE 患者的生存率。

（4）拉克替醇可改善肝硬化患者的 HE,提高患者的生活质量,疗效与乳果糖相当。

（5）利福昔明-α 晶型可有效维持 HE 的长期缓解并可预防复发。提高肝硬化患者智力测验结果,改善 MHE。

（6）门冬氨酸-鸟氨酸可降低 HE 患者的血氨水平,对 HE/MHE 具有治疗作用。

（7）益生菌治疗可降低 HE 患者血氨水平,减少 HE 的复发,并对 MHE 患者有改善作用。

（8）对于 HE 患者出现严重精神异常表现,如躁狂,危及自身或他人安全及不能配合治疗者,适当应用镇静剂有利于控制症状,但药物选择和剂量需个体化,应充分向患者家属告知利弊和潜在风险,并获得知情同意。

（9）人工肝支持系统可降低血氨,炎性反应因子、胆红素等毒素,有助于改善肝功能衰竭患者 HE 的临床症状。

第十九章

胰　腺　炎

第一节　急性胰腺炎

【基本概念】

急性胰腺炎(acute pancreatitis,AP):是指多种病因在胰管内激活胰酶所继发的胰腺局部化学性炎症(自身消化)。

【基础与背景知识】

1. 病因　常见的有胆石症(包括胆管微结石)、高甘油三酯血症、乙醇。胆源性胰腺炎仍是我国 AP 的主要病因。其他病因:壶腹乳头括约肌功能不良,药物和毒物,外伤性,高钙血症,血管炎,先天性,肿瘤性,感染性,自身免疫性,内镜逆行胰胆管造影(ERCP)后、腹部手术后等医源性因素等。经临床与影像、生物化学等检查,不能确定病因者称为特发性。

2. 临床分型

(1)轻度 AP(mild acute pancreatitis,MAP):具备 AP 的临床表现和生物化学改变,不伴有器官功能衰竭及局部或全身并发症,通常在 1~2 周内恢复,病死率极低。

(2)中度 AP(moderately severe acute pancreatitis,MSAP):

具备 AP 的临床表现和生物化学改变,伴有一过性的器官功能衰竭(48h 内可自行恢复),或伴有局部或全身并发症而不存在持续性的器官功能衰竭(48h 内不能自行恢复)。

(3)重度 AP(severe acute pancreatitis,SAP):具备 AP 的临床表现和生物化学改变,须伴有持续的器官功能衰竭(持续 48h 以上、不能自行恢复的呼吸系统、心血管或肾脏功能衰竭,可累及一个或多个脏器)。

3. 大多数患者的病程呈自限性,20%~30%的患者临床经过凶险,总体病死率为 5%~10%。SAP 病死率较高,为36%~50%,如后期合并感染则病死率极高。

【诊断与治疗】

1. 诊断

(1)腹痛是 AP 的主要症状,位于上腹部,常向背部放射,多为急性发作,呈持续性,少数无腹痛,可伴有恶心、呕吐。

(2)临床上符合以下 3 项特征中的 2 项,即可诊断为AP。①与 AP 符合的腹痛(急性、突发、持续、剧烈的上腹部疼痛,常向背部放射);②血清淀粉酶和/或脂肪酶活性至少>3 倍正常上限值;③增强 CT、MRI 或腹部超声呈 AP 影像学改变。

2. 治疗

(1)发病初期的处理:主要是禁食,纠正水、电解质紊乱,支持治疗,防止局部及全身并发症;疼痛剧烈时考虑镇痛治疗,在严密观察病情下可注射盐酸哌替啶(度冷丁),不推荐应用吗啡或胆碱能受体拮抗剂。

(2)脏器功能的维护:①早期液体复苏;②针对急性肺损

伤或呼吸功能衰竭的治疗;③针对急性肾损伤或肾衰竭的治疗;④其他脏器功能的支持,出现肝功能异常时可予保肝药物,弥散性血管内凝血时可使用肝素,上消化道出血可应用质子泵抑制剂。

(3)抑制胰腺外分泌和胰酶抑制剂应用:生长抑素及其类似物(奥曲肽)可以通过直接抑制胰腺外分泌而发挥作用。

(4)营养支持。

(5)抗生素:对于胆源性 MAP 或伴有感染的 MSAP 和 SAP 应常规使用抗生素。遵循"降阶梯"策略,选择抗菌谱为针对革兰氏阴性菌和厌氧菌为主、脂溶性强、有效通过血胰屏障的药物。

(6)胆源性胰腺炎的内镜治疗:胆源性 SAP 发病的 48~72h 内为行 ERCP 最佳时机。

(7)手术治疗:在 AP 后期阶段,若合并胰腺脓肿和/或感染,应考虑手术治疗。

第二节 慢性胰腺炎

【基本概念】

慢性胰腺炎(chronic pancreatitis,CP):是指各种病因引起的胰腺组织和功能不可逆的慢性炎症性疾病,其病理特征为胰腺腺泡萎缩、破坏和间质纤维化。

【基础与背景知识】

1. 根据临床表现、形态学改变和胰腺内外分泌功能受损程度,CP 分为四期。

(1)早期:出现腹痛、血清或尿淀粉酶升高等临床症状,

CT、超声检查多无特征性改变,超声内镜(EUS)、ERCP或组织学检查可有轻微改变。

(2)进展期:主要表现为反复腹痛或急性胰腺炎发作,胰腺实质或导管出现特征性改变,胰腺内外分泌功能无显著异常,病程可持续数年。

(3)并发症期:临床症状加重,胰腺及导管形态明显异常,胰腺实质明显纤维化或炎性增生改变,可出现假性囊肿、胆管梗阻、十二指肠梗阻、胰源性门静脉高压、胰源性胸腹水等并发症。胰腺内外分泌功能异常,但无显著临床表现。

(4)终末期:腹痛发作频率和严重程度可降低,甚至疼痛症状消失;胰腺内外分泌功能显著异常,临床出现腹泻、脂肪泻、体重下降和糖尿病。

2. 酗酒是CP的主要病因,其他病因包括胆管疾病、高脂血症、高钙血症、胰腺先天性异常、胰腺外伤或手术、急性胰腺炎导致胰管狭窄、自身免疫性疾病等。

3. 腹痛是CP的主要临床症状,典型表现为发作性上腹部疼痛,常因高脂饮食或饮酒诱发。

4. 外分泌功能不全早期无特殊症状,后期可出现脂肪泻、消瘦及营养不良表现。

5. 内分泌功能不全早期可出现糖耐量异常,后期表现为糖尿病症状。

6. CT和MRI是CP的诊断首选检查方法。

7. 胰腺组织活检是CP诊断的确定性标准。

【诊断与治疗】

1. 诊断 诊断条件包括:下述(1)或(2)任何一项典型表现,或者(1)或(2)疑似表现加(3)、(4)和(5)中任何两项可以确诊;(1)或(2)任何一项疑似表现考虑为可疑患者,需要进一步临床观察和评估。

(1)一种及一种以上影像学检查结果显示 CP 特征性形态改变。

(2)组织病理学检查结果显示 CP 特征性改变。

(3)患者有典型上腹部疼痛,或其他疾病不能解释的腹痛,伴或不伴体重减轻。

(4)血清或尿胰酶水平异常。

(5)胰腺外分泌功能异常。

2. 治疗

(1)治疗原则:去除病因,控制症状,纠正改善胰腺内外分泌功能不全及防治并发症。

(2)戒烟戒酒、饮食结构调整和必要的营养支持是常用的基础治疗。

(3)患者出现脂肪泻、体重下降及营养不良表现时,需要补充外源性胰酶制剂改善消化吸收功能障碍。

(4)根据糖尿病进展程度及并发症情况,选择口服降糖药或胰岛素治疗。

(5)疼痛治疗:胰酶制剂对缓解疼痛可有一定效果;疼痛治疗主要依靠选择合适的镇痛药物,初始宜选择非甾体类抗炎药物,效果不佳可选择弱阿片类药物,仍不能缓解甚至加重时选用强阿片类镇痛药物。内镜治疗或 CT、内镜超声引导下腹腔神经丛阻滞可以短期缓解疼痛;如存在胰头肿块、胰管梗阻等因素,应选择手术治疗。

(6)自身免疫性胰腺炎是一种特殊类型的 CP,首选糖皮质激素治疗。

(7)内镜治疗:主要适用于 Oddi 括约肌狭窄、胆总管下段狭窄、胰管狭窄、胰管结石及胰腺假性囊肿等。

（8）外科治疗指征：①保守治疗不能缓解的顽固性疼痛；②胰管狭窄、胰管结石伴胰管梗阻；③并发胆管梗阻、十二指肠梗阻、胰源性门静脉高压、胰源性胸腹水及假性囊肿等；④不能排除恶性病变。

第二十章

胰　腺　癌

【基本概念】

胰腺癌(PC):是指胰腺外分泌腺的恶性肿瘤,90%以上为起源于腺管上皮的导管腺癌。

【基础与背景知识】

1. PC 的高危人群　包括:

(1)年龄大于 40 岁,无明显诱因出现上腹饱胀不适,腹痛,不能解释的进行性消瘦者。

(2)有胰腺癌家族史者。

(3)不能解释的糖尿病,或糖尿病突然加重。

(4)慢性胰腺炎患者。

(5)胰腺导管内黏液性乳头状肿瘤亦属于癌前病变。

(6)大量吸烟、饮酒、饮咖啡,以及长期接触有害化学物质等人群。

2. PC 发展较快,且胰腺血管、淋巴管丰富,腺泡无包膜,易发生早期转移,转移的方式有直接蔓延、淋巴转移、血行转移和沿神经鞘转移。

【诊断与治疗】

1. 诊断

（1）PC 早期症状不典型,可以表现为上腹部不适、隐痛、黄疸、体重下降、厌食、消化不良和腹泻等症状。

（2）早期一般无明显体征,当疾病处于进展期时,可以出现上腹部压痛、黄疸、肝脏增大、胆囊肿大、上腹部肿块以及腹腔积液等阳性体征。

（3）临床上常用的与 PC 诊断相关肿瘤标志物有 CA19-9、CEA、CA50 和 CA242 等,其中 CA19-9 可以 ≥正常值的 10 倍,应排除胆管梗阻和胆系感染才具有诊断意义。

（4）影像学检查提示胰腺占位。

（5）超声内镜或者 CT 引导下穿刺组织病理学和/或细胞学检查是确诊 PC 的金标准。

2. 治疗

（1）外科治疗:手术目的是实施根治性切除(R0) 。

（2）对于不可切除的局部晚期或转移性胰腺癌,积极的化学治疗有利于减轻症状、延长生存期和提高生活质量。

（3）对于全身状况良好的不能切除的局部晚期胰腺癌,采用同步放化疗或诱导化疗有效后放疗可缓解症状和改善患者生存期。

（4）对于梗阻性黄疸的病例,建议放置胆管支架引流减黄。

（5）镇痛与营养支持等姑息治疗有助于改善患者生活质量。

（6）中医药有助于增强机体的抗癌能力,降低放、化疗的毒性,改善临床症状。

第二十一章

消化道出血

【基本概念】

消化道出血（gastrointestinal blooding，GIB）：是指从食管到肛门之间的消化道的出血。屈氏韧带以上消化道的出血（包括胰管或胆管的出血和胃空肠吻合术后吻合口附近疾患引起的出血）称为上消化道出血，屈氏韧带至回盲部出血为中消化道出血，而回盲部以远的 GIB 为下消化道出血。

【基础与背景知识】

1. GIB 的病因多样，其临床表现取决于出血量、出血速度、出血部位及性质，与患者的年龄及循环功能的代偿能力有关。

2. 我国上消化道出血最常见的病因包括消化性溃疡、急性胃黏膜病变、上消化道恶性肿瘤和食管胃底静脉曲张等。血管畸形、克罗恩病、小肠憩室、钩虫病和小肠肿瘤等是中消化道出血的常见病因。痔、肛裂是下消化道出血的最常见病因，其他常见病因有肠息肉、结肠癌、炎症等。某些全身性疾病如感染、肝肾功能障碍、凝血机制障碍、结缔组织病、流行性出血热等可累及部分或全消化道导致 GIB。

3. 呕血与黑便是上消化道出血的特征性表现，血便和暗红色大便多为中、下消化道出血的临床表现,上消化道出血量大者亦可表现为暗红色大便甚至鲜红色。

4. 不明原因消化道出血(obscure gastrointestinal blooding, OGIB)是指经常规内镜检查(包括胃镜与结肠镜)不能明确病因的持续或反复发作的出血。可分为隐性出血和显性出血,前者表现为反复发作的缺铁性贫血和粪隐血试验阳性,而后者则表现为呕血和/或黑便、血便等肉眼可见的出血。可行下列检查:

(1)仍有活动性出血的患者,应急诊行选择性腹腔动脉造影,以明确出血部位和病因,必要时同时行栓塞止血治疗。

(2)在出血停止、病情稳定后可行小肠钡剂造影或 CT 成像;也可以考虑胶囊内镜或单(双)气囊小肠镜检查,以进一步明确小肠是否有病变。

5. 急性消化道大出血患者死亡率较高的危险因素

(1)>65 岁高龄患者。

(2)合并严重疾病,如心、肺、肝、肾功能不全,脑血管意外等。

(3)本次出血量大或短期内反复出血。

(4)食管胃底静脉曲张出血伴肝衰竭。

(5)消化性溃疡 Forrest Ⅰa 型(溃疡面动脉性喷射样出血)。

【诊断与治疗】

1. 诊断

(1)确定 GIB:呕血、黑便、血便和失血性周围循环衰竭等临床表现,结合粪隐血阳性和血红蛋白浓度下降,排除消化道以外的出血因素。

(2)出血程度的评估和周围循环状态的判断:每日消化

道出血>5ml 即可出现粪隐血阳性;每日出血量>50ml 可出现黑便;胃内积血量>250ml 可引起呕血。一次出血量<400ml 多不引起全身症状,>400ml 可引起头昏、心悸、乏力等症状。短时间内出血量>1 000ml(消化道大出血)可引起休克表现。

(3)判断出血是否停止:临床上下述症候与实验室检查均提示有活动性出血:①呕血或黑便次数增多,呕吐物呈鲜红色或排出暗红血便,或伴有肠鸣音活跃;②经快速输液输血,周围循环衰竭的表现未见明显改善,或虽暂时好转而后又恶化,中心静脉压仍有波动,稍稳定又再下降;③红细胞计数、血红蛋白浓度和血细胞比容继续下降,网织红细胞计数持续增高;④补液和尿量足够的情况下,血尿素氮持续或再次增高;⑤胃管抽出物有较多新鲜血。

(4)判断出血部位和病因:首选胃镜和结肠镜检查,可以直视病变和活检,可以内镜下止血治疗。胶囊内镜是目前小肠出血的一线检查方法。腹部 CT 对腹部肿块和肠梗阻征象的患者有一定价值。当内镜未能发现病灶且估计存在动脉出血时,可选择性血管造影(DSA),必要时给予栓塞止血治疗。各种检查均不能明确出血灶,持续大出血危及生命时必须手术探查。

(5)预后评估:早期识别再出血和死亡危险性高的患者,加强监护和积极抢救治疗是改善预后的关键。

2. 消化道大出血的基础治疗　消化道大出血病情急、变化快,抗休克、迅速补充血容量治疗应放在一切医疗措施的首位。

(1)一般急救措施:卧位、保持呼吸道通畅,避免窒息,必要时吸氧和禁食。严密监测患者生命体征、尿量和神志变化;观察呕血与黑便、血便情况;定期复查血红蛋白浓度和尿素氮。

（2）尽快建立有效的静脉输液通道，积极补充血容量。下列情况下需要输浓缩红细胞：①收缩压<90mmHg，或较基础收缩压降低幅度>30mmHg；②心率增快（>120 次/min）；③血红蛋白<70g/L 或血细胞比容<25%。

（3）止血治疗，出血部位不同，方法有所侧重。

3. 食管胃底静脉曲张出血的治疗要点

（1）尽早给予血管活性药物如生长抑素和奥曲肽治疗，减少门静脉血流量，降低门静脉压力，从而止血。

（2）内镜治疗：常用套扎、硬化剂注射和组织黏合剂栓塞治疗。

（3）经颈静脉肝内门-体分流术（TIPS）。

（4）三腔两囊管压迫止血。

（5）急诊外科手术并发症多、死亡率高，目前多不采用。

4. 非曲张静脉出血的治疗要点

（1）PPI 抑酸治疗。

（2）内镜治疗：起效迅速、疗效确切，应作为治疗的首选。常用的内镜止血方法包括药物局部注射、电凝和止血夹机械止血 3 种。

（3）止血药物对 CIB 的疗效尚未证实，不推荐作为一线药物使用。

（4）选择性血管造影有助于明确出血的部位与病因，必要时可行栓塞治疗。

（5）手术治疗：对经各种检查仍未能明确诊断而出血不止，病情特别凶险者；或药物、内镜和放射介入治疗失败者，病情紧急时可考虑剖腹探查，可在术中结合内镜检查，明确出血部位后进行治疗。

5. 中下消化道出血的治疗

(1)炎症及免疫性病变(如炎症性肠病、过敏性紫癜等)较为常见,通过抗炎(如 5-氨基水杨酸、糖皮质激素等)达到止血目的;生长抑素和奥曲肽药物治疗也有一定疗效。

(2)内镜治疗,如血管畸形可在内镜下高频电凝烧灼,动脉血出血可与止血夹止血治疗。

(3)内镜下治疗无效可考虑介入治疗或者手术治疗。

(4)肠息肉和痔疮:息肉可内镜下切除,后者可以通过局部药物治疗、注射硬化剂及结扎疗法止血。

6. 抑酸药治疗 GIB　抑酸药能提高胃内 pH,既可促进血小板聚集和纤维蛋白凝块的形成,避免血凝块过早溶解,有利于止血和预防再出血,又可治疗消化性溃疡。临床常用的抑酸剂包括质子泵抑制剂(PPI)和 H_2 受体拮抗剂(H_2RA),常用的 PPI 针剂有:埃索美拉唑、奥美拉唑、泮托拉唑、兰索拉唑、雷贝拉唑等,常用的 H_2RA 针剂包括雷尼替丁、法莫替丁等。临床资料表明:

(1)PPI 的止血效果显著优于 H_2RA,它起效快并可显著降低再出血的发生率。

(2)尽可能早期应用 PPI,内镜检查前应用 PPI 可以改善出血病灶的内镜下表现,从而减少内镜下止血的需要。

(3)内镜治疗后,应用大剂量 PPI 可以降低高危患者再出血的发生率,并降低病死率。

第四篇 泌 尿 系 统

第一章

基 本 概 念

【基础与背景知识】

1. 肾脏的生理功能

(1)清除水溶性代谢产物。

(2)重吸收被滤过的小分子有用物质(葡萄糖、氨基酸、小分子蛋白质等)。

(3)水电解质平衡。

(4)酸碱平衡。

(5)内分泌功能(分泌肾素、促红细胞生成素、前列腺素、激肽以及活性维生素 D_3)。

2. 肾脏发挥生理功能的前提 ①肾单位的结构与功能正常;②正常的血液供应;③尿路排泄通畅;④相关的内分泌调节功能健全。

3. 肾小球滤过功能的检查 肾小球的主要功能为滤过作用,反映其滤过功能的主要客观指标为肾小球滤过率(glomerular filtration rate,GFR)。临床上常用评价 GFR 的方法有:

(1)放射性核素标记物:使用核素作为示踪剂简单易

行,是临床工作中的"参考标准",常用标记物有^{51}Cr-EDTA(^{51}铬-EDTA)、^{99m}Tc-DTPA。

(2)血清肌酐:只有 GFR 下降到正常的 1/2 以下时,血清肌酐才开始升高。

(3)内生肌酐清除率(Ccr):内生肌酐清除率是指单位时间内肾脏廓清血浆内生肌酐(素食 3 天后体内只有内生肌酐)的血浆容积率。

$$Ccr(ml/min) = \frac{尿肌酐(\mu mol/L) \times 24 \text{ 小时尿量}(ml)}{血清肌酐(\mu mol/L) \times 1\,440(min)}$$

4. 近端肾小管重吸收功能的检查 葡萄糖、氨基酸、磷的重吸收都在近端小管。当近端小管重吸收障碍时,血糖正常而尿糖阳性,称为肾性糖尿。氨基酸尿出现也代表近端小管功能受损。见于 Fanconi 综合征。

5. 肾脏浓缩稀释功能 尿比重是反映远端肾小管的浓缩功能最简单的指标,但受尿蛋白及尿糖浓度,尿 pH、温度等影响。尿渗透压测定反映尿中溶质分子和离子的总数,多采用冰点渗透压计测量,通常不受大分子物质(尿糖和尿蛋白等)影响,精确性高于尿比重。禁水 8 小时后尿渗透压,至少高于 $600mOsm/(kg \cdot H_2O)$。固定的低比重尿或低渗透压多提示远端肾小管功能极度下降。

6. 尿液酸化功能 肾脏对酸碱平衡调节的实现是通过重吸收被肾小球滤出的碳酸氢根、再生碳酸氢根、分泌氢离子并产生缓冲物质结合氢离子排出体外。尿液酸化试验结合血气分析可以鉴别肾小管酸中毒类型(表 4-1-1)。

表 4-1-1 尿液酸化功能检查鉴别肾小管酸中毒

	pH	碳酸氢根	可滴定酸	氨离子
Ⅰ型肾小管酸中毒	↑	<5%	↓	↓
Ⅱ型肾小管酸中毒	↓	>10%	-	-
Ⅳ型肾小管酸中毒	↓	>5%	↓/-	↓
肾功能不全	↑	<30%	↓	↓

第二章

肾小球肾炎

第一节　急性肾小球肾炎

【基本概念】

1. 肾小球肾炎(glomerulonephritis)　是一种免疫性炎症,以肾小球免疫损伤为主要病理改变,可以(尤其在疾病的中后期)伴有不同程度的小管间质损害。

2. 肾炎综合征　临床表现包括血尿、蛋白尿、水肿、高血压和肾功能减退五个方面;轻症患者可能只有血尿和/或轻度蛋白尿。

3. 急性肾小球肾炎(acute glomerulonephritis,AGN)　是以急性肾炎综合征(血尿、蛋白尿、水肿和高血压)为主要临床表现的一组疾病。

【基础与背景知识】

1. 肾小球肾炎具有显著的异质性,相同的病理改变在不同的患者可有不同的临床表现;另一方面,不同的病理改变在不同的患者可有相同的临床表现。

2. 原发性急性肾小球肾炎可由细菌、病毒及寄生虫感染引起,临床上最常见的是链球菌感染后急性肾小球肾炎。急性链球菌感染后肾小球肾炎的发病原理：β 溶血性链球菌"致肾炎菌株"感染后，可通过循环免疫复合物沉积或形成原位免疫复合物引起急性肾小球肾炎。

3. 急性链球菌感染后肾小球肾炎的病理改变　为毛细血管内增生性肾小球肾炎，典型的病理改变是弥漫性（50%以上的肾小球受累）增生性（内皮细胞及系膜细胞增生，伴中性粒细胞及单核细胞浸润，导致显著的毛细血管袢狭窄或闭塞）肾小球肾炎。小管间质无明显损伤（严重病例可发生一过性小管间质水肿）。免疫病理检查可见 IgG 及 C3 呈粗颗粒状沿毛细血管壁和/或系膜区沉积。电镜下可见驼峰样大块电子致密物（相当于免疫荧光检查所见的免疫复合物）在上皮细胞下沉积。

4. 急性肾小球肾炎的肾功能改变　严重的弥漫性增生性病变引起肾小球毛细血管袢狭窄或闭塞，有功能的肾单位数（或肾小球总滤过面积）减少，肾小球滤过率下降，血清肌酐和尿素氮升高。因为大多数患者弥漫性增生性肾小球病变可自行消退，而且肾小管间质正常，所以临床上表现为一过性氮质血症（1~4 周），肾功能及尿液检查结果呈现"肾前性少尿"的特点［血清尿素氮升高与肌酐水平不成比例（前者严重，后者轻微），尿量减少伴尿比重升高］。

5. 链球菌感染后急性肾小球肾炎是由链球菌感染引起的体液免疫性炎症的证据

（1）发病之前有链球菌感染病史。

（2）血清抗链球菌溶血素"O"抗体滴度升高（链球菌感染病史<2 周者，可暂时阴性）。

（3）起病初期血清 C3 及总补体一过性下降，8 周内逐渐恢复正常。

(4)部分患者起病早期循环免疫复合物及血清冷球蛋白阳性。

【诊断与治疗】

1. 诊断　链球菌感染后1~3周发生血尿、蛋白尿、水肿和高血压,甚至少尿及氮质血症等急性肾炎综合征表现,伴血清C3下降,病情于发病8周内逐渐减轻到完全恢复正常者,即可临床诊断为急性肾炎。

2. 治疗

(1)本病是一种自限性疾病,大多可自愈,所以治疗原则是对症治疗(休息、低盐、优质低蛋白、利尿、降压,伴有严重肾功能衰竭者可进行透析治疗),以帮助患者度过危险期。

(2)常规使用青霉素(青霉素过敏者改用红霉素),或手术清除链球菌感染病灶,对于抑制免疫复合物形成不无重要。

第二节　急进性肾小球肾炎

【基本概念】

急进性肾小球肾炎(rapidly progressive glomerulonephritis,RPGN):是以急性肾炎综合征起病、肾功能急剧恶化、多在早期出现少尿性急性肾衰竭为临床特征,病理类型为新月体性肾小球肾炎的一组疾病。

【基础与背景知识】

1. 急进性肾小球肾炎的病理改变　典型的病理改变是"新月体肾炎",50%以上的肾小球受累,病变肾小球除了肾小球毛细血管球(原发性)基础病理损害之外,突出表现为肾小球囊壁层上皮细胞大量增生,形成"新月体"样结构,压迫毛细血管球,并可引起肾小球囊破裂。"新月体"样结构早期为细胞性(可逆性病理改变),继而发展为细胞纤维性,最后则成为纤维性(不可逆性病理改变)。一般认为,新月体形成(壁层上皮细胞大量增生)是由于严重的肾小球损害(如纤维素样坏死)导致纤维蛋白(原)滤出,后者附着于壁层上皮细胞,刺激壁层上皮细胞,发生严重增生性炎症反应;或肾小球剧烈的炎症反应,释放大量炎症因子,刺激壁层上皮细胞。

2. 急进性肾小球肾炎的免疫病理分型

(1)抗肾小球基底膜型(Ⅰ型):抗小球基膜抗体(IgG)和C3沿肾小球毛细血管壁呈线样沉积。

(2)免疫复合物型(Ⅱ型):IgG、C3颗粒样沉积于系膜区和毛细血管壁。

(3)寡免疫复合物型(Ⅲ型):肾小球内无或仅微量免疫球蛋白沉积,该型患者为原发性小血管炎肾损害,肾脏可为首发、甚至唯一受累器官或与其他系统损害并存。原发性小血管炎患者血清抗中性粒细胞胞浆抗体(ANCA)常呈阳性。

3. 急进性肾小球肾炎的三种来源

(1)原发性(起病即为新月体肾炎)。

(2)继发于系统性疾病:如系统性红斑狼疮(SLE)、过敏性紫癜。

(3)由其他病理类型的肾小球肾炎转化而来。

【诊断与治疗】

1. 诊断 急进性肾小球肾炎的诊断线索:

(1)急性肾炎综合征持续4周以上不缓解。

(2)急性肾炎综合征或肾病综合征伴肾功能"亚急性"恶化(血清肌酐浓度每周或隔周升高)。

(3)进行性发展的贫血:排除其他原因,血红蛋白浓度每月显著下降。

(4)进行性肾脏萎缩:起病初肾脏体积增大,继而进行性缩小(每月检查)。

(5)急性肾炎综合征伴持续性尿量减少。

2. 治疗　早期诊断早期强化治疗殊为重要。病程之早期病变的肾小球较少,受累的肾小球主要表现为细胞性新月体,及时强化治疗(血浆置换、甲泼尼龙冲击治疗伴环磷酰胺治疗)肾小球病变可以逆转,预后较好;否则在数周至半年内进展为终末期肾衰竭。

第三节　慢性肾小球肾炎

【基本概念】

慢性肾小球肾炎(chronic glomerulonephritis):简称慢性肾炎,系指蛋白尿、血尿、高血压、水肿为基本临床表现,起病方式各有不同,病情迁延,病变缓慢进展,可有不同程度的肾功能减退,大多最终将发展为慢性肾衰竭的一组肾小球病。

【基础与背景知识】

慢性肾炎的病因、发病机制和病理类型不尽相同,但起始因素多为免疫介导炎症。导致病程慢性化的机制除免疫因素外,非免疫非炎症因素占有重要作用;不同类型肾小球肾炎最后的共同结局是肾小球硬化(肾单位毁损)与全肾硬化(肾萎缩)。

【诊断与治疗】

1. 诊断　尿检异常(蛋白尿、肾小球性血尿、管型尿)、水肿及高血压病史达1年以上,无论有无肾功能损害均应考虑此病,在除外继发性肾小球肾炎及遗传性肾小球肾炎后,临床上可诊断为慢性肾炎。

2. 治疗 ①对症治疗,改善症状;②预防并发症;③延缓肾衰竭的发展;④进入终末期肾衰竭后则主要为替代治疗与对症治疗。

第四节 无症状性血尿和/或蛋白尿

【基本概念】

无症状性血尿和/或蛋白尿(asymptomatic hematuria and/or proteinuria):既往国内称为隐匿型肾小球肾炎(latent glomerulonephritis),系指无水肿、高血压及肾功能损害,而仅表现为肾小球源性血尿和/或蛋白尿的一组肾小球疾病。

【诊断与治疗】

1. 诊断

(1)无症状性蛋白尿者尿蛋白定量<1.0g/d,以白蛋白为主。

(2)对单纯性血尿患者(仅有血尿而无蛋白尿),需做相差显微镜尿红细胞形态检查和/或尿红细胞容积分布曲线测定,以鉴别血尿来源确属肾小球源性。

(3)排除其他病因。

(4)排除生理性因素。

2. 治疗 无需特殊治疗,可采取下列措施:

(1)定期检查尿常规、血压、肾功能。

(2)保护肾功能,避免肾损伤。

(3)清除慢性感染病灶(如慢性扁桃体炎者可切除扁桃体)。

第三章

肾病综合征

【基本概念】

肾病综合征(nephrotic syndrome,NS):是一种由肾小球病变引起的临床综合征:病变的肾小球对血浆蛋白滤过率显著增加,滤过的蛋白部分被肾小管分解,另一部分形成蛋白尿,长期白蛋白丢失与分解超过肝脏的合成能力,导致低白蛋白血症、浮肿以及高脂血症。

【基础与背景知识】

1. 病因　NS可分为原发性及继发性两大类。继发性NS病因主要包括:

(1)过敏性紫癜肾炎:好发于青少年,有典型的皮肤紫癜,可伴关节痛、腹痛及黑便,多在皮疹出现后1~4周左右出现血尿和/或蛋白尿。

(2)系统性红斑狼疮肾炎:好发于青少年和中年女性,依据多系统受损的临床表现和免疫学检查可检出多种自身抗体,一般不难明确诊断。

(3)乙型肝炎病毒相关性肾炎:患者血清HBV抗原阳性,肾活检切片中找到HBV抗原并除外其他继发性肾病,常见的病理类型为膜性肾病。

(4)糖尿病肾病:好发于中老年,NS 常见于病程 10 年以上的糖尿病患者,糖尿病病史及特征性眼底改变有助于鉴别诊断。

(5)肾淀粉样变性:好发于中老年,肾淀粉样变性是全身多器官受累的一部分,肾受累时体积增大,常呈 NS。

(6)骨髓瘤性肾病:好发于中老年,男性多见,患者可有骨痛、血清单株球蛋白增高、蛋白电泳 M 带及尿本周蛋白阳性等多发性骨髓瘤表现,骨髓象显示浆细胞异常增生(占有核细胞的 15%以上)。

2. 肾病综合征高脂血症的临床意义 脂肪代谢紊乱虽然是肾病综合征的继发性病理生理改变,但是它的持续存在可以促进肾小球硬化和肾小管间质病变的发生,促进肾脏病变的慢性进展。所以,治疗肾病综合征时,要积极治疗高脂血症。

3. 肾病综合征时血浆白蛋白浓度与尿蛋白排泄量之间的关系

(1)尿蛋白排泄量=肾小球滤过蛋白量-肾小管重吸收蛋白量。

(2)尿蛋白排泄量=肾小球滤过率×血清蛋白浓度×肾小球滤过膜蛋白滤过系数-肾小管重吸收蛋白量。

(3)严重肾病综合征患者,发生肾功能衰竭(肾小球滤过率显著下降)和/或显著低白蛋白血症的情况下,即使尿蛋白排泄量<3.5g/d,仍然可以诊断为肾病综合征,因为这些患者的肾小球滤过膜的病变犹在(肾小球滤过膜蛋白滤过系数仍然很高),静脉输注血浆蛋白后,尿蛋白排泄量可恢复到3.5g/d 以上。

4. 肾病综合征常见病理类型的特点

(1)微小病变型肾病(minimal change nephropathy):肾小

球滤过膜电荷屏障损伤,引起(电镜下)上皮细胞足突融合;临床上表现为选择性蛋白尿(以白蛋白为主),大多数患者对激素治疗敏感,预后较好。

(2)系膜增生性肾小球肾炎(mesangial proliferative glomerulonephritis):免疫复合物主要在系膜区沉积,引起弥漫性(50%以上肾小球)系膜细胞和系膜基质增生;系膜区及毛细血管壁以 IgA 沉积为主者,称为 IgA 肾病;病理损害程度较轻者对激素及免疫抑制剂疗效较好。

(3)系膜毛细血管性肾小球肾炎(mesangial capillary glomerulonephritis)(亦称膜增生性肾小球肾炎):免疫复合物沉积于系膜区和毛细血管壁,系膜细胞和系膜基质过度增生,并且插入到毛细血管内皮细胞下,形成毛细血管壁"双轨征";病变进展快,治疗困难。

(4)膜性肾病(membranous nephropathy):免疫复合物沉积于肾小球毛细血管壁上皮细胞下(基底膜外侧),刺激基底膜发生不同程度的增生,甚至将免疫复合物完全包埋其中;本病极易发生血栓栓塞并发症,早期或轻症患者激素及免疫抑制剂疗效较好。

(5)局灶性节段性肾小球硬化(focal segmental glomerulosclerosis):"局灶性"是指受累肾小球数<50%;"节段性"是指病变的肾小球损伤面积<50%;"肾小球硬化"是指肾毛细血管球被非细胞成分所取代(系膜基质增多、毛细血管闭塞、球囊粘连);与硬化肾小球相连的肾小管则发生萎缩、间质纤维化;实际上"肾小球硬化"="肾单位荒废"。部分患者激素和免疫抑制剂治疗有效。

5. 并发症

(1)感染,与蛋白质营养不良、免疫功能紊乱及应用糖皮质激素治疗有关。

(2)血栓、栓塞,以肾静脉血栓最为常见。

(3)急性肾衰竭。

(4)蛋白质及脂肪代谢紊乱。

【诊断与治疗】

1. 诊断标准　①尿蛋白大于 3.5g/d;②血浆白蛋白低于 30g/L;③水肿;④血脂升高。其中①②两项为诊断所必需。

2. 治疗

(1)一般治疗:凡有严重水肿、低蛋白血症者需卧床休息。肾病综合征不宜高蛋白饮食的理由有:①口服蛋白质必须消化成氨基酸后才能被吸收,过量补充氨基酸并不能增加肝脏合成白蛋白的代偿功能;②口服过量的蛋白质会加重肾小球高滤过,从而加重蛋白尿与肾小球病变;③如果已经发生肾功能不全,口服过量的蛋白质会加重氮质血症与代谢性酸中毒。

(2)对症治疗:利尿消肿,在使用血浆制品利尿时必须慎重,理由为:①输入外源性蛋白将于 24～48 小时内由尿中排出,加重蛋白尿;②可引起肾小球高滤过及肾小管高代谢,从而加重肾小球及肾小管损伤;③严重低白蛋白血症、高度浮肿与尿少,使用中分子非血浆制品及袢利尿剂可以改善临床症状。减少尿蛋白:使用血管紧张素转换酶抑制剂(ACEI)或血管紧张素受体拮抗剂(ARB),除可有效控制高血压外,均可通过降低肾小球内压和直接影响肾小球基底膜对大分子的通透性,有不依赖于降低全身血压的减少尿蛋白作用。

(3)主要治疗措施——抑制免疫与炎症反应:治疗 NS 可有多种方案,要根据患者不同情况和肾脏病理类型制定个体化治疗方案。①糖皮质激素使用的原则和方案:起始足量:

常用泼尼松 1mg/(kg·d)，口服 8 周，必要时延长至 12 周。缓慢减药：足量治疗 8~12 周后，每 1~2 周减少 10%，当减至 20mg/d 左右时症状易反复，应更加缓慢减量。长期维持：最后以最小有效剂量(10mg/d 左右)再维持半年。激素可采取全日量早晨一顿口服，在维持用药期间可采用两日量隔日顿服，以减轻激素对肾上腺皮质的抑制作用。水肿严重、有肝功能损害或泼尼松疗效不佳时，可更换泼尼松龙(等剂量)口服或静脉滴注；②细胞毒药物：最常用为环磷酰胺，可以协同激素治疗，累积量为 6~8g 后停药。主要副作用为骨髓抑制及中毒性肝损害，并可出现性腺抑制(尤其男性)、脱发、胃肠道反应及出血性膀胱炎；③免疫抑制剂：如环孢素、吗替麦考酚酯等。

第四章

IgA 肾病

【基本概念】

IgA 肾病(IgA nephropathy):指肾小球系膜区和毛细血管壁以 IgA 沉积为主的慢性肾小球疾病。

【基础与背景知识】

1. 病理 肾脏免疫病理检查是确诊 IgA 肾病的必备手段,特征为以 IgA 为主的免疫球蛋白在肾小球系膜区呈颗粒状或团块状弥漫沉积,常伴补体 C3 沉积。光镜下病理变化多种多样,主要病理类型为系膜增生性肾小球肾炎或轻微病变性肾小球肾炎。

2. 临床表现

(1)IgA 肾病起病前多有黏膜(呼吸道、消化道、泌尿道)感染。

(2)可表现为各种肾炎(急性、急进性、慢性、隐匿性)与肾病综合征,但几乎所有患者都有血尿;尿中红细胞多为肾小球源性,但有时可见到混合性血尿(分泌型 IgA 引起尿路黏膜损伤出血)。

【诊断与治疗】

1. 诊断 本病诊断依靠肾活检标本的免疫病理学检查,

即肾小球系膜区或伴毛细血管壁 IgA 为主的免疫球蛋白呈颗粒样或团块样沉积;同时必须排除肝硬化、过敏性紫癜等所致继发性 IgA 沉积的疾病。

2. 单纯性血尿或/和轻微蛋白尿的治疗　一般无特殊治疗,避免劳累、预防感冒和避免使用肾毒性药物。对于扁桃体反复感染者应做手术摘除,可减少肉眼血尿发生,降低血 IgA 水平,部分患者可减少尿蛋白。但手术应在感染控制后和病情稳定情况下进行。此类患者一般预后较好,肾功能可望较长期地维持在正常范围。

3. 大量蛋白尿(>3.5g/d)或肾病综合征的治疗　肾功能正常、病理改变轻微者,单独给予糖皮质激素常可得到缓解、肾功能稳定。肾功能受损、病变活动者则需激素及细胞毒药物联合应用。如病理变化重者疗效较差。大量蛋白尿长期得不到控制者,常进展至慢性肾衰竭,预后较差。

4. 急进性肾小球肾炎的治疗　肾活检病理学检查显示以 IgA 沉积为主的新月体性。肾炎或伴毛细血管襻坏死,临床常呈肾功能急剧恶化。该类患者应按急进性肾炎治疗,如病理显示主要为细胞性新月体者应予强化治疗(甲泼尼龙冲击治疗、环磷酰胺冲击治疗等),若患者已达到透析指征,应配合透析治疗。该类患者预后差,多数患者肾功能不能恢复。

5. 慢性肾小球肾炎的治疗　可参照一般慢性肾炎治疗原则,以延缓肾功能恶化为主要治疗目的。合并高血压者(包括恶性高血压),积极控制高血压对保护肾功能极为重要。尿蛋白>1g/d、肾功能正常者,可应用 ACEI 或 ARB,如蛋白尿无缓解,可使用糖皮质激素治疗 6 月;尿蛋白>2g/d,轻度肾功能不全,病理显示活动性病变为主,可试用糖皮质激素或加细胞毒药物,以期延缓肾功能进展。但血肌酐>265μmol/L(3mg/dl)、病理呈慢性病变时,应按慢性肾衰竭处理,一般不主张再积极应用糖皮质激素或加细胞毒药物、ACEI 或 ARB 治疗。

第五章

间质性肾炎

第一节　急性间质性肾炎

【基本概念】

急性间质性肾炎(acute interstitial nephritis,AIN):又称急性肾小管-间质性肾炎,是一组以肾间质炎细胞浸润及肾小管上皮细胞变性为主要病理表现的急性肾脏病。

【基础与背景知识】

1. 据病因可分为药物过敏性 AIN、感染相关性 AIN 及病因不明的特发性 AIN,其中药物过敏性肾炎最常见。

2. 病理光镜检查可见肾间质水肿,弥漫性淋巴细胞及单核细胞浸润,散在嗜酸性粒细胞浸润,并偶见肉芽肿。肾小管上皮细胞呈严重空泡及颗粒变性,刷毛缘脱落,管腔扩张。而肾小球及肾血管正常。

【诊断与治疗】

1. 诊断

(1)有感染,药物使用等病因。

(2)全身过敏表现,常见药疹、药物热及外周血嗜酸性粒细胞增多,有时还可见关节痛或淋巴结肿大。

（3）尿化验异常,常出现无菌性白细胞尿(可伴白细胞管型,早期还可发现嗜酸性粒细胞尿)、血尿及轻度蛋白尿。

（4）肾功能损害,常出现少尿或非少尿性急性肾衰竭,并常因肾小管功能损害出现肾性糖尿、低比重及低渗透压尿。

（5）确诊需要肾穿刺病理。

2. 治疗

（1）去除病因,停用致敏药物。

（2）糖皮质激素:如泼尼松 0.5mg/（kg・d）,共服 2～3 个月。

（3）急性肾衰竭病例应及时进行透析治疗。

第二节　慢性间质性肾炎

【基本概念】

慢性间质性肾炎(chronic interstitial nephritis,CIN):是一组以肾间质纤维化及肾小管萎缩为主要病理表现的慢性肾脏病。

【基础与背景知识】

1. 病因　多样,常见有:

（1）中药如含马兜铃酸药物。

（2）西药(如镇痛药、环孢素等)。

（3）重金属(如铅、镉、砷等)。

（4）放射线。

（5）其他(如巴尔干肾病)。

2. 病理　光镜下肾间质呈多灶状或大片状纤维化,伴或不伴淋巴及单核细胞浸润,肾小管萎缩乃至消失,肾小球出现缺血性皱缩或硬化。

【诊断与治疗】

1. 诊断

（1）本病多缓慢隐袭进展,常首先出现肾小管功能损害,可以出现肾性糖尿、Fanconi 综合征及肾小管酸中毒,随病情进展肾小球功能也受损。

（2）尿常规变化轻微,随肾功能恶化,患者肾脏缩小(两肾缩小程度可不一致),出现肾性贫血及高血压。

（3）确诊需要肾穿刺病理。

2. 治疗　应积极去除致病因子,治疗肾小管酸中毒,如出现慢性肾功能不全应予非透析保守治疗,以延缓肾损害进展;若已进入尿毒症则应进行肾脏替代治疗。

第六章

尿 路 感 染

【基本概念】

尿路感染(urinary tract infection, UTI):是指各种病原微生物在尿路中生长、繁殖而引起的尿路炎症性疾病。

【基础与背景知识】

1. 尿路感染分为上尿路感染(主要指肾盂肾炎)和下尿路感染(主要指膀胱炎、尿道炎)。

2. 上行感染(最常见的细菌是肠道革兰氏阴性杆菌,其中以大肠埃希菌最常见,占85%以上)是最常见的尿路感染途径(占95%),少数为血源性感染,后者细菌多为金黄色葡萄球菌。

3. 存在尿路梗阻、尿路畸形和结构异常、尿路器械使用、邻近器官感染、机体免疫力差等易感因素的患者易发生尿路感染。

4. 非复杂性尿路感染易于治疗,治愈率为90%,复杂性尿路感染除非去除易感因素,易复发难治愈。复杂性尿路感染是指伴有尿路引流不畅、结石、畸形、膀胱输尿管反流等结构或功能的异常,或在慢性肾实质性疾病基础上发生的尿路感染。

【诊断与治疗】

1. 诊断程序　首先尿路感染定性诊断,继而区别上尿路感染与下尿路感染,对于上尿路感染还要再区别急性感染与慢性感染。

2. 尿路感染定性诊断　尿路刺激征(尿频、尿急、尿痛),或脓尿样尿沉渣变化,或尿臭提示诊断,存在真性菌尿可确立诊断。真性菌尿:①清洁中段尿细菌定量培养≥10^5/ml;如临床上无症状,则要求两次细菌培养均为有意义的细菌尿,且为同一菌种;②膀胱穿刺尿细菌定性培养有细菌生长。

3. 上尿路感染与下尿路感染和区别诊断　伴有肾小管损伤(尿沉渣见细胞管型或较多的透明管型、肾小管上皮细胞)与肾小管功能障碍(肾脏浓缩稀释功能障碍、尿 β_2 微球蛋白排泄增多)的尿路感染为上尿路感染。急性肾盂肾炎的临床特点:在真性菌尿或有意义的菌尿基础上有下列情况:

(1)有感染相关的全身症状(发热、血白细胞计数升高)与肾脏局部体征(腰痛、肋脊角及输尿管点压痛、肾区叩痛)。

(2)有肾小管损伤的实验室证据。

(3)短期抗菌治疗不易治愈。

4. 慢性肾盂肾炎的临床特点

(1)肾外形凹凸不平,双肾大小不等(长径相差 1cm 以上)。

(2)静脉肾盂造影有肾盂肾盏变形、缩窄。

(3)持续性肾小管功能损害。

5. 尿路感染复发　原先的致病微生物再次引起尿路感染,一般发生于停药后 6 周之内。

6. 重新感染　另外一种新的致病微生物侵入尿路引起的尿路感染。重新感染者致病微生物的药敏试验结果与上次致病微生物不同,多发生于停药 6 周以后。

7. 治疗

（1）女性患者，排除复杂性尿路感染、妊娠及上尿路感染等情况，估计感染途径为上行感染，一般选用主要针对肠道革兰氏阴性杆菌的口服抗菌药，3日疗法。

（2）3日疗法无效者，以及复杂性尿路感染、妊娠、上尿路感染以及男性尿路感染者，视临床表现轻重选口服或静脉用抗菌药，总疗程2周。

（3）2周治疗无效的患者，应该根据药敏结果调整抗菌药，最大剂量联合口服用药，疗程为6周。

（4）尽可能于停药1周和1个月后进行尿常规与尿细菌学复查，以明确是否治愈、复发或再感染。

（5）尽可能排除尿路感染的易感因素。

第七章

肾小管疾病

第一节　肾小管酸中毒

【基本概念】

肾小管酸中毒(renal tubular acidosis,RTA):是一组由于肾脏泌氢或重吸收碳酸氢钠的能力下降而引起的阴离子间隙正常的代谢性酸中毒。

【基础与背景知识】

1. 肾脏酸化尿液的机制　普通饮食正常新陈代谢情况下,人体每日净产生非挥发性酸 1mmol/kg 左右,肾脏通过下列机制将之排泄:

(1)近端小管重吸收碳酸盐(实际上肾脏并无净酸排泄,但是增加了机体碱贮备,后者结合体内固定酸上的 H^+ 生成碳酸,使非挥发性酸转化为挥发性酸经肺排泄)。

(2)远端小管排泄氯化铵。

(3)酸化碱性磷酸盐($Na_2HPO_4 \rightarrow NaH_2PO_4$,主要发生于远端肾小管)。

2. 肾小管酸中毒按照肾小管功能缺陷部位分为四大类。即远端肾小管酸中毒(Ⅰ型 RTA);近端肾小管酸中毒(Ⅱ型

RTA);Ⅲ型肾小管酸中毒同时具有近端和远端肾小管酸中毒的特点;如果醛固酮对远端肾单位的作用障碍,则发生以高氯性代谢性酸中毒伴高钾血症为特征的Ⅳ型肾小管酸中毒。

3. 远端肾小管酸中毒(Ⅰ型 RTA)的特点　主要发病机制为肾小管腔与管周液间无法形成高 H^+ 梯度。临床表现为:①阴离子间隙正常的高血氯性代谢性酸中毒,尿液不能酸化至 pH<5.5;②低钾血症,尿钾升高;③钙磷代谢障碍,高尿钙、高尿磷导致低血钙、低血磷。严重的钙磷代谢紊乱常引起骨病(骨痛、骨质疏松及骨畸形)、肾结石及肾钙化。

4. 近端肾小管酸中毒(Ⅱ型 RTA)的特点　由近端肾小管酸化功能障碍引起,远端酸化功能正常。临床表现:①阴离子间隙正常的高血氯性代谢性酸中毒,但是尿 pH 上升,为反常性碱性尿;②低钾血症常较明显,但是,低钙血症及低磷血症远比远端 RTA 轻,极少出现肾结石及肾钙化。

5. 混合型肾小管酸中毒(Ⅲ型 RTA)　同时具有近端和远端 RTA 的表现,尿中可滴定酸和铵离子均减少,伴有碳酸氢根增多。

6. Ⅳ型肾小管酸中毒　肾小管酸中毒的同时合并高血钾,与醛固酮作用减弱有关。

【诊断与治疗】

1. 诊断原则　肾小管酸中毒没有特异的临床表现,临床诊断主要是根据存在慢性肾小管损害的基本病因及肾小管功能障碍的表现,基于血气分析与肾小管酸化功能的变化做出诊断。

2. 远端 RTA 诊断　①出现 AG 正常的高血氯性代谢性酸中毒、低钾血症,化验尿中可滴定酸或/和 $NH4^+$ 减少,尿 pH 经常>5.5,远端 RTA 诊断即成立;②如出现低血钙、低血磷、骨病、肾结石或肾钙化,则更支持诊断;③对不完全性远端 RTA 患者,可进行氯化铵负荷试验(有肝病者可用氯化钙代替),若获阳性结果(尿 pH 不能降至 5.5 以下)则本病成立;④尿与血二氧化碳分压比值(尿 CO_2/血 CO_2)测定、中性磷酸盐试验、硫酸钠试验及呋塞米试验等,对确诊远端 RTA 均有帮助。

3. **近端 RTA 诊断** 出现 AG 正常的高血氯性代谢性酸中毒、低钾血症,化验尿中 HCO_3^- 增多,HCO_3^- 排泄分数>15% 近端 RTA 诊断即成立。

4. **Ⅳ 型 RTA 诊断** AG 正常的高血氯性代谢性酸中毒+高钾血症。

5. **碳酸氢钠负荷试验**

(1)适应证:临床拟诊近端肾小管酸中毒(Ⅱ型肾小管酸中毒),血气分析示显性代谢性酸中毒,尿 pH 维持于 6.0 以下(因为显著低碳酸盐血症,肾小球滤过碳酸盐减少,尿碳酸氢盐排泄量下降至正常水平,因而尿 pH 下降至 6.0 以下)。

(2)方法:大剂量口服或静脉滴注碳酸氢钠,提高血浆碳酸氢钠浓度至正常值中位数。测尿 pH 及尿碳酸盐浓度。

(3)结果判断:近端肾小管酸中毒者碳酸盐滤过排泄分数>15%,尿 pH 上升至 6.0 以上。

6. **氯化铵负荷试验的临床应用**

(1)适应证:临床拟诊远端肾小管酸中毒(Ⅰ型肾小管酸中毒),但是血气检查结果无显性代谢性酸中毒,尿 pH 维持于 6.0 以上。

(2)方法:口服氯化铵或氯化钙,造成药源性失代偿性代谢性酸中毒。

（3）结果判断：在失代偿性代谢性酸中毒状态下，尿 pH 仍不能下降至 6.0 以下，提示肾脏酸化功能障碍。

7. 治疗要点

（1）纠正病因。

（2）纠正酸中毒，常用枸橼酸合剂，亦可服用碳酸氢钠。

（3）纠正血钾，Ⅰ~Ⅲ型 RTA 均合并低血钾，常用枸橼酸钾，Ⅳ型 RTA 合并高血钾需避免储钾药物和食物，可口服离子交换树脂或使用呋塞米，必要时透析治疗。

（4）防治肾结石、肾钙化及骨病。

第二节　Fanconi 综合征

【基本概念】

Fanconi 综合征（Fanconi syndrome）：即范可尼综合征，是近端肾小管复合性功能缺陷（肾性糖尿、全氨基酸尿、磷酸盐尿及其他与近端小管相关的功能异常）疾病。

【基础与背景知识】

1. 病因　儿童病例多为遗传性疾病，而成人病例多为后天获得性疾病，后者常继发于慢性间质性肾炎、干燥综合征、移植肾、重金属（汞、铅、镉等）肾损害等。

2. 临床表现

（1）血尿生化异常：如肾性糖尿、全氨基酸尿、磷酸盐尿、尿酸盐尿及碳酸氢盐尿等，并相应出现低磷血症、低尿酸血症及近端肾小管酸中毒。

（2）血尿生化异常导致的临床症状：如骨痛、骨质疏松及骨畸形，儿童可见生长发育迟滞。

【诊断与治疗】

1. 诊断　具备典型临床表现即可诊断,其中肾性糖尿、全氨基酸尿、磷酸盐尿为基本诊断条件。

2. 治疗　除病因治疗外,近端肾小管酸中毒应予对症治疗,严重低磷血症可补充中性磷酸盐及骨化三醇。

第八章

肾血管疾病

第一节　肾动脉狭窄

【基本概念】

肾动脉狭窄(renal artery stenosis):是由多种病因引起的肾动脉管腔缩小,在此基础上常可引发肾血管性高血压和缺血性肾病。

【基础与背景知识】

1. 肾动脉狭窄常见病因是动脉粥样硬化、纤维肌性发育不全、大动脉炎。

2. 肾动脉狭窄常引起肾血管性高血压,这是由于肾缺血刺激肾素分泌,体内肾素-血管紧张素-醛固酮系统(RAAS)活化,外周血管收缩,水钠潴留而形成。如及时解除肾动脉狭窄,高血压可被治愈,肾功能减退至少可以部分逆转。

3. 长期肾动脉狭窄引起缺血性肾脏病,患侧肾脏肾小球硬化、肾小管萎缩及肾间质纤维化。

4. 临床表现

(1)肾性高血压可表现为短期内血压迅速恶化并且难以控制。

（2）缺血性肾脏病主要表现为肾功能缓慢进行性减退，以肾小管功能损害为主，两肾大小可以不对称。

（3）部分肾动脉狭窄患者腹部或腰部可闻及血管杂音。

【诊断与治疗】

1. 诊断　下列重要的临床表现提示诊断：难治性高血压；两侧肾脏显著的大小不一；腹部或腰部血管杂音；单侧肾功能损害。肾血管影像检查结果可帮助确立诊断。

（1）超声检查：B型超声能准确测定双肾大小，彩色多普勒超声能观察肾动脉主干及肾内血流变化，从而提供肾动脉狭窄间接信息。

（2）放射性核素检查：仅做核素肾显像意义不大，阳性率极低。需做卡托普利肾显像试验（服卡托普利 25～50mg，比较服药前后肾显像结果），肾动脉狭窄侧肾脏对核素摄入减少，排泄延缓，而提供诊断间接信息。

（3）磁共振或螺旋 CT 血管造影：能清楚显示肾动脉及肾实质影像，并可三维成像，对诊断肾动脉狭窄敏感性及特异性均高，由于 CT 血管造影的碘造影剂对肾脏有一定损害，在血清肌酐>221μmol/L 的肾功能不全患者不宜应用；从前认为此时可选用磁共振血管造影，但在 GFR<30ml/min 的患者可能引起肾源性系统性纤维化，应避免使用。

（4）肾动脉血管造影：肾动脉造影是确诊肾动脉狭窄的金标准，有意义的肾动脉狭窄指狭窄程度>50%。

2. 治疗

（1）血管成形术治疗，此治疗尤适用于纤维肌性发育不全患者。

（2）外科手术治疗。

（3）内科药物治疗，单侧肾动脉狭窄首选 ACEI 或 ARB，双侧肾动脉狭窄者应禁服上述药物。

第二节　肾动脉栓塞和血栓形成

【基本概念】

肾动脉栓塞和血栓形成(renal artery embolism and thrombosis)：是指肾动脉主干或其分支的栓塞或血栓形成,导致管腔狭窄或闭塞,整个肾脏和部分肾皮质发生缺血和坏死,肾功能恶化。

【基础与背景知识】

1. 肾动脉栓塞的栓子主要来源于心脏(如心房纤颤或心肌梗死后附壁血栓、换瓣术后血栓、心房黏液瘤等),但也可来源于心脏外(如脂肪栓子、肿瘤栓子等)。

2. 肾动脉血栓可在肾动脉病变(如粥样硬化、炎症、动脉瘤等)或血液病变(凝固性增高)基础上发生,但更常见于动脉壁创伤(如经皮经腔肾动脉球囊扩张术)。

【诊断与治疗】

1. 诊断

(1)有发生的相关高危因素如外伤、血管造影、肾病综合征及心脏病。

(2)临床表现可有患侧剧烈腰痛、脊肋角叩痛、高血压。而双侧肾动脉广泛阻塞时,常致无尿及急性肾衰竭。

(3)化验异常：如白细胞尿、蛋白尿、血尿、尿酶及血清酶(AST、LDH、AKP)升高。

(4)肾功能改变,少尿、无尿和急性肾衰竭。

(5)选择性肾动脉造影是最直接可靠的诊断手段。

2. 治疗　肾动脉栓塞或血栓形成应尽早治疗,包括经皮经腔肾动脉插管局部灌注纤溶酶原激活剂溶栓,全身抗凝,及外科手术取栓等。

第三节 小动脉性肾硬化症

【基本概念】

小动脉性肾硬化症:又称高血压肾硬化症(hypertensive nephrosclerosis),是指肾小球前小动脉(小叶间动脉、弓状脉以及入球小动脉)的内膜增厚与玻璃样变,造成动脉管腔狭窄,供血减少,进而继发缺血性肾小球硬化、肾小管萎缩及肾间质纤维化。

【基础与背景知识】

小动脉性肾硬化症分为良性小动脉性肾硬化症(benign arteriolar nephrosclerosis)及恶性小动脉性肾硬化症(malignant arteriolar nephrosclerosis)两种。前者由良性高血压引起,后者由恶性高血压引起。良性高血压持续 5~10 年即可能出现相关的病理改变,10~15 年即可能出现临床表现。既往恶性高血压几乎都引起肾损害,但是随着诊治手段的进展,近代仅 63%~90% 恶性高血压患者发生恶性小动脉性肾硬化症。

【诊断与治疗】

1. 良性小动脉性肾硬化症诊断

(1)长期高血压病史。

(2)肾损害同时,常伴随出现高血压眼底病变及心、脑并发症。

(3)首先出现肾小管功能损害,如肾小管浓缩功能障碍表现(夜尿多、低比重及低渗透压尿),轻度蛋白尿,肾小球功能渐进受损后逐渐进展至终末期肾衰竭。

（4）肾脏病理可见入球小动脉玻璃样变,动脉内膜增厚,肾小球硬化、肾小管萎缩及肾间质纤维化。

2. 良性小动脉性肾硬化症治疗　重在预防,积极治疗高血压是关键,如果肾功能已减退,则按慢性肾功能不全处理。

3. 恶性小动脉性肾硬化症诊断

（1）恶性高血压,舒张压≥130mmHg 者,眼底呈出血、渗出和水肿。

（2）血尿、蛋白尿、管型尿及无菌性白细胞尿,少尿,肾功能进行性恶化。

（3）病理见入球小动脉、小叶间动脉及弓状动脉纤维素样坏死,及小叶间动脉和弓状动脉高度肌内膜增厚(高度增生的基质及细胞成同心圆排列,使血管切面呈"洋葱皮"样外观)。

4. 恶性小动脉性肾硬化症治疗

（1）有效降低血压,治疗初常需静脉滴注降压药。

（2）平稳降低血压,以免影响肾灌注,加重肾缺血。推荐方案是在治疗初 2~3 小时,将舒张压降到 100~110mmHg,然后继续在 12~36 小时内,将血压进一步降至 90mmHg。

（3）如果恶性小动脉性肾硬化症已发生并已出现肾衰竭,则应及时进行透析治疗。

第四节　肾静脉血栓

【基本概念】

肾静脉血栓(renal vein thrombosis,RVT):是指肾静脉主干和/或分支内血栓形成,导致肾静脉部分或全部阻塞而引起的一类疾病。

【基础与背景知识】

1. 病因　常在下列情况下发生：

(1)血液高凝状态(如肾病综合征)。

(2)肾静脉受压,血流淤滞(如肿瘤、血肿压迫)。

(3)肾静脉血管壁受损(如肿瘤侵犯)。临床上以肾病综合征(尤其膜性肾病患者)并发 RVT 最常见。

2. 临床表现

(1)RVT 的临床表现取决于被阻塞静脉大小、血栓形成快慢、血流阻断程度及有无侧支循环形成等,约 3/4 肾病综合征患者并发的 RVT 并无临床症状。

(2)急性 RVT 的典型临床表现：①患侧腰胁痛或腹痛；②尿异常,出现血尿及蛋白尿(原有蛋白尿增多)；③肾功能异常,双侧肾静脉主干大血栓可致急性肾衰竭；④病肾增大(影像学检查证实)。慢性 RVT、有时还可引起肾小管功能异常,呈现肾性糖尿等。

(3)肾静脉血栓常可脱落引起肺栓塞。

【诊断与治疗】

1. 诊断　肾病综合征患者突然出现腰腹痛,镜下血尿增多,甚至肉眼血尿,尿蛋白突然增多,肾功能突然下降,应考虑急性肾静脉血栓形成。多普勒超声、磁共振、CT 有助于诊断,确诊 RVT 必须依靠选择性肾静脉造影检查。

2. 治疗　RVT 确诊后应尽早开始溶栓及抗凝治疗。肾静脉主干大血栓溶栓无效且反复导致肺栓塞时,可考虑手术取栓。

第九章

急性肾损伤

第一节 概　述

【基本概念】

急性肾损伤(acute renal injury,AKI):指任何原因引起的肾小球滤过率突然(数小时至数日)持续(>24 小时)下降和肾脏多种功能的急剧减损。

【基础与背景知识】

1. 急性肾损伤的病因

(1)肾前性:各种原因引起的肾脏灌注不良,肾脏尚未发生器质性损害,本质上就是肾前性少尿。肾前性氮质血症是急性肾衰竭最常见的类型。

(2)肾性:肾性 AKI 是指肾实质损伤,最常见的是肾缺血或肾毒性物质损伤肾小管上皮细胞引起急性肾小管坏死(ATN),也包括肾小球疾病、肾血管病和间质病变所伴有的肾功能急剧下降。急性间质性肾炎有药物过敏、感染史,小管间质性疾病多无急性肾炎综合征的表现,肾血管疾病包括微血管病和大血管病(动脉栓塞、静脉血栓形成),肾小球疾病包括原发性、继发性各种严重肾小球肾炎。

（3）肾后性：各种原因引起的急性尿路梗阻。

2. 急性肾损伤的临床表现

（1）清除废物功能障碍导致氮质血症。

（2）重吸收功能障碍导致肾小管性蛋白尿、肾性糖尿与氨基酸尿等。

（3）水电解质平衡功能障碍导致尿电解质紊乱，最常见的是水中毒与高钾血症。

（4）酸碱平衡紊乱导致代谢性酸中毒。

（5）内分泌功能障碍最常导致贫血与低钙血症。

（6）全身各系统并发症的临床表现。

【诊断与治疗】

1. AKI 诊断标准　48 小时内血肌酐升高绝对值 ≥ 26.4μmol/L（0.3mg/dl）或较基础值升高 ≥50%（增至 1.5 倍），或尿量小于 0.5ml/（kg·h）超过 6 小时，可发生于既往无肾脏病者，也可发生于慢性肾脏病基础上。

2. 急性肾损伤的分期（表 4-9-1）

表 4-9-1　急性肾损伤的分期标准

分期	血清肌酐	尿量
1 期	增至基础值 1.5~1.9 倍 或升高 ≥0.3mg/dl/（26.5μmol/L）	<0.5ml/（kg·h），持续 6~12h
2 期	增至基础值 2.0~2.9 倍	<0.5ml/（kg·h），时间 ≥12h
3 期	增至基础值 3 倍	<0.3ml/（kg·h），时间 ≥24h
	或升高 ≥4.0mg/dl/（353.6μmol/L）	或无尿 ≥12h

续表

分期	血清肌酐	尿量
	或开始肾脏替代治疗	
	或 < 18 岁患者	
	eGFR < 35ml/(min·1.73m^2)	

3. 急性肾损伤的分型　对于急性肾小管坏死,根据尿量多少分为少尿型 ARF(尿量少于 400ml/d)和非少尿型 ARF,后者只有部分肾单位的损伤,病情较轻,预后较好。非少尿性 ARF 虽然尿量未显著减少,肾脏清除代谢废物的功能受损,氮质血症增加,有尿毒症的表现。

4. 高分解代谢型和非高分解代谢型　前者指组织分解代谢极度增高,每日血尿素氮和肌酐上升幅度分别 >14.3mmol/L 和>132.6μmol/L,代谢性酸中毒和电解质紊乱严重,中毒症状显著,常见于有严重感染、组织创伤,热量供应不足等;后者指每日血尿素氮和肌酐上升速度达不到上述水平。

5. 肾前性少尿的特点

(1)有引起肾脏灌注不良的病因存在。

(2)尿沉渣正常。

(3)肾小管对尿素氮、水和钠的重吸收相对增加,尿比重升高、尿渗透压增加、血尿素氮/血肌酐>20、尿肌酐/血肌酐比值>40、尿钠浓度<20mmol/L、肾衰指数<1。

(4)适量补液治疗改善肾脏灌注,可以显著增加尿量。

(5)肾脏对利尿剂有反应。

6. 急性肾损伤与慢性肾衰竭(chronic renal failure,CRF)

的鉴别诊断

(1)CRF 患者可有慢性肾脏病病史,常有夜尿增多,而 AKI 常有明确的病因,常伴有尿量的减少。

(2)CRF 肾脏缩小、肾皮质变薄,ARF 肾脏肿大,某些疾病导致的 CRF 肾脏也可肿大,如糖尿病肾病、肾脏淀粉样变性、轻链沉积病等。

(3)测定指甲、头发肌酐可反映 3~4 个月前的肌酐水平。

(4)CRF 患者贫血、钙磷代谢紊乱严重,AKI 患者早期贫血、钙磷代谢紊乱较轻。

(5)AKI 的关键是肾小球滤过率急剧下降,大多具有某种程度的可逆性(主要取决于致病因素),CRF 的关键是健全肾单位数进行性减少,是不可逆的。

7. 慢性肾脏病(CKD)基础上的急性肾损伤(AKI on CRF)

(1)CKD 患者是 AKI 的易感人群,慢性肾功能轻度受损的患者发生 AKI 的风险增加。

(2)AKI on CRF 的临床表现无特异性,许多有助于诊断 CKD 的特征均因 CKD 与 AKI 的共同存在而难以判断。

(3)以下情况应考虑 AKI on CRF 的可能:明确证据表明 CKD 患者肾功能突然快速下降;临床首次拟诊 CKD 的患者,存在引起 AKI 的诱因,如有效血容量不足、严重高血压、感染、肾毒性药物、尿路梗阻等;CKD 患者症状突然加重(蛋白尿、贫血等)。

(4)治疗关键是去除诱因、控制原发病,最大程度的保护肾功能。

8. 治疗

(1)病因治疗。

(2)维持体液平衡,纠正水中毒,预防心衰。

（3）防治高钾血症。

（4）动态观察酸碱平衡,治疗代谢性酸中毒。

（5）血液净化治疗:严重高钾血症($>6.5mmol/L$)、代谢性酸中毒($pH<7.15$)、利尿剂无效的肺水肿、严重的尿毒症症状(如心包炎、尿毒症脑病)、少尿或无尿2天、血肌酐达442μmol/L以上都是急诊透析指征。

（6）防治并发症。

第二节　急性肾小管坏死

【基本概念】

急性肾小管坏死(acute renal tubular necrosis,ATN):是肾缺血及/或肾中毒导致的肾小管上皮细胞损伤/坏死,肾小球滤过率(GFR)急剧降低以及多种肾脏功能的急剧损伤临床综合征。

【基础与背景知识】

1. ATN易感人群　存在基础肾脏病、高血压、糖尿病、心血管疾病和高龄患者。

2. 急性肾缺血引起的ATN,肾小管病变弥漫,基底膜常遭破损,如基底膜完整性破坏,肾小管上皮细胞不能再生。急性肾中毒引起的ATN,病变往往局限于近端肾小管,多数情况下肾小管基底膜完整,预后较缺血性肾小管坏死好。

3. 典型的急性肾小管坏死的临床经过

（1）起始期:基本病因作用于肾脏,引起肾小球滤过率下降,但尚未发生肾实质损害,临床上主要表现为原发病的症状与体征,可有尿量减少或少尿,此时急性肾衰竭可预防。

（2）维持期(又称少尿期):已经发生急性肾小管坏死;大

多数患者有少尿,有尿质的变化,一般为期1~2周;突出的表现是血清肌酐和尿素氮进行性升高、水中毒(稀释性低钠血症)、高钾血症、代谢性酸中毒,病程后期可伴低钙血症与高磷血症,同时伴有全身多系统并发症。

(3)恢复期:肾小管上皮细胞开始再生,逐渐恢复肾小管的完整性,肾小球滤过率与肾小管功能也随之逐渐恢复(部分患者可留有永久性肾脏结构与功能缺陷);肾小球滤过率恢复伊始,因为肾小管浓缩功能不健全以及潴留物质的渗透性利尿作用,可发生一过性多尿(1~3周),此时依然易出现水电酸碱平衡的紊乱。

【诊断与治疗】

1. 诊断

(1)发病前有引起急性肾小管坏死的病因(如肾缺血或肾中毒等)。

(2)根据患者血肌酐和尿量,达到急性肾损伤的诊断标准。

(3)B型超声检查示双肾增大或正常大小。

(4)无大量失血或溶血证据者,多无严重贫血,血红蛋白多不低于80g/L。

(5)能肯定排除肾前及肾后性氮质血症和其他肾脏病所致急性肾衰竭。

2. 急性肾小管坏死尿液的特点

(1)肾小管上皮细胞坏死脱落引起尿沉渣出现肾小管上皮细胞、管型。

(2)尿浓缩功能障碍引起低比重尿、等渗尿以及尿肌酐/血肌酐比值<20。

(3)肾小管重吸收功能障碍引起尿钠排泄增多(肾衰指

数或滤过钠排泄分数>1,尿钠浓度>20mmol/L),另外还可出现小分子蛋白尿与肾性糖尿。

(4)肾脏对补液治疗及利尿剂无反应或反应微弱。

3. 治疗

(1)起始期:纠正可逆病因,早期干预治疗,包括扩容改善肾脏低灌注、控制心力衰竭、抗感染等去除引起肾小球滤过率下降的原因。

(2)维持期(少尿期):应量入为出控制液体入量,处理高钾血症、纠正酸中毒,防治感染和各种并发症(如高血压、心力衰竭、肺水肿、消化道出血、贫血等)。

(3)恢复期:出现大量利尿后要防止脱水及电解质紊乱(低钾血症、低钠血症、低钙血症、低镁血症等),后期随访肾功能,慎用肾毒性药物。

(4)肾脏替代治疗,是严重急性肾衰竭的主要治疗措施。

第十章

慢性肾脏病

【基本概念】

慢性肾脏病(chronic kidney diseases,CKD):是对病程经过缓慢,不易痊愈,即使原发致病因素去除后肾脏病理损害(肾单位毁损)以及肾功能还可进行性恶化的一组肾脏疾病的总称。

【基础与背景知识】

1. CKD 的分期(表 4-10-1)

表 4-10-1　慢性肾脏病的临床分期

分期	描述	GFR [ml/(min·1.73m²)]	说明
1	肾损伤指标(+) GFR 正常	>90	重点诊治原发病
2	肾损伤指标(+) GFR 轻度↓	60~89	减慢 CKD 进展,降低心血管病风险
3	GFR 中度↓	30~59	减慢 CKD 进展,评估治疗并发症
4	GFR 重度↓	15~29	综合治疗,治疗并发症
5	肾衰竭	<15 或透析	透析前准备及透析治疗

2. 在 CKD3 期之前,病人可以无任何症状;CKD3 期以后病人开始有肾功能异常,出现高血压、心衰、严重高钾血症、酸碱平衡紊乱、消化道症状、贫血、矿物质骨代谢异常、甲状旁腺功能亢进和中枢神经系统障碍,并在 CKD4 期以后症状明显加重。

3. 慢性肾衰竭急性加重的危险因素

(1)累及肾脏的疾病(如原发性肾小球肾炎、高血压、糖尿病、缺血性肾病等)复发或加重。

(2)血容量不足(低血压、脱水、大出血或休克等)。

(3)肾脏局部血供急剧减少(如肾动脉狭窄患者应用ACEI、ARB 等药物)。

(4)严重高血压未能控制。

(5)肾毒性药物。

(6)泌尿道梗阻。

(7)严重感染。

(8)其他:高钙血症、严重肝功不全等。

4. 慢性肾衰竭的发病机制

(1)肾单位高滤过:残余肾单位肾小球出现高灌注和高滤过状态是导致肾小球硬化和残余肾单位进一步丧失的重要原因之一。

(2)肾单位高代谢,残余肾单位肾小管高代谢状况是肾小管萎缩、间质纤维化和肾单位进行性损害的重要原因之一。

(3)肾组织上皮细胞表型转化的作用。

(4)细胞因子和生长因子的作用:如 TGFβ、白细胞介素-1、单个核细胞趋化蛋白-1、血管紧张素 Ⅱ、内皮素-1 等。

【诊断与治疗】

1. CKD 定性诊断

(1)各种原因引起的慢性肾脏结构和功能障碍(肾脏损伤病史>3 个月),包括 GFR 正常和不正常的病理损伤、血液或尿液成分异常,及影像学检查异常。

(2)不明原因的 GFR 下降(GFR<60ml/min)超过 3 个月。

2. CKD 诊断后续流程

(1)病因诊断。

(2)CKD 临床分期。

(3)肾功能损害相关的并发症:如肾性高血压、肾性贫血等。

(4)合并症:如糖尿病,心血管疾病等。

3. CKD 营养治疗

(1)CRF 患者蛋白摄入量一般为 0.6~0.8g/(kg·d)。

(2)磷摄入量一般应<600~800mg/d;对严重高磷血症患者,还应同时给予磷结合剂。

4. CKD 降压治疗

(1)降压目标值:血压控制不良是加速肾功能恶化的重要原因,对于合并蛋白尿的 CKD 患者,如果蛋白尿<1g/d,血压控制在 130/80mmHg 以下,蛋白尿≥1g/d 的患者,血压控制在 125/75mmHg 以下。

(2)血管紧张素转化酶抑制剂(ACEI)和血管紧张素Ⅱ受体拮抗剂(ARB)使用:ACEI/ARB 在加量使用过程中,注意监测血肌酐较基线升高 30%(一般在开始用药 2~4 周内,或用药过程中出现呕吐、腹泻等脱水状态,加用 NSAID、利尿剂时),则应该减量或停用。在临床对于 CKD4 期以上患者使用 ACEI/ARB 应采取谨慎态度,需要首先合用利尿剂,采取低钾饮食并且严密监视血钾及肌酐变化情况。

5. 纠正酸中毒及水电解质紊乱

(1)纠正代谢性中毒及水钠紊乱:纠正酸中毒主要为口服碳酸氢钠($NaHCO_3$);为防止出现水钠潴留需适当限制钠摄入量,钠摄入一般应<3g/d,如果患者心力衰竭或存在难以控制的高血压应该<2g/d;水负荷患者可使用利尿剂,通常血肌酐<1.8mg/dl($159\mu mol/L$)可以应用噻嗪类利尿剂,血肌酐>1.8mg/dl 时,应选择袢利尿剂。

(2)高钾血症的防治:首先应积极预防高钾血症的发生。当 GFR<25ml/min(或 Scr>309.4~353.6$\mu mol/L$)时,即应适当限制钾的摄入。当 GFR<10ml/min 或血清钾水平>5.5mmol/L 时,则应更严格地限制钾摄入。对高钾血症的措施:积极纠正酸中毒,除口服碳酸氢钠必要时可静脉给予碳酸氢钠;给予袢利尿剂,呋塞米 40~80mg(或布美他尼 2~4mg);口服降钾树脂;对严重高钾血症(血钾>6.5mmol/L),且伴有少尿、利尿效果欠佳者,应及时给予血液透析治疗。

6. 贫血的治疗和重组人促红细胞生成素(rHuEPO)的应用

(1)贫血的原因有红细胞生成素缺乏、红细胞寿命缩短、尿毒症毒素及红细胞抑制因子影响骨髓造血、铁缺乏、慢性失血、继发性甲状腺功能亢进、铝中毒,其他如慢性炎症、营养不良、溶血等。

(2)治疗:如排除失血等因素,Hb<10g/dl 即可开始应用 rHuEPO 治疗。影响 rHuEPO 疗效的主要原因是功能性缺铁。因此,在应用 rHuEPO 时,应同时重视补充铁剂,否则疗效常不满意。贫血治疗的目标值为 11.0~12.0g/dl。

7. 矿物质代谢紊乱和肾性骨病的治疗

(1)纠正低血钙,防止高血钙:对明显低钙血症患者,可口服 1,25(OH)$_2$D$_3$(骨化三醇),治疗中监测血 Ca、P、iPTH(全段甲状旁腺激素)浓度,使透析前患者血 iPTH 保持在35~110pg/ml(正常参考值为 10~65 pg/ml);使透析患者血钙磷乘积尽量接近目标值的低限(Ca×P<55mg/dl 或4.52mmol/L),血 iPTH 保持在 150~300pg/ml,以防止生成不良性骨病。对已有生成不良性骨病的患者,不宜应用骨化三醇或其类似物。

(2)控制高磷血症:当 GFR 10~30ml/min 时,除限制磷摄入外,可应用磷结合剂口服,以碳酸钙较好。对明显高磷血症[血磷>7mg/dl(2.26mmol/L)]或血清 Ca、P 乘积>55(mg/dl)者,则应暂停应用钙剂,以防转移性钙化的加重。可以使用不含钙的磷结合剂如碳酸镧、司维拉姆或者短期使用氢氧化铝。

8. 肾脏替代治疗　当慢性肾衰竭患者 GFR 6~10ml/min[血肌酐(Scr)>707μmol/L)]并有明显尿毒症临床表现,经治疗不能缓解时,则应进行透析治疗。对糖尿病肾病,可适当提前(GFR 10~15ml/min)安排透析。

(1)血液透析:当估计患者 1 年内需要血液透析或者 Ccr<25ml/min、Scr>4mg/dl 时,就应当建立自体动静脉内瘘。一个成熟的自体动静脉内瘘成熟时间最少 1 个月,最好 3~4 个月再使用。血液透析治疗一般每周做 3 次,每次 4~6 小时。急性透析指征:①药物不能控制的电解质紊乱,尤其是高血钾(血清钾≥ 6.5mmol/L 或心电图提示高钾);②药物不能控制的严重水潴留、少尿、无尿、高度浮肿伴有心、肺水肿和脑水肿等;③药物不能控制的高血压;④药物不能纠正的代谢性酸中毒

(pH<7.2);⑤并发严重尿毒症性心包炎、消化道出血、中枢神经系统症状(神志恍惚、嗜睡、昏迷、抽搐、精神症状);⑥误型输血者,血游离血红蛋白≥800mg/L(12.4mmol/L);⑦有少尿或无尿2天以上,肌酐≥442μmol/L,尿素氮≥21.4mmol/L,肌酐清除率≤10ml/(min·1.73m^2)。

(2)腹膜透析:持续性不卧床腹膜透析疗法(CAPD)设备简单,易于操作,安全有效,可在患者家中自行操作。CAPD尤其适用于老人、心血管功能不稳定者、小儿患者或做动静脉内瘘有困难者。

(3)肾移植:成功的肾移植会恢复正常的肾功能(包括内分泌和代谢功能),可使患者几乎完全康复。

第五篇　血　液　系　统

第一章

红细胞疾病

第一节 贫血总论

【基本概念】

贫血(anemia):是指全身循环中红细胞总容量减少至正常值以下。临床上凡外周血红细胞计数和血红蛋白定量低于正常值即称为贫血。我国海平面地区成年男性血红蛋白低于120g/L,成年女性低110g/L,妊娠女性低于100g/L就是贫血。

【基础与背景知识】

1. 病因 自幼发生的贫血可能是遗传性因素,伴黄疸脾大可能是溶血性贫血,伴慢性失血可能是缺铁性贫血,伴饮食因素或胃肠疾病可能是营养性贫血,伴血细胞全面减少可能是再生障碍性贫血,伴发热、肝脾大可能是白血病淋巴瘤,伴浮肿、尿量减少可能是肾性贫血等。

2. 临床表现

(1)疲倦乏力是最早期的表现。

(2)皮肤黏膜:皮肤苍白、巩膜黄染、口腔炎等。

(3)呼吸循环系统:心悸气短,心率呼吸加快,脉压加大,病程长时心脏增大,心尖区收缩期杂音。

(4)神经系统:头晕、头痛、困倦、嗜睡、失眠、多梦、眼花、耳鸣、记忆力减退、反应迟钝等。

(5)消化系统:食欲不振、恶心腹胀、吞咽困难等。

(6)泌尿生殖系统:夜尿增多、酱油色尿、性欲减退等。

(7)其他:低热、浮肿、眼底苍白等。

【诊断与治疗】

1. 诊断

(1)严重程度:血红蛋白在正常下限~大于90g/L之间为轻度贫血;90~60g/L之间为中度贫血;59~30g/L之间为重度贫血;低于30g/L为极重度贫血。

(2)贫血的血常规检查:可以确定有无贫血,是否伴有其他血细胞的改变。红细胞比容参数反映红细胞大小和血红蛋白含量,为诊断贫血的病理机制提供依据。网织红细胞可反映骨髓红细胞增生程度。

(3)贫血的骨髓检查:包括骨髓涂片、活检、免疫组化和流式细胞学。可以提供造血系统状态、红细胞形态学改变、骨髓铁染色、有无异常克隆细胞浸润及是否有坏死纤维化等改变。

2. 治疗 按病因针对性治疗。

第二节 缺铁性贫血

【基本概念】

缺铁性贫血(iron-deficiency anemia):是指体内贮存铁消耗殆尽,不能满足正常红细胞生成的需要时发生的贫血。表现为小细胞低色素贫血。当体内贮存铁已经耗尽,但还没有出现贫血称为代偿性缺铁状态。

【基础与背景知识】

1. 病因

(1)需要量增加:孕妇、幼儿、发育期青少年。

(2)摄入量不足:禁食、食欲减退或长期素食。

(3)铁吸收障碍:胃酸分泌不足、空肠旷置、慢性腹泻等。

(4)慢性失血:月经过多是生育期妇女缺铁的主要原因,男性或中老年女性应重视消化道失血。

(5)体内铁包括:组织铁、功能铁和贮存铁,只有当贮存铁消耗殆尽才会影响血红蛋白合成,出现贫血。

2. 临床表现

(1)疲倦乏力,黏膜皮肤苍白。

(2)口腔炎,口角炎,反甲。

(3)儿童发育异常和行为异常,异食癖等。

(4)食欲减退,恶心便秘,吞咽困难等。

3. 铁蛋白由单核巨噬系统产生,除了反映贮存铁以外,还在感染、脾大和某些肿瘤时表达增加,可能对缺铁的判断产生干扰。

【诊断与治疗】

1. 诊断

(1)小细胞低色素贫血 MCV、MCH、MCHC 均低于正常值。

(2)血清铁蛋白低于 $14\mu g/L$;血清铁低于 $12\mu g/L$,转铁蛋白饱和度小于 15%。

(3)骨髓细胞外铁和细胞内铁明显减少。缺铁性贫血的诊断很简单,更重要是病因的分析,特别是不能忽略消化道肿瘤的可能。

2. 治疗

（1）首选口服铁剂,服后7～10天网织红开始升高,2周后血红蛋白开始升高,1～2个月左右恢复正常,总疗程应持续3～6个月,以满足贮存铁量。

（2）胃肠道外补铁:右旋糖酐铁肌内注射或者蔗糖铁静脉滴注。

3. 补铁治疗成功的关键　病因的去除、服药的依从性和充足的疗程。

4. 补铁治疗达不到预期目标时,应注意:

（1）病因持续存在。

（2）口服铁剂吸收不良。

（3）伴有其他造血原料的缺乏。

（4）感染等慢性疾病的干扰。

第三节　巨幼细胞贫血

【基本概念】

巨幼细胞贫血（megaloblastic anemia）:是由于细胞DNA合成障碍引起的贫血,特点为细胞核发育障碍、分裂减慢、核浆发育不平衡,外周血三系都可减少并呈巨幼样变,骨髓内细胞巨幼变和原位溶血。主要是由叶酸或/和维生素 B_{12} 缺乏所致。

【基础与背景知识】

1. 病因　叶酸广泛存在于植物性食物中,正常人每天需要200mg,在空肠近端吸收,通过一碳单位的转移参与体内核苷酸的代谢。维生素 B_{12} 主要来源于动物性食物,成人每天需要约为2～5μg,摄入后在胃内因子的保护下不被消化液破坏,吸收部位在回肠末端,在体内参与四氢叶酸代谢而影响DNA的合成,缺乏时除了引起贫血外还可导致神经髓鞘合成障碍。

2. 临床表现

(1)贫血的一般症状。

(2)胃肠道症状:舌炎、舌乳头萎缩、食欲消失、腹胀便秘等。

(3)神经系统症状:维生素 B_{12} 缺乏者常伴有乏力、四肢麻木、感觉障碍、步态不稳、精神异常等。

【诊断与治疗】

1. 诊断

(1)大细胞性贫血,MCV、MCH 均增高。

(2)白细胞和血小板也可减少。

(3)原位溶血的表现:血 LDH 和间接胆红素增高。

(4)骨髓增生活跃,红系明显增生,可见巨幼红和巨幼粒。

(5)血清叶酸或/和维生素 B_{12} 水平降低。维生素 B_{12} 缺乏以神经系统或黏膜损害为主要表现时,容易误诊。若缺乏明确的饮食营养因素存在,巨幼贫应常规做胃肠道检查,重点是胃和回盲部。

2. 治疗

(1)治疗基础疾病,纠正偏食和营养结构。

(2)叶酸缺乏:口服叶酸 5~10mg,每日 3 次。不能吸收者肌注四氢叶酸钙 5~10mg,每日 1 次。

(3)维生素 B_{12} 缺乏:肌注维生素 B_{12} 100μg 每日一次,直至恢复正常。内因子抗体存在的情况下,常规做胃镜检查和黏膜活检,应予以胃肠道以外的途径补充维生素 B_{12}。

第四节　溶血性贫血

【基本概念】

溶血性贫血(hemolytic anemia)：是指红细胞过多破坏，寿命缩短而发生的贫血。发生溶血时骨髓能够代偿，不出现贫血，称为溶血性疾病。

【基础与背景知识】

1. 病理机制

(1)血管内溶血，红细胞在循环血中破坏，血红蛋白释放入血，以血红蛋白尿、含铁血黄素尿为主要表现。

(2)血管外溶血，红细胞在脾肝内被巨噬细胞吞噬破坏，以溶血性黄疸和脾肿大为主要表现。

2. 病因

(1)先天性红细胞内在缺陷，如球形细胞增多症、海洋性贫血、G-6-PD 缺乏等。

(2)后天获得性，如自身免疫性溶血、阵发性睡眠性血红蛋白尿、机械性溶血、血型不合的输血等。

3. 贫血、网织红细胞升高、间接胆红素增高、脾肿大是溶血最典型的表现。但应与慢性肝病合并脾功能亢进、巨幼贫、骨髓纤维化、骨髓增生异常综合征(MDS)等鉴别。

4. 一部分自身免疫性溶贫继发于其他疾病，如风湿病、淋巴细胞增殖性疾病、肿瘤、病毒性疾病等，应仔细甄别，尤其是治疗效果不佳时。

5. 自幼发生的慢性持续性溶血性贫血，应仔细询问家族史，并进行相关的特殊检查，以排除先天遗传性溶贫。

6. 具有血红蛋白尿或者血涂片发现破碎红细胞的血管

内溶血,往往提示病情较重,例如阵发性睡眠性血红蛋白尿、血栓性血小板减少性紫癜、弥散性血管内凝血、急性溶血期等。

【诊断与治疗】

1. 诊断

(1)临床表现:贫血、黄疸、尿色深、脾大。

(2)红细胞破坏过多的依据:①间接胆红素增高;②血结合珠蛋白降低;③血浆游离血红蛋白增加;④血红蛋白尿;⑤含铁血黄素尿;⑥红细胞寿命缩短;⑦血清乳酸脱氢酶升高。

(3)红细胞代偿增生的依据:①骨髓红细胞增生明显活跃;②红细胞形态改变,外周血出现有核红细胞,红细胞大小不一、嗜多色性、毫周氏小体等;③网织红细胞增加。

2. 治疗

(1)清除病因和诱发溶血的因素。

(2)对症处理:①肾上腺皮质激素;②脾脏切除;③雄激素;④免疫抑制剂;⑤输血纠正贫血;⑥血浆置换;⑦适当补充造血原料如铁和叶酸;⑧溶血并发症的治疗。

第五节　再生障碍性贫血

【基本概念】

再生障碍性贫血(简称再障):是由理化、生物因素等其他原因引起的骨髓造血功能衰竭性疾病。可以是先天性或获得性的。

【基础与背景知识】

1. 发病机制

(1)造血干细胞数量减少和内在缺陷。

（2）造血微环境支持功能缺陷。

（3）异常 T 淋巴细胞免疫反应损伤造血干细胞。

2. 临床表现

（1）重型再生障碍性贫血：起病急，贫血进行性加重，常伴严重感染和内脏出血，粒细胞缺乏，血小板明显减少。骨髓增生减低，三系造血细胞明显减少。

（2）非重型再生障碍性贫血：起病缓，病程长，贫血进展较慢，血三系减少程度不同，感染和出血症状较轻。骨髓增生减低和代偿增生并存，巨核细胞数减少。

3. 重症再障均存在粒细胞缺乏感染和出血倾向，病情重笃，应尽快明确诊断并予以免疫抑制剂或/和造血干细胞移植治疗，否则预后极差。

4. 再障的病因为辅助性 T 细胞被异常激活，从而对造血干细胞发动免疫攻击，抑制其增殖和复制，最终整个造血功能衰竭。这也为应用免疫抑制剂治理再障提供了理论基础。

【诊断与治疗】

1. 诊断

（1）全血细胞减少，贫血为正细胞正色素型，网织红小于 1.0%，淋巴细胞比例增高。

（2）肝脾不肿大。

（3）骨髓多部位增生减低或重度减低，造血细胞减少，巨核细胞缺如，淋巴细胞及非造血细胞相对增加。非重症再障以慢性贫血为主要表现，有时临床不典型，需多次多部位骨髓穿刺，以寻找确切的造血衰竭之证据。并与免疫性贫血和骨髓增生异常综合征鉴别。

（4）除外其他原因引起的全血细胞减少症。当造血衰竭与红细胞破坏同时存在时，应考虑阵发性睡眠性血红蛋白尿,需查 CD55、CD59 表达等相关检查。

2. 治疗

(1)支持疗法,包括纠正贫血,提高中性粒细胞和血小板数量,防治感染和出血。

(2)免疫抑制剂,包括环孢素、吗替麦考酚酯、抗胸腺淋巴细胞球蛋白(ATG)等。

(3)雄激素。

(4)异基因造血干细胞移植。

第二章

白细胞疾病

第一节 白细胞减少与粒细胞缺乏

【基本概念】

1. 白细胞减少症(leucocytopenia) 外周血白细胞数持续低于 $4.0×10^9/L$。

2. 粒细胞减少症(granulocytopenia) 外周血中性粒细胞数持续低于 $2.0×10^9/L$。

3. 粒细胞缺乏症(granulocytic deficiency) 外周血中性粒细胞数持续低于 $0.5×10^9/L$。

【基础与背景知识】

1. 病因

(1)先天性。

(2)获得性:感染因素、免疫因素、药物因素、脾功能亢进及原因不明。

2. 发病机制

(1)粒细胞生成减少或无效生成。

(2)粒细胞破坏丧失过多,寿命缩短。

(3)粒细胞分布异常。

3. 临床表现　中性粒细胞减少的主要表现是感染,感染发生的危险度与粒细胞减少的程度相关,粒细胞缺乏感染可能性很大危险性较高。

【诊断与治疗】

1. 诊断

(1)白细胞与粒细胞数减少。

(2)感染因素:病毒性标记检测。

(3)免疫因素:免疫性自身抗体检测。

(4)有无脾肝淋巴结肿大。

(5)骨髓象检查。

(6)粒细胞储存池和边缘池的测定。

(7)粒细胞动力学和寿命测定。

2. 治疗

(1)粒细胞缺乏是免疫缺陷的严重状态,在自然环境中极易并发各种感染,应住院治疗,有条件置于层流病房,做好皮肤黏膜和环境消毒。

(2)感染的治疗:在抽取血培养后,及时给予强力有效的抗生素联合治疗。

(3)粒细胞集落刺激因子应用。

(4)静脉丙种球蛋白。

(5)肾上腺皮质激素。

第二节　急性白血病

【基本概念】

急性白血病:是起源于造血干、祖细胞恶性克隆性疾病。具有增殖失控、分化障碍、凋亡受阻的白血病细胞在骨髓内增生积聚,逐渐取代了正常造血,并浸润其他器官和组织。

【基础与背景知识】

1. 临床表现

(1)多数起病急骤,往往以发热、出血或者骨关节痛为首发表现。

(2)白细胞数量和质量异常相关的感染表现、血小板减少相关的出血表现及贫血症状。

(3)浸润表现:肝脾淋巴结肿大、皮肤损害、中枢神经系统异常等。部分急性白血病以骨髓以外器官浸润为主要表现时,如中枢神经系统、睾丸、肾脏、胰腺、唾液腺、肺等,需要仔细鉴别。

2. 部分急性白血病外周血白细胞不增多,红细胞和血小板也可以在正常范围,临床应该仔细寻找其他线索,例如:胸骨叩压痛、出血倾向、肝脾淋巴结肿大等,并选择进一步检查。

【诊断和治疗】

1. 诊断(MICM 系统)

(1)形态学诊断(M):骨髓或外周血涂片镜检,病态的原始细胞≥20%,并伴有相应的形态学改变。

(2)免疫化学诊断(I):通过流式细胞学检查,将异常的细胞克隆区分为淋系(T 细胞、B 细胞、NK 细胞等)和髓系(粒系、红系、单核系等)。

(3)细胞遗传学诊断(C):通过各种染色体分析技术,来判断克隆细胞的核型异常,如在急性白血病中比较常见的遗传特征有 t(8;21)、t(15;17)、t/del(11q23)、inv/del(16q22)、t(9;22)等。

(4)细胞分子学诊断(M):通过分子生物学技术,检测异常克隆细胞 DNA 突变后的基因异常和所表达的蛋白质异常，而这种分子学异常决定了白血病克隆的发生、增殖和凋亡的特质。例如较常见种类：AML1-ETO、PML-RARA、MLL-AFq、CBFβ-MYH11 等。

2. 治疗

（1）化疗。

（2）靶向治疗。新型靶向治疗药物已成为急性白血病治疗的焦点，例如维 A 酸和砷剂的应用，使 t（15；17）的急性早幼粒细胞白血病成为完全可以治愈的疾病。

（3）诱导分化及促凋亡治疗。

（4）造血干细胞移植。造血干细胞移植仍是治愈大多数年纪较轻患者的方法，部分与移植前大剂量化疗有关，但更重要的是移植后重建的免疫系统清除残存白血病克隆有关。

（5）细胞生物免疫治疗。

（6）各种并发症治疗。

（7）支持治疗。

第三节　骨髓增生异常综合征

【基本概念】

骨髓增生异常综合征（myelodysplastic syndrome，MDS）：是一组获得性克隆性恶性疾病，是克隆性造血干、祖细胞发育异常，导致无效造血和转变为白血病的危险性增高。

【基础与背景知识】

1. 发病机制

（1）染色体异常 60%～80%。

（2）癌基因和抑癌基因表达异常。

(3)造血干、祖细胞生长分化行为异常。

(4)单克隆造血。

(5)造血细胞凋亡过度。

(6)免疫功能异常。

2. 临床表现

(1)主要发生老年人群,男性占60%左右。

(2)以贫血为最常见表现,血小板减少引起的出血倾向和白细胞数量和质量改变引起的感染发热也很常见,肝脾淋巴结肿大等浸润症状相对较少。

(3)骨髓形态学表现为:一系或多系细胞的病态造血,部分MDS伴有髓系原始细胞增多和铁染色异常。

(4)60%~80%的MDS能被检测出染色体和基因的突变,较常见异常有:+8、-20/20q-、-7/7q-、-5/5q-。

(5)病程中,部分病人始终以血细胞减少的造血功能衰竭为主要表现。约30%~40%的MDS迅速或逐渐转化为急性髓系白血病。

3. MDS的生物学特征表现 复杂的染色体畸变、单克隆造血、细胞周期紊乱、克隆细胞增殖和凋亡并存(无效造血增加)、天然存在对治疗的耐药性。

4. 低危MDS应与不典型再障、免疫性血细胞减少、溶血性疾病、巨幼细胞性贫血等疾病鉴别。

【诊断与治疗】

1. 诊断

(1)血细胞一系或多系持续性减少。

(2)骨髓一系或多系发育异常或铁粒幼细胞明显增多。

(3)骨髓原始细胞占5%~19%。

(4)典型的染色体异常。MDS好发于老年人,对于年轻的 MDS 诊断要慎重,不能仅靠形态学上的病态造血来诊断,应仔细寻找原始克隆细胞增多和染色体畸变的证据。

2. 分类 MDS 最新分类如下:

(1)难治性血细胞减少伴单系发育异常(RCUD):红系难治性贫血(RA)、粒系难治性中性粒细胞减少(RN)、巨核系难治性血小板减少(RT)。

(2)难治性贫血伴环状铁粒幼红细胞(RARS)。

(3)难治性血细胞减少伴多系发育异常(RCMD)。

(4)难治性贫血伴原始细胞增多(RAEB,分Ⅰ、Ⅱ两型)。

(5)MDS 不能分类(MDS-U)。

(6)MDS 伴单纯 del:5q-综合征。

3. 治疗

(1)支持疗法:输血和细胞因子促进造血。

(2)化疗:适用于 MDS-RAEB,以小剂量化疗方案为主,如以小剂量阿糖胞苷(Ara-C)、阿克拉霉素(Acla)联合粒细胞集落刺激因子(G-CSF)组成的 CAG 方案。

(3)抗甲基化药物:5-氮杂胞苷、地西他滨是目前治疗高危型 MDS 的主要药物。抗甲基化药物已成为高危性 MDS 的标准治疗,部分病人可以达到良好的疗效,但耐药性的诱导和快速复发仍困扰着专科医生。

(4)靶向治疗。

(5)诱导分化和凋亡治疗:维 A 酸,活性维生素 D_3,砷剂等。

第四节 骨髓增殖性疾病

【基本概念】

骨髓增殖性疾病(myeloproliferative disease,MPN):是指

分化相对成熟的一系或多系骨髓细胞不断克隆性增殖所致的一组肿瘤性疾病。临床上有一种或多种血细胞增生,伴肝脾和淋巴结肿大。主要疾病包括:真性红细胞增多症(polycythemia vera,PV)、原发性血小板增多症(primary thrombocythemia,PT)和原发性骨髓纤维化(primary myelofibrosis,PMF)。

【基础与背景知识】

1. PV 发病机制 PV 是一种以克隆性红细胞增多为主的骨髓增生性疾病,外周血红细胞比容增加,高血黏度致血流缓慢和组织缺氧,可以导致血栓形成和器官梗死,可伴有白细胞和血小板同时增高。90%~95%患者可检测出 JAK2 酪氨酸激酶(JAK2V617F)基因突变。

2. PT 发病机制 PT 临床以血小板增多和血栓-出血并发症为主要特点的干细胞克隆紊乱性疾病。骨髓巨核细胞和血小板增生明显。脑、心、脾、四肢容易血栓形成和器官梗死,血小板功能异常可致皮肤黏膜和内脏出血,约 50%~70%患者有 JAK2V617F 基因突变。

3. PMF 发病机制 造血系统存在克隆性增殖的细胞株,这些细胞可以分泌一些细胞生长因子,刺激纤维母细胞分裂增殖,产生大量纤维组织,使正常造血细胞受到干扰和排挤而发生贫血。同时异常造血细胞在肝脾淋巴结内髓样化生,贫血和巨脾是 PMF 的突出表现。约 25%~50%患者存在有 JAK2V617F 基因突变。MPN 部分病人的发病机制和表现与 MDS 及白血病有相应重叠之处,实际上广义的 MPN 还包括:Ph 染色体阴性的慢性粒细胞白血病、慢性粒单细胞白血病、克隆性嗜酸性粒细胞增多症、MDS/MPN 综合征等。大多数 MPN 病人表现为良性增殖性过程,但有少数病人演变成急性白血病。

【诊断与治疗】

1. PV 诊断

(1)红细胞>正常值 25%;血红蛋白男性>185g/L、女性>165g/L。

(2)骨髓红系明显增生。

(3)除外继发性红细胞增多症。

(4)JAK2V617F 基因突变。

2. PV 治疗

(1)静脉放血:适用于红细胞比容≥0.5 者,每周放 2~3 次,200~400ml/次。

(2)防止血栓形成:服用小剂量阿司匹林(每日 75~100mg)。

(3)降低红细胞水平:羟基脲,α-干扰素。

3. PT 诊断

(1)血小板计数持续大于 $450×10^9/L$。

(2)骨髓巨核系明显增生。

(3)有获得性致病突变(JAK2V617F)。

(4)除外继发性血小板增多症。

4. PT 治疗

(1)抗血小板制剂:阿司匹林、氯吡格雷、阿那格雷等。

(2)降低血小板数,羟基脲,α-干扰素。

(3)血小板单采。

5. PMF 诊断

(1)进行性贫血。

(2)脾明显肿大。

(3)外周血出现幼粒幼红细胞。

(4)骨髓多次干抽或增生低下。

(5)骨髓活检病理显示纤维组织明显增生。

6. PMF 治疗

(1)纠正贫血:输血球,长期输血者需要配合祛铁治疗。

(2)促进造血:促红细胞生成素、雄激素等。

(3)抑制髓外化生:来那度胺、羟基脲、阿那格雷等。

(4)脾切除。

(5)造血干细胞移植。

第五节　恶性淋巴瘤

【基本概念】

恶性淋巴瘤(malignant lymphoma):系一组起源于淋巴结或其他淋巴组织,其发生大多与免疫应答过程中淋巴细胞增殖分化产生的某种免疫细胞恶变有关,是免疫系统的恶性肿瘤。分为霍奇金淋巴瘤(HL)和非霍奇金淋巴瘤(NHL)两大类。

【基础与背景知识】

1. 临床表现　无痛性淋巴结肿大,常伴肝、脾肿大,晚期有虚弱消瘦、发热、贫血等。

2. 分类　以形态病理结合免疫组化和细胞遗传学特征区分。

(1)霍奇金淋巴瘤(HL):分为经典型 HL 和结节型 HL 两类。经典型 HL 又分为:淋巴细胞为主型、结节硬化型、混合细胞型和淋巴细胞消减型。

(2)非霍奇金淋巴瘤(NHL):

1)成熟 B 细胞肿瘤:比较常见有:①边缘区 B 细胞淋巴

瘤;②滤泡性淋巴瘤;③套细胞淋巴瘤;④弥漫性大细胞淋巴瘤;⑤Burkitt 淋巴瘤等。

2)成熟 T 和 NK 细胞:比较常见有:①周围 T 细胞淋巴瘤;②间变性大细胞淋巴瘤;③结外 NK/T 细胞淋巴瘤;④血管免疫母细胞性淋巴瘤;⑤蕈样真菌病等。

3. 病理诊断是淋巴瘤诊断的首要条件,初诊时的中心任务是否尽快尽好地取得病理材料。

4. 影像学对淋巴瘤的定位、分期、预后判断和治疗评定都有重要价值,但不能作为确诊手段。包括 PET-CT 检查也有其局限性,对增殖比较缓慢的惰性淋巴瘤可能出现偏差,甚至假阴性结果。

【诊断与治疗】

1. 诊断

(1)主要依靠临床表现,病理学检查,细胞遗传学检查及必要的辅助性检查。诊断应包括病理类型及病变范围(分期)。

(2)病理检查:淋巴活检:为确立诊断所不可少的检查方法。内容包括病理镜检(大体定性);免疫酶标或流式细胞(分型)。

(3)染色体及分子学检查(亚型):部分淋巴瘤与一些特定基因突变有对应关系,例如:滤泡性淋巴瘤-t(14;18);Burkitt 淋巴瘤-t(8;14);套细胞淋巴瘤-t(11;14);CD30$^+$间变大细胞淋巴瘤-t(2;5);弥漫大 B 淋巴瘤-3q27异常等。

2. 治疗

(1)化疗:适用于所有患者所有阶段。

(2)放疗:Ⅰ~Ⅱ期病人或有巨大瘤块化疗前的预处理。

（3）生物靶向治疗：利妥昔单抗、依鲁替尼、来那度胺、西达苯胺等。

（4）手术治疗：单个病灶或单个器官病变。

（5）造血干细胞移植：缓解后清除残余病灶，争取治愈。

（6）合并症的治疗：保证治疗顺利，减少早期死亡率。

第六节 噬血细胞综合征

【基本概念】

噬血细胞综合征（hemophagocytic syndrome，HPS）：也称为噬血细胞性淋巴组织细胞增生症（haemophilic lymphohistiocytic hyperplasia，HLH）。是一种多器官多系统受累，并进行性加重伴免疫功能紊乱的巨噬细胞增生性疾病，多种病因起源。其主要特征是发热、肝脾大和全血细胞减少。

【基础与背景知识】

1. 发病机制　继发性 HLH 主要是由于在各种病因的刺激下，树突状巨噬细胞活化，进一步激活 T 淋巴细胞，分泌过量的细胞因子，发生所谓进行性增强的"细胞因子风暴"，使 T 淋巴细胞和巨噬细胞本身都处于失控的活化状态，这种恶性循环所导致的异常免疫活动对正常组织和细胞进行攻击，临床即出现 HLH 的系列损害。

2. 临床表现

（1）发热，以不规则高热为主。

（2）肝脾淋巴结肿大。

（3）黄疸。

（4）贫血或全血细胞减少。

（5）皮疹或皮肤损害。

（6）浆膜腔积液。

（7）出血倾向。

3. 恶性组织细胞增生症是一种极罕见的肿瘤,历史上临床诊断的"恶组"其实基本上都是各种病因诱发的HLH。HLH预后较差,即使是病毒诱发的HLH也有近50%的死亡率,而淋巴瘤合并的HLH,死亡率几乎高达95%以上。

【诊断与治疗】

1. 诊断　符合下列8条中5条标准:

（1）发热。

（2）脾大。

（3）两系以上的血细胞减少（血红蛋白<90g/L;粒细胞<$1×10^9$/L;血小板<$100×10^9$/L）。

（4）血甘油三酯≥3mmol/L或纤维蛋白原≤1.5g/L。

（5）骨髓或淋巴结中噬血细胞增多。

（6）铁蛋白≥500μg/L。

（7）可溶性CD25（sIL-2R）≥2400U/L。

（8）NK细胞活性降低或缺如。

2. 治疗

（1）大剂量糖皮质激素。

（2）大剂量静脉丙种球蛋白。

（3）免疫抑制剂:依托泊苷,环孢素等。

（4）血浆置换。

（5）原发病因的治疗。

3. HLH起病急,进展迅速,抢救成功的关键在于早期诊断和及时充分的治疗,大剂量免疫抑制剂彻底打断"细胞因子风暴"的反馈圈,并予以充足的疗程。

第七节　多发性骨髓瘤

【基本概念】

多发性骨髓瘤(multiple myeloma, MM):是浆细胞异常增生的恶性肿瘤。骨髓内有异常浆细胞(或称骨髓瘤细胞)的增殖,引起骨骼破坏,血清出现单克隆免疫球蛋白,正常的多克隆免疫球蛋白合成受抑,广泛溶骨病变和/或骨质疏松,尿内出现本周蛋白,最后导致贫血和肾功能损害。

【基础与背景知识】

1. 骨髓瘤细胞对骨骼和其他组织器官的浸润与破坏所引起的临床表现

(1)骨痛为主要表现,原因为骨骼溶解破坏,病理性骨折。

(2)贫血:病情进展会出现不同程度的贫血,原因主要是由于恶性细胞浸润骨髓。

(3)软组织肿块,如口腔及呼吸道等,称之为髓外骨髓瘤。

2. 单克隆免疫球蛋白(M蛋白)引起的全身紊乱

(1)感染:发生细菌性肺炎和尿路感染,甚至败血症。病毒感染以带状疱疹多见。

(2)高黏滞综合征:M蛋白增多,可使血液黏滞性过高,引起血流缓慢,组织淤血和缺氧。症状有头昏、眩晕、眼花、耳鸣,可突然发生意识障碍、手指麻木、冠状动脉供血不足、慢性心力衰竭等症状。

(3)出血倾向:M蛋白包在血小板表面,影响血小板功能和凝血障碍。

(4)淀粉样变性:主要见于舌、心脏、骨骼肌、韧带、胃肠道、皮肤、外周神经以及其他内脏,淀粉样变性的一般症状为乏力、体重减轻、水肿和呼吸困难,舌、腮腺、脏器肿大。

(5)多发性神经病变:与 M 蛋白作用于神经鞘膜成分有关。

3. 分型　按固定免疫电泳 M 蛋白的性质不同,可把骨髓瘤分为:

(1)IgG 型约占 52%。

(2)IgA 型占 21%。

(3)轻链型 15%。

(4)IgD 型 2%。

(5)不分泌型 1%。

(6)IgE 及 IgM 均极罕见。

4. MM 可能是一种病毒源性肿瘤,与人类 8 型疱疹病毒感染有关。好发于老年人,在 50 岁以上的人群中,如果出现不明原因的腰背疼痛、蛋白尿、血沉增快、贫血、球蛋白增高、和反复发生的肺炎均应考虑到 MM 的可能。

【诊断与治疗】

1. 诊断

(1)骨髓中浆细胞>30%。

(2)病理活检证实骨髓瘤。

(3)血清有大量 M 蛋白(IgG>35g/L、IgA>20g/L、IgM>15g/L 或尿中本周蛋白>1g/24h)。

(4)骨骼破坏的证据。MM 的诊断要点在于寻找骨破坏、单克隆球蛋白成分和浆细胞克隆性增殖的依据。

2. 治疗

(1)化疗:减轻症状,延长生存期。

（2）靶向治疗：细胞核蛋白酶体抑制剂硼替佐米。

（3）免疫调节剂：来那度胺、沙利度胺，可抑制肿瘤滋养血管增殖。

（4）抑制溶骨破坏：双膦酸盐、降钙素等。

（5）造血干细胞移植：自体或异基因移植均已广泛应用于 MM 的治疗。

3. MM 的预后很大程度上由染色体畸变类型所决定。硼替佐米和来那度胺等靶向治疗改变了 MM 治疗的进程和预后，是 MM 长期缓解的希望。而造血干细胞移植为相对年轻的患者带来彻底治愈的机会。

第三章

出凝血疾病

第一节　过敏性紫癜

【基本概念】

过敏性紫癜(allergic purpura):是机体对某些致敏物质发生变态反应,毛细血管壁的通透性和脆性增加,血液外渗,临床表现为皮肤黏膜的自发性出血及腹痛、关节痛、肾脏病变等。

【基础与背景知识】

1. 临床表现

(1)多见于儿童、青少年,好发于春秋季节,可有前驱症状:发热、全身不适、乏力等。

(2)根据病变主要累及部位,分为:皮肤型(单纯型)、腹型、关节型、肾型、混合型、少见型(脑型,肺型等)。

2. 过敏性紫癜的病理变化为微小血管炎,主要累及皮下、黏膜和内脏。所以皮肤的改变为丘疹样皮疹伴紫癜。

3. 约半数病人起病前有上呼吸道感染史,但相当数量的病人始终找不到过敏原,部分病人是由于体质性、内源性因素。

4. 在缺乏明显出血性皮疹,以其他症状为先导的病人,尤其容易误诊,特别是以急腹症为主要表现的病人,需要仔细寻找皮肤黏膜出血或血尿的证据。

【诊断与治疗】

1. 诊断

(1)前驱症状(感染症状)。

(2)皮肤紫癜特征:四肢、对称、分批、大小不等的出血性丘疹样紫癜。

(3)可出现腹痛、关节痛、尿改变等。

(4)实验室检查无特异性异常。

2. 治疗

(1)消除致病因素:避免接触易引起过敏的物质和食物、祛虫、消除感染。

(2)抗组胺药。

(3)肾上腺皮质激素。

(4)免疫抑制剂。

(5)肾炎的治疗。

3. 重症"过敏性紫癜"应用激素疗效不佳时,应考虑:

(1)诊断的准确性。

(2)过敏原持续存在(特别是某些药物交叉过敏)。

(3)激素剂量不足。

第二节　免疫性血小板减少症

【基本概念】

免疫性血小板减少症(immunological thrombocytopenia, ITP):是一种常见的出血性疾病,患者血液中存在针对自身血小板的抗体,引起自身血小板破坏的增加,临床上表现为皮肤、黏膜或内脏出血,外周血血小板减少,骨髓巨核细胞数量增多或正常,同时伴有成熟障碍。

【基础与背景知识】

1. 发病机制　某种致病因素导致血小板膜抗原性改变,诱导机体产生抗血小板抗体(IgG,IgM,IgA),抗体与血小板结合形成抗体-血小板复合物,复合物经过脾脏肝脏时被单核-巨噬细胞系统所吞噬,从而引起血小板减少。

2. 临床表现

(1)成年患者大多慢性起病,迁延不愈。

(2)感染往往是发病和复发的诱因。

(3)不同程度的出血症状,程度与血小板数量相关。

3. 当抗血小板抗体与血小板结合后,由于抗原决定簇的原因,没有补体的激活和参与,所以血小板并不在循环内破坏,而是被肝脾巨噬细胞识别和吞噬。

4. 免疫性血小板减少症相当一部分为继发性的,例如继发于各种自身免疫性疾病、药物性、感染性、输血后等因素。所以 ITP 诊断是排除性的。

【诊断与治疗】

1. 诊断

(1)出血累及皮肤、黏膜及内脏。

(2)血小板计数减少。

(3)脾不肿大。

(4)骨髓巨核细胞增多或正常,有成熟障碍。

(5)除外其他原因血小板减少。

2. 治疗

(1)糖皮质激素:首选治疗。

（2）脾切除。

（3）其他免疫抑制剂治疗。

（4）利妥昔单抗。

（5）促血小板生成素。

（6）血小板输注。

（7）大剂量静脉丙种球蛋白。

（8）血浆置换。

3. ITP 的出血倾向很大程度上与小血管脆性增加有关，所以在激素应用以后，很快出现止血效应，而血小板数量的上升则出现在激素应用的 7~10 天以后。因此不管什么原因引起的血小板极度低下时，激素都是防治严重出血的适应证。

4. 顽固性难治性 ITP 临床并不少见，治疗的选择因人而异，可以选用：脾切除，甲状腺过氧化物酶（TPO）类细胞因子，强有力的免疫抑制剂如环孢素或利妥昔单抗。

第三节　血　友　病

【基本概念】

血友病（hemophilia）：是一种常见的先天性凝血因子Ⅷ缺乏（血友病 A）或Ⅸ缺乏（血友病 B）引起的凝血功能障碍性出血性疾病。

【基础与背景知识】

1. 发病机制　血友病 A、B 均为 X 连锁性染色体隐性遗传，凝血因子Ⅷ、凝血因子Ⅸ的基因均位于 X 染色体长臂末端。遗传方式为女性传递，男性发病。

2. 临床表现　血友病 A 症状重于血友病 B。

（1）大多自幼发生出血倾向，出血越早，病情越重，预后越差。

（2）自发性、轻度外伤或小手术后出血不止，持久而严重的出血。

（3）软组织、关节、内脏、肌肉内出血为特征，反复出血可致关节等功能障碍。

（4）出血常不易通过一般的止血方法如压迫止血法而停止。

（5）凝血因子活性与临床分型：凝血因子活性<1%为重型；1%～5%为中型；6%～30%为轻型；31%～45%为亚临床型。

3. 凝血因子活性低于5%的血友病，多半自幼反复自发性出血，至成人后常有严重的骨关节、肌肉、内脏反复出血引起的后遗症及功能障碍。因此早期诊断，长期的预防性治疗和功能性恢复是血友病治疗的重点。

4. 当血友病病人出血或需要手术时，应根据其凝血因子活性、出血的严重性、手术的情况计算凝血因子的日需要量；根据所缺的凝血因子的半衰期来决定给药方式；根据恢复情况决定疗程。

5. 血友病在缺乏充分预防措施的情况下，禁止穿刺（血肿穿刺、骨穿等）、扩创、切开等操作，如需要应在专科医生指导下进行。

6. 部分凝血因子缺乏的病人，并无遗传史和既往史，起病突然，也称为获得性血友病。临床表现与实验室检查与血友病相似，多见于自身免疫性疾病如红斑狼疮、青霉素过敏、妊娠和产后，应仔细鉴别。

【诊断与治疗】

1. 诊断　根据出血的临床表现,直接测定相关凝血因子活性。

2. 治疗　以凝血因子(F)替代治疗为主的综合治疗(以血友病 A 为例):

(1)预防性治疗:重症或儿童学走路时,定期输 F Ⅷ:12U/kg,每 48 小时 1 次。

(2)出血后的止血或手术前的准备:使用的剂量和方法可根据以下公式计算:所需 FⅧ的总量(U) = (预计达到的血浆止血水平%-实测水平%)×0.5×体重(kg)。大手术需预计首日达到 100%,以后维持在 50%~80%,每日给药 3~4 次,至伤口愈合。中小手术或止血达到 30%~80%,每日给药 2~3 次,逐步减量至愈合或止血。

第四节　弥散性血管内凝血

【基本概念】

弥散性血管内凝血(diffuse intravascular coagulation,DIC):是在许多疾病基础上,以微血管体系损伤为病理基础,凝血及纤溶系统被激活,导致全身微血管血栓形成,凝血因子大量消耗并继发纤溶亢进,引起全身出血及微循环衰竭的临床综合征。

【基础与背景知识】

1. 病因

(1)严重感染。

(2)恶性肿瘤。

(3)病理产科。

（4）手术与创伤。

（5）中毒及免疫反应。

2. 临床表现与病理生理

（1）多发性出血倾向：皮肤黏膜和内脏出血，甚至严重的颅内出血。

（2）休克和微循环障碍：一过性或持续性血压下降，多脏器功能不全（肝肾肺脑等）。

（3）微血管栓塞：皮肤可表现网状青斑和暴发性紫癜，器官栓塞致功能障碍。

（4）微血管病性溶血：贫血，黄疸，外周血破碎红细胞。属于机械性溶血。

3. DIC 的发病　首先由各种病因，引起微小血管内皮细胞损伤，进而激活血小板和凝血系统，在调控异常的情况下，诱导广泛小血栓形成和微循环障碍，脏器功能受损同时产生继发性凝血成分的消耗和纤溶亢进，临床上表现为血栓-出血症候群。

【诊断与治疗】

1. 诊断

（1）存在诱发 DIC 的基础疾病。

（2）有以下两项以上的临床表现：多发性出血倾向；不能用原发病解释的休克和微循环障碍；多发性微血管栓塞；抗凝治疗有效。

（3）实验室指标：同时有下列三项以上异常：血小板<100×10^9/L 或进行性下降；血浆纤维蛋白原<1.5g/L；3P 试验阳性、血浆纤维蛋白原降解产物（FDP）>20mg/L 或 D 二聚体明显增高；凝血酶原时间（PT）缩短或延长 3 秒以上或活化部分凝血活酶时间（APTT）缩短或延长 10 秒以上。

2. 治疗

(1)治疗基础疾病和消除诱因。

(2)抗凝治疗:普通肝素或低分子肝素,早期高凝阶段应用,与替代治疗同时进行。与 AT-Ⅲ同时应用疗效更好。

(3)替代治疗:可以选择性输注血小板悬液、新鲜冰冻血浆、纤维蛋白原或凝血酶原复合物。

(4)抗纤溶药物:适用于纤溶亢进时。

3. DIC 治疗的关键 原发病因的去除;纠正休克和微循环障碍;防止严重出血和保护重要脏器。

4. DIC 是一个动态改变的综合征,病因的不同、起病的急缓和病程的不同阶段,其处理的侧重点均有所不同,应根据临床具体情况制订个体化的治疗方案。

第六篇　内分泌系统和营养代谢性疾病

第一章

总　论

第一节　内分泌系统概述

【基本概念】

激素(hormone)：是内分泌腺或内分泌细胞分泌的高效生物活性物质,在体内作为信使传递信息,对机体生理过程起调节作用。

【基础与背景知识】

1. 激素作用甚广,但不参加具体的代谢过程,只对特定的代谢和生理过程起调节作用,调节代谢及生理过程的进行速度和方向,从而使机体的活动更适应于内外环境的变化。

2. 激素作用方式　可通过：

(1)经典内分泌。

(2)旁分泌。

(3)自分泌。

(4)胞内分泌。

(5)神经内分泌。

3. 内分泌系统　包括：

(1)固有的内分泌腺(垂体、甲状腺、甲状旁腺、肾上腺、性腺和胰岛)。

(2)内分泌组织和细胞(分布在心血管、胃肠、肾、脂肪组织、脑)。

4. 内分泌动态功能测定

(1)兴奋试验用于内分泌功能减退综合征的诊断。

(2)抑制试验用于内分泌功能亢进的诊断。

【诊断与治疗】

1. 内分泌功能亢进治疗

(1)手术切除导致功能亢进的肿瘤或增生组织。

(2)放射治疗或放射性核素治疗,毁坏肿瘤或增生组织。

(3)药物抑制激素的合成和释放。

(4)针对激素受体的药物治疗。

(5)针对内分泌肿瘤的化疗治疗。

2. 内分泌功能减退治疗

(1)外源性激素的替代或补充治疗。

(2)直接补充激素产生的效应物质。

(3)内分泌腺组织移植。

第二节　营养、代谢性疾病概述

【基本概念】

新陈代谢(metabolism):是机体与外界环境之间的物质和能量交换以及生物体内物质和能量的自我更新过程。

【基础与背景知识】

1. 新陈代谢分为合成代谢、中间代谢及分解代谢。营养物质不足、过多或比例不当,都能引起营养疾病。中间代谢某一环节出现障碍,则引起代谢性疾病。

2. 营养、代谢性疾病的临床特点

（1）营养疾病多与营养物质的供应情况、饮食习惯、生活条件与环境因素、消化功能、生理或病理附加因素有关。先天性代谢病常有家族史、环境诱发因素以及发病年龄和性别特点等。

（2）营养代谢性疾病早期常先有生化、生理变化，逐渐出现病理变化。早期治疗可能使病理变化逆转。

（3）营养代谢性疾病可引起多个器官、系统病理变化，但以某些器官或系统受累的临床表现较突出。

（4）长期营养和代谢障碍影响个体的生长、发育、衰老过程，甚至影响到下一代。

【诊断与治疗】

营养、代谢性疾病的诊断注意点：

（1）营养性疾病，如同一群体在同一时期内发现相同的病例，提示可能存在相当数量的临床前期患者。

（2）代谢性疾病常与种族、遗传、体质等因素有关，诊断一个病例常可追查发现另一些病例。

（3）某些特殊类型糖尿病，如青年人中的成年发病型糖尿病（MODY）和线粒体基因突变糖尿病，可在其家族成员出现生化紊乱和临床症状前发现基因异常。

（4）一些遗传性代谢病，可进行临床前期诊断。

第二章

垂 体 瘤

【基本概念】

1. 垂体瘤(pituitary tumors) 是指腺垂体细胞腺瘤。腺垂体的每一种分泌细胞与其特定的原始干细胞均可发生肿瘤性病变;从增生、腺瘤到腺癌,可以是一种细胞演变而成,亦可以是几种细胞演变而来;有内分泌功能的腺细胞可能是一种细胞分泌一种激素或几种激素,或几种细胞产生几种激素。

2. 无功能性垂体瘤(nonfunctional pituitary tumor) 是垂体瘤不分泌具有生物学活性的激素,但是仍可合成和分泌糖蛋白激素的 α 亚单位(TSH、LH、FSH 三种激素由相同的 α 亚单位与不同的 β 亚单位构成),血中过多 α 亚单位可作为这类肿瘤的标志物。

3. 泌乳素瘤(prolactinoma) 是能自主高功能分泌泌乳素(prolactin,PRL)的一种垂体腺瘤;瘤体分泌过量的泌乳素,导致高泌乳素血症、溢乳症、闭经不育症和性功能下降等表现。

【基础与背景知识】

1. 垂体瘤(尤其是具有分泌功能的腺瘤)的临床表现

（1）大腺瘤（直径>1.0cm）占位引起的压迫症状[压迫鞍膈引起严重头痛；压迫视神经交叉引起视力减退与视野缺损（颞侧偏盲）；压迫下丘脑引起尿崩症、睡眠异常、食欲异常、体温调节异常]；如果肿瘤压迫效应阻断了下丘脑与腺垂体的联系，垂体泌乳素细胞失去了来自下丘脑多巴胺的抑制，分泌亢进。

（2）激素分泌异常，可表现为内分泌肿瘤细胞激素分泌过多，也可因为肿瘤压迫正常垂体组织而使激素分泌减少，表现为继发性性腺、肾上腺皮质、甲状腺功能减退症。

（3）在肿瘤的基础上发生垂体瘤出血（垂体卒中），表现为严重头痛、视力急剧减退、意识障碍、脑膜刺激征、颅内压增高和腺垂体功能减退。

2. 泌乳素瘤　占功能性垂体腺瘤构成比的首位（40%～60%）。女性临床症状显著，所以多为微腺瘤；男性临床症状出现晚，多为大腺瘤，容易伴有垂体压迫症状。

3. 高泌乳素血症可干扰下丘脑促性腺激素释放激素（GnRH）的分泌或使垂体对 GnRH 不敏感，导致 LH 分泌减少，不排卵。PRL 也能竞争性抑制卵巢 LH 受体。上述作用的结果是使雌激素分泌减少，闭经（或月经减少）。男性高泌乳素血症可以在周围靶组织抑制睾酮转化为二氢睾酮，导致阴茎勃起障碍。

4. 下丘脑对垂体 PRL 分泌的调节以抑制占优势，任何原因阻断下丘脑（弓状核和室旁核分泌多巴胺，对泌乳素细胞具有抑制作用）与垂体之间的联系（如肿瘤、外伤），必然导致高泌乳素血症。促甲状腺激素释放激素也具有促进泌乳素分泌的作用，所以严重原发性甲状腺功能减退的患者，也可伴有高泌乳素血症。

【诊断与治疗】

1. 垂体瘤的诊断思路

（1）仔细寻找垂体瘤相关的诊断线索：垂体瘤细胞内分泌功能改变、继发性靶分泌腺功能改变、脑垂体瘤占位性症状。

（2）进行敏感的脑垂体影像检查（MRI），明确有无脑垂体占位性病变以及占位的程度：MRI 不仅可发现 3mm 的微腺瘤，而且还可显示下丘脑结构。

（3）针对性检测垂体激素及靶腺激素分泌功能。

（4）手术切除治疗者，病理检查可进一步明确诊断。

2. 垂体瘤治疗方法的选择原则

（1）手术治疗：除泌乳素瘤之外的脑垂体瘤，一般都首选微创手术摘除肿瘤。

（2）放射治疗的指征：①轻症功能性垂体瘤；②手术摘除不完全，或手术后仍激素分泌过多；③不允许或不愿意接受手术治疗者；④手术后复发者。

（3）药物治疗：①泌乳素瘤首选药物治疗，适量使用溴隐亭（bromocriptine）可使血中泌乳素水平降至正常水平，同时肿瘤缩小，但是需要长期维持治疗；妊娠期宜停止应用；②对于其他类型的脑垂体瘤，药物只能作为手术或放射治疗的辅助措施（首选放射治疗者，需经过数月后才能显现疗效）；③生长激素瘤和 TSH 腺瘤可选用奥曲肽；④Cushing 病可采用酮康唑、赛庚啶；⑤伴有腺垂体的功能减退者，可用靶腺激素替代治疗。

3. 泌乳素瘤　首选药物疗法，多巴胺激动剂不仅可以抑制泌乳素分泌，恢复排卵与月经，而且可以缩小垂体瘤达二分之一。伴有压迫症状的大腺瘤，宜选择手术治疗，术后可辅以药物治疗或放疗。

第三章

巨人症和肢端肥大症

【基本概念】

巨人症(gigantism)和肢端肥大症(acromegaly):是由于生长激素(growth hormone,GH)分泌过多所致,过多的 GH 引起软组织、骨骼及内脏增生肥大。它实质上是一种高生长激素疾病(hypersomatotropism,HST)。

【基础与背景知识】

1. 下丘脑分泌的生长激素释放激素(growth hormone releasing hormone,GHRH)能刺激垂体分泌和合成 GH;生长激素释放抑制激素(somatostatin,SS)抑制 GH 分泌。GH 的分泌形式可能由 GHRH 与 SS 的交替脉冲分泌所介导。雌激素、甲状腺激素以及胰岛素样生长因子(IGF)(即生长介素)也参与 GH 分泌的调节。GH 可以直接刺激有丝分裂,但 GH 的促生长作用主要是由胰岛素样生长因子-1(IGF-1)介导的。

2. 在 GH 受体及受体后信息传递系统正常的前提下,任何原因引起过量的 GH 分泌都可造成 HST:

(1)垂体 GH 分泌过多。

(2)异位 GH 分泌(肺癌、乳腺癌、卵巢组织、发生于支气管或胰腺的类癌)。

（3）GHRH 腺瘤。

3. 临床上以面貌粗陋、手足厚大，皮肤粗厚，头痛眩晕，蝶鞍增大，全身乏力等为特征。发病在青春期前，骨骺部未闭合者为巨人症；发病在青春期后，骨骺部已闭合者为肢端肥大症（骨骼生长停滞，软组织持续生长）；巨人症患者有时在骨骺闭合后继续受 GH 过度刺激可发展为肢端肥大性巨人症。

【诊断与治疗】

1. 巨人症与肢端肥大症的诊断　大多数患者根据典型面貌，巨人症或/及肢端肥大的全身征象即可确诊，早期症状体征不典型时可进行下列检查，但除影像检查外，只有 HST 处于活动期以下检查才具有诊断意义：

（1）基础 GH 分泌功能测定。

（2）葡萄糖负荷试验。

（3）IGF-1 测定。

（4）TRH-GH 兴奋试验（thyrotropin-releasing hormone，TRH）。

（5）脑垂体影像检查。

2. 巨人症与肢端肥大症的治疗原则

（1）首选手术治疗。

（2）放射治疗：常作为术后残余肿瘤的辅助治疗。

（3）药物治疗：溴隐亭常用于术后、放疗尚未显效之前，以缓解临床症状；长期使用生长抑素类似物奥曲肽，可缩小腺瘤以便经蝶鞍手术。

第四章

腺垂体功能减退症

【基本概念】

原发性腺垂体功能减退症(primary pituitary hypofunction):是由不同病因引起腺垂体全部或大部(50%以上)受损,导致一种或多种垂体激素分泌不足所致的临床综合征。

【基础与背景知识】

1. 全垂体功能减退(panhypopituitarism) 罕见,较常见的是选择性垂体促激素缺乏症(selective pituitary tropic hormone deficiency)。希恩综合征患者是因围生期出血性休克或血管栓塞而致的全垂体功能减退症。

2. 一般认为,由肿瘤侵蚀引起腺垂体功能减退时,在临床表现方面,促性腺激素(GnII)、GII 和泌乳素(PRL)缺乏出现最早,其次是促甲状腺激素(TSH)和促肾上腺皮质激素(ACTH)。

3. 儿童期起病者导致垂体性侏儒症伴周围腺体发育障碍,成年起病则表现为周围靶腺功能继发性减退。

【诊断与治疗】

1. 原发性腺垂体功能减退症的实验室检查注意事项
同时测定垂体促激素和靶腺激素水平,可以更好地判断靶腺功能减退为原发性或继发性(脑垂体病变所致);对于腺垂体内分泌细胞的贮备功能,可采用下丘脑激素兴奋试验探测垂体激素的分泌反应。

2. 脑垂体-下丘脑病变 MRI 检查　可了解病变部位、大小、性质和对邻近组织的侵犯程度。

3. 激素替代治疗注意事项　多发性腺垂体功能减退时,先补充糖皮质激素,然后再补充甲状腺激素,以防肾上腺危象的发生;对于老年人、冠心病、骨密度低的患者,甲状腺激素宜小剂量开始,然后缓慢递增;垂体功能减退症患者,肾素-血管紧张素-醛固酮系统(RAAS)正常,所以一般不必补充盐皮质激素;除儿童垂体性侏儒症外,一般不必应用人生长激素。

4. 女性促进生育的治疗措施　先用雌激素促进子宫生长;继而周期性使用雌激素与黄体酮 3～4 个月诱导月经;再用尿促性素(HMG)75～150IU/d 持续 2 周,刺激卵泡生长;最后肌注绒促性素(HCG)2 000IU 诱导排卵。

5. 脑垂体危象的处理原则

(1)首先给予 50% 葡萄糖 40～60ml 静脉推注,以抢救低血糖。

(2)10% 糖盐水每 500～1 000ml 中加氢化可的松 50～100mg 静脉滴注,以解救急性肾上腺功能减退危象。

(3)低温者给予小剂量甲状腺激素,加强保暖。

(4)水中毒者在使用泼尼松或氢化可的松的基础上,加用利尿剂。

(5)防治循环衰竭、休克、感染。

(6)禁用或慎用麻醉剂、镇静剂、催眠药或降血糖药。

第五章

生长激素缺乏性侏儒症

【基本概念】

GH 缺乏性侏儒症或垂体性侏儒（pituitary dwarfism）：是婴儿期或儿童期起病的腺垂体 GH 严重减少或缺乏导致的生长发育障碍。

【基础与背景知识】

1. GH 相关性侏儒症的发病机制

（1）下丘脑-垂体病变引起 GH 分泌减少。

（2）罕见，垂体分泌的 GH 分子结构异常（质变），丧失生物学活性，也可引起本病。

（3）外周组织 GH 受体功能障碍（原发性 GH 不敏感综合征）。

2. GH 缺乏性侏儒症的临床特征　生长缓慢、身材矮小、骨龄幼稚、性发育障碍、体态匀称，智力如常。

【诊断与治疗】

1. GH 缺乏性侏儒症的诊断依据

（1）GH 缺乏性侏儒症的体格特征。

（2）低 GH、低 IGF-1、低 IGF-1 结合蛋白血症。

（3）GHRH 兴奋试验提示腺垂体 GH 分泌功能障碍。

（4）下丘脑-垂体 MRI 检查明确有无占位性病变。

（5）排除 GH 分子病、原发性 GH 不敏感综合征以及全身性疾病所致的侏儒症。

2. GH 缺乏性侏儒症的治疗

（1）GH。

（2）GHRH：主要用于下丘脑性 GH 缺乏症。

（3）IGF-1：用于治疗 GH 不敏感综合征。

（4）蛋白同化激素：12 岁以后短期（1 年）应用。

（5）绒促性素：青春发育期应用 1~2 年。

（6）继发性 GH 缺乏性侏儒症应治疗原发病。

第六章

尿 崩 症

【基本概念】

尿崩症（diabetes insipidus, DI）：是精氨酸加压素（arginine vasopressin, AVP）严重缺乏或部分缺乏（中枢性尿崩症），或肾脏对 AVP 不敏感（肾性尿崩症），致肾小管对纯水的重吸收功能障碍，从而引起以不适当的多尿、低渗尿（低比重尿）、烦渴、多饮为主要特征的临床综合征。

【基础与背景知识】

中枢性尿崩症的临床特点：

（1）显著多尿，尿量一般在 4.0L/d 以上。

（2）低渗尿［尿渗透压<200mOsm/（kg · H_2O），尿渗透压<血渗透压］、低比重尿（<1.005）。

（3）禁水试验不能使尿渗透压和尿比重增加。

（4）基础血浆 AVP 低下，禁水后也不增加或增加不多。

（5）抗利尿激素（ADH）或去氨加压素（DDAVP）治疗有明显效果。

（6）部分患者下丘脑-垂体 CT、MRI 检查可以发现占位性病变。

【诊断与治疗】

1. 多尿的病因诊断程序

（1）明确是否多尿（24 小时尿量>2.5L）。

（2）排除渗透性利尿、使用利尿剂以及精神性烦渴症等情况。

（3）明确是否中枢性尿崩症。

（4）在排除上述病因的情况下，可诊断肾性尿崩症（肾小管 AVP 受体异常或非特异性肾小管-间质损害，导致肾脏浓缩功能障碍）。

2. 中枢性尿崩症的特点

（1）禁水-加压试验阳性：禁水一定时间，尿浓缩至最大渗透压而不能再上升时，注射加压素。正常人注射外源性 AVP 后，尿参透压不再升高，而中枢性尿崩症患者体内 AVP 缺乏，注射外源性 AVP 后尿渗透压进一步升高。

（2）AVP 治疗有明显的效果。

第七章

抗利尿激素分泌失调综合征

【基本概念】

抗利尿激素分泌失调综合征(syndrome of inappropriate antidiuretic secretion,SIADH):是内源性抗利尿激素(ADH,即精氨酸加压素 AVP)分泌异常增多或活性作用超常,导致水潴留、尿排钠增多以及稀释性低钠血症等临床表现的一组综合征。

【基础与背景知识】

抗利尿激素是下丘脑的视上核和室旁核的神经细胞分泌的 9 肽激素,其主要作用是提高远曲小管和集合管对水的通透性,促进水的吸收,是尿液浓缩和稀释的关键性调节激素。其释放过多或活性超常时,尿液不能稀释,如摄入水量过多,水分在体内潴留,引起稀释性低钠血症及血渗透压下降。当细胞外液容量扩张到一定程度,可抑制近曲小管对钠的重吸收,使尿钠排出增加;同时容量扩张后心钠肽释放增加、肾小球滤过率增加以及醛固酮分泌受抑制,均增加尿钠排出,因而水分不会在体内潴留过多,一般不出现水肿。

【诊断与治疗】

1. SIADH 诊断依据

(1)血钠降低(<130mmol/L)。

（2）尿钠增高（>30mmol/L）。

（3）血浆渗透压降低[<275mOsm/（kg·H_2O）]。

（4）尿渗透压>100mOsm/（kg·H_2O），可高于血浆渗透压。

（5）无低血容量（血 BUN、Cr、UA 下降）临床表现。

（6）血浆 AVP 常升高。

（7）除外甲减、肾上腺皮质功能减低、利尿剂应用等原因。

2. 轻度 SIADH 治疗　轻度 SIADH 患者限制每天摄水量 0.8~1.0L，症状即可好转，体重下降，血清钠与渗透压随之增加，尿钠排出也随之减少。

3. 严重 SIADH 治疗　严重患者伴有神志错乱、惊厥或昏迷者，可静脉输注 3%~5%氯化钠溶液 200~300ml，使血清钠浓度上升，症状改善。但血清钠上升不宜过速，血清钠浓度可初步恢复至 120mmol/L，不宜过高，以免引起中枢性脑桥脱髓鞘病变。有心脏病、心力衰竭者，可同时静脉注射呋塞米 20~40mg，排出水分，以免心脏负荷过重，但必须纠正因呋塞米引起的低钾或其他电解质的丧失。低钠血症改善后，仍应注意限制水分，以免再发生水中毒。对限制水分难以控制者，可采用地美环素，阻碍 AVP 对肾小管的水回吸收作用。每日 900mg，分次口服，可引起等渗性或低渗性利尿，低钠血症改善。该药可引起氮质血症，但停药后即可消失。锂盐也可阻碍 AVP 对肾小管的作用，但毒性较大，应用时应慎重。

4. SIADH 病因治疗　如为药物所引起者，停药后 SIADH 可迅即消失。中枢神经系统疾病所致的 SIADH 常为一过性，随着基础疾病的好转而消失。肺结核或肺炎经治疗好转,SIADH常随之恢复。由于恶性肿瘤所致的SIADH患者,经手术切除、放射治疗或化学治疗后,SIADH可减轻或消失。SIADH是否消失也可作为肿瘤治疗是否彻底的佐证。

第八章

甲 状 腺 肿

【基本概念】

1. 单纯性甲状腺肿(simple goiter) 是不伴有炎症、肿瘤或囊肿,同时甲状腺功能也正常的甲状腺弥漫性或结节性肿大。

2. 地方性甲状腺肿(endemic goiter) 是碘缺乏引起的代偿性甲状腺肿大。

3. 散发性甲状腺肿(sporadic goiter) 是散发于非地方性甲状腺肿流行区,不伴有肿瘤和炎症,可能是缺碘、致甲状腺肿物质或相关酶缺陷等原因所致的代偿性甲状腺肿大,无明显的甲状腺功能亢进或减退,故又称非毒性甲状腺肿。病程初期甲状腺多为弥漫性肿大,以后可发展为多结节性肿大。

【基础与背景知识】

1. 甲状腺肿临床诊断常用辅助与实验室检查内容

(1)甲状腺影像检查(超声检查最常用,CT 和 MRI 只在了解甲状腺与周边组织的解剖关系时使用):了解甲状腺肿大的程度、是否弥漫性肿大、是否伴有结节以及占位性病变(腺瘤、囊腺瘤)。

（2）垂体-甲状腺功能检查（TSH、FT_3、FT_4、rT_3）。

（3）甲状腺疾病相关性自身免疫功能检查　甲状腺球蛋白抗体（TG-Ab）、甲状腺过氧化物酶抗体（TPO-Ab）、促甲状腺激素受体抗体（TR-Ab）等。

（4）甲状腺摄碘率：总体上了解甲状腺组织摄碘的功能状态以及摄碘高峰是否提前。

（5）同位素甲状腺扫描：了解甲状腺结节及其周边甲状腺组织的摄碘功能状态。

（6）甲状腺病理检查：明确有无炎症、肿瘤（尤其是恶性肿瘤）。

2. 甲状腺球蛋白是甲状腺滤泡上皮细胞分泌的大分子糖蛋白，正常甲状腺在分泌甲状激素时，也释放少量甲状腺球蛋白；病理情况下，血清甲状腺球蛋白浓度升高程度取决于以下三个因素：甲状腺的大小、甲状腺的损伤程度、对甲状腺分泌功能有影响的激素（TSH、HCG）与抗体（TR-Ab）水平。

【诊断与治疗】

1. 单纯性甲状腺肿的诊断

（1）甲状腺弥漫性或结节性肿大。

（2）垂体-甲状腺功能正常（TSH、FT_3、FT_4、rT_3 正常）。

（3）血清甲状腺球蛋白水平增高，且其增高的程度与甲状腺肿大程度一致。

（4）甲状腺自身抗体阴性。

2. 地方性甲状腺肿的治疗　对甲状腺轻度肿大患儿可口服复方碘溶液，或口服碘化钾，亦可肌内注射碘油。对甲状腺中度肿大患儿，可口服左甲状腺素片，使甲状腺缩小；如甲状腺肿大明显或引起压迫症状，或疑有癌变者宜手术治疗。

3. 散发性甲状腺肿的治疗　轻度肿大不需任何特殊治疗,定期随访。遇有下列情况需要治疗:

(1)有局部压迫症状。

(2)显著影响美观。

(3)甲状腺肿进展较快。

(4)胸骨后甲状腺肿。

(5)结节性甲状腺肿不能排除恶变者。

(6)伴甲状腺功能异常者(包括临床及亚临床甲亢或甲减)。治疗方案应个体化,具体的治疗方法有 TSH 抑制治疗、放射性碘治疗及手术治疗等。采用何种治疗方法,原则上应根据患者的病情决定。

第九章

甲状腺功能亢进症

【基本概念】

1. 甲状腺功能亢进症(hyperthyroidism) 简称甲亢,通常指甲状腺毒症(thyrotoxicosis),是由于多种原因引起的血浆甲状腺激素升高,机体因而出现高代谢综合征。

2. Graves 病 是自身免疫功能异常,免疫系统产生以刺激性 TSH 受体抗体为主的甲状腺特异性抗体,导致 TSH 样的生物效应,临床上表现为甲状腺增生与功能亢进。

【基础与背景知识】

1. 甲亢的基本病因包括四个方面

(1)原发性甲亢(甲状腺疾病所致的甲亢,多见于 Graves 病、毒性结节性甲状腺肿、自主高功能性甲状腺瘤)或继发性甲亢(脑垂体分泌 TSH 过多导致甲状腺合成与分泌激素功能亢进)。

(2)甲状腺贮存的激素大量释放(见于各种原因引起的甲状腺滤泡损伤)。

(3)异位产生甲状腺激素(卵巢甲状腺肿等)。

(4)外源性甲状腺激素负荷过度。

2. 甲亢的主要临床表现

(1)高代谢综合征:怕热多汗、多食易饥。

（2）神经兴奋综合征：激动易怒、失眠多梦、手足颤动。

（3）心血管综合征：心悸气短、活动耐力下降、脉压增宽、快速性心律失常等。

3. Graves 病的临床特点

（1）弥漫性甲状腺肿，伴或不伴结节性增生。

（2）Graves 病眼征。

（3）TSH 受体抗体（分为刺激性抗体、抑制性抗体和甲状腺生长免疫球蛋白三种类型，其中刺激性 TSH 受体抗体对于 Graves 病甲亢的发生殊为重要）阳性，伴或不伴其他甲状腺自身抗体阳性。

（4）胫前局限性黏液性水肿（少见）。

（5）甲状腺性杵状指（thyroid acropathy）：指端皮肤粗厚，指（趾）增大，软组织肿胀，末端指（趾）肥大呈杵状；X 线检查可见指（趾）骨骨膜下新骨形成；男女均可发生；临床上罕见。

4. Graves 病单纯性突眼的临床特征

（1）眼球突出≤18mm。

（2）瞬目减少。

（3）上睑挛缩，眼裂增宽。

（4）双眼下看时，上眼睑不能下落，导致露白。

（5）眼球上看时，前额皮肤不能皱起。

（6）眼球辐辏不良。

5. Graves 病浸润性突眼的临床特征

（1）单侧或双侧眼球突出>18mm。

（2）患者可有如下不适：流泪、异物感、胀痛、畏光、复视、斜视或视力下降。

（3）体征可有：眼睑肿胀、结膜充血水肿、眼球活动受限、眼睑闭合不全、角膜炎或全眼炎。

6. Graves 病特殊临床类型

(1)淡漠型甲亢(apathetic hyperthyroidism):起病隐袭,高代谢综合征、眼征和甲状腺肿均不明显;常见的临床表现是消瘦、房颤、淡漠等;老年人多见。

(2)三碘甲状腺原氨酸型甲亢:以 FT_3 升高、FT_4 正常、TSH 下降为特征的甲亢;是甲亢伴缺碘的表现;病因包括 Graves 病、毒性结节性甲状腺肿和自主高功能性甲状腺瘤。

(3)甲状腺素型甲亢:以 FT_4 升高、FT_3 正常、TSH 下降为特征的甲亢;见于甲亢伴有碘负荷过度(碘甲亢)或者甲亢伴全身性严重疾病,T_4 脱碘障碍,T_4 向 T_3 转化受阻。

(4)亚临床型甲亢:血清 FT_3、FT_4 正常,而 TSH 低下,又能排除其他病因时,可诊断为亚临床型甲亢;病因包括: Graves 病、毒性结节性甲状腺肿和自主高功能性甲状腺瘤;部分是甲亢早期或恢复期的表现(后者临床上最常见);亚临床型甲亢长期存在,可引起甲亢心脏病和骨质疏松症。

(5)妊娠期甲亢的特殊性:①妊娠期甲状腺激素结合球蛋白(thyroxine binding globulin,TBG)增高,引起血清 T_3、T_4 升高,所以妊娠期甲亢的诊断更应该选择血清 FT_3、FT_4 和 TSH;②绒毛膜促性腺激素(HCG)在妊娠前三个月分泌达高峰,它具有与 TSH 相同的 α 亚单位、相似的 β 亚单位和受体亚单位,所以在妊娠的前三个月内,过量的 HCG 可以刺激 TSH 受体,产生一过性妊娠期甲亢,即"一过性妊娠呕吐甲状腺功能亢进(transient hyperthyroidism of hyperemesis gravidarum,THHG)"。

【诊断与治疗】

1. 甲亢的病因诊断对于选择正确的治疗方案殊为重要。

2. 甲状腺功能亢进症的诊断程序

（1）甲状腺功能亢进的定性诊断：同时测定 FT_3、FT_4 和 TSH，FT_3、FT_4 升高为甲亢。

（2）确定是否原发性甲状腺疾病：FT_3、FT_4 升高伴 TSH 下降，排除外源性甲状腺激素负荷过度以及异位产生甲状腺激素，诊断为原发性甲亢；FT_3、FT_4 正常伴 TSH 下降，为亚临床型甲亢。

（3）确定原发性甲亢的原发病。

3. 常见甲亢症的治疗原则

（1）Graves 病：根据患者的具体情况，选择药物、手术或 ^{131}I 放射治疗。

（2）自主高功能性甲状腺瘤：^{131}I 放射或手术治疗。

（3）甲状腺炎相关的一过性甲亢：抗炎、β 受体阻滞剂。

（4）异位甲状腺激素产生：手术治疗。

（5）垂体性甲亢：垂体手术或垂体放疗。

4. 甲亢危象的诊断依据　主要是：

（1）诱因：感染、手术、外伤、挤压、放射性碘治疗、急性心肌梗死。

（2）体温升高至 39℃ 以上。

（3）心率 140 次/min 以上，或有房颤、房扑。

（4）交感亢进或严重高代谢综合征的表现：大汗、气促、烦躁等。

（5）循环功能障碍的表现：心衰、休克等。

5. 甲亢危象的治疗

（1）去除病因。

（2）抑制甲状腺激素合成：首剂丙硫氧嘧啶 600mg 口服或胃管导入，然后 250mg 每 6 小时 1 次，症状缓解后改为维持剂量。

（3）抑制甲状腺激素释放：于使用丙硫氧嘧啶后1小时，复方碘溶液5滴每8小时1次，共使用3~7日；或碘化钠1.0加入10%葡萄糖盐水溶液中静滴24小时，病情缓解后逐渐减量，共使用3~7日；碘过敏者使用碳酸锂0.5~1.5g/d，分3次口服，连用数日。

（4）抑制已经分泌甲状腺激素的作用以及T_4向T_3转化：普萘洛尔20~40mg，每6~8小时1次；或1mg加入5%~10%葡萄糖溶液中静脉缓慢注射。

（5）增强机体应激功能：氢化可的松60~100mg/d，加入5%~10%葡萄糖溶液中静脉滴注，每6~8小时1次。

（6）清除已经分泌的甲状腺激素：血液净化。

（7）降温治疗。

（8）维持生命体征的其他支持治疗。

第十章

甲状腺功能减退症

【基本概念】

甲状腺功能减退症（hypothyroidism）：简称甲减，是各种原因导致的低甲状腺激素血症或甲状腺激素抵抗而引起的全身性低代谢综合征，其特征性病理改变是皮肤及其他组织黏多糖堆积，在临床上表现为黏液性水肿。

【基础与背景知识】

1. 由甲状腺本身病变引起的甲减称为原发性甲减（primary hypothyroidism）；由于垂体疾病 TSH 分泌减少引起的甲减称为继发性甲减（secondary hypothyroidism）；由于下丘脑疾病 TRH 分泌减少引起的甲减称为三发性甲减（tertiary hypothyroidism）；由于甲状腺激素靶组织受体缺陷所致者，称为甲状腺激素抵抗综合征。

2. 原发性甲减的患者，发生反馈性高 TRH 血症，可致高泌乳血症与反馈性脑垂体增生。

3. 低 T_3 综合征或正常甲状腺病态综合征（euthyroid sick syndrome，ESS），是严重全身性疾病、创伤或心理疾病等非甲状腺疾病时，机体内分泌系统对疾病作出的适应性反应，T_4 向 T_3 转化减少，向 rT_3 转化增多，血清 T_3 降低，rT_3 增高。疾病的严重程度往往与 T_3 降低的程度相关,危重症时 T_4 水平也可降低。

【诊断与治疗】

甲减激素替代治疗注意事项:

(1)一般患者首选左甲状腺素(半衰期长达 7 天,吸收缓慢,每天晨间一次服药即可维持血药浓度),黏液水肿昏迷时首选左-三碘甲状腺原氨酸($L-T_3$)。

(2)一般患者起始小剂量(防止诱发心绞痛),然后逐渐增加,直至达到最佳疗效;但是,黏液水肿昏迷时首先使用大剂量 $L-T_3$(10μg,每 4 小时 1 次,静脉注射;20μg,每 4 小时 1 次,口服)。

(3)定期监测甲状腺及垂体功能,调整血清 TSH(最重要)、FT_3、FT_4 到正常水平。

(4)注意补充钙与活性维生素 D_3,以防骨质疏松症。

第十一章

甲 状 腺 炎

第一节　亚急性甲状腺炎

【基本概念】

亚急性甲状腺炎(subacute thyroiditis)：是一种由病毒感染引发的自身免疫性甲状腺炎。

【基础与背景知识】

起病前 1~3 周常有病毒感染史(病毒性咽炎、腮腺炎、麻疹等)；发病早期有甲状腺炎症相关的症状与体征：甲状腺肿大、疼痛、压痛、颈淋巴结肿大、发热等；典型的实验室检查结果表现为 ^{131}I 摄取率与血清 T_3、T_4 水平相分离(初期 ^{131}I 摄取率降低，T_3、T_4 水平升高；后期则 ^{131}I 摄取率逐渐恢复，而 T_3、T_4 水平逐渐下降)；10%~20%的患者在亚急性期甲状腺自身抗体阳性，缓解期消失。

【诊断与治疗】

本病为自限性疾病，大多数患者只需对症治疗(使用糖皮质激素或非甾体抗炎药)，少数发展为永久性甲减。

第二节　自身免疫性甲状腺炎

【基本概念】

自身免疫性甲状腺炎：是一组器官特异性的自身免疫性疾病。在自身免疫功能紊乱的情况下，甲状腺组织特有的自身抗原成分刺激机体生成自身抗体，这些抗体与甲状腺组织上的自身抗原结合，引起免疫应答反应和组织损伤。

【基础与背景知识】

1. 目前已知的甲状腺自身抗原成分有　甲状腺球蛋白（TG）、甲状腺过氧化物酶（TPO）、促甲状腺激素受体（TSH-R）、甲状腺激素（T_3、T_4）、甲状腺细胞膜及甲状腺的胶质成分等。

2. 慢性淋巴细胞甲状腺炎　自身免疫性炎症（病理表现为甲状腺显著淋巴细胞浸润）可导致甲状腺在弥漫性肿大的基础上发生结节性病变（桥本甲状腺炎），也可导致甲状腺弥漫性萎缩（萎缩性甲状腺炎）；临床首发症状大多为甲减，少数患者可先表现为 Graves 病甲亢（桥本甲亢，甲状腺刺激性抗体占优势）继而转化为甲减（甲状腺抑制性抗体占优势）；甲减尚未出现时，先有 TPO-Ab、TG-Ab 显著升高（具有重要诊断价值）；表现为甲减的患者，甲状腺扫描呈冷结节；原则上采用激素替代治疗与对症治疗，除非有显著局部压迫症状，一般不宜手术。

3. 产后甲状腺炎　这种亚急性自身免疫性甲状腺炎是由于产后（妊娠前及妊娠中无甲状腺功能异常病史，产后一年内发生甲状腺功能异常）母体对胎儿抗原的妥协性免疫抑制状态消失，潜在性甲状腺自身免疫病倾向得以表达的结果;甲状腺病理改变轻微(淋巴细胞浸润轻微),临床经过及免疫学检查结果与上述亚急性甲状腺炎相似。

【诊断与治疗】

自身免疫性甲状腺炎治疗注意点:

(1)限制碘摄入在安全范围(尿碘 $100 \sim 200 \mu g/L$)可能有助于阻止甲状腺自身免疫破坏的进展。

(2)临床治疗主要针对甲减和甲状腺肿的压迫症状。

第十二章

甲状腺结节与分化型甲状腺癌

第一节 甲状腺结节

【基本概念】

甲状腺结节(thyroid nodule):是指各种原因导致甲状腺内出现一个或多个组织结构异常的团块,超声检查为甲状腺局灶性回声异常的区域。

【基础与背景知识】

甲状腺超声(US)是确诊甲状腺结节的首选检查。甲状腺结节诊治的关键是鉴别良恶性。提示甲状腺癌可能性大的 US 征象:

(1)结节的高度大于宽度。

(2)结节形态和边缘不规则,晕圈缺如。

(3)微小钙化,针尖样弥散分布或簇状分布的钙化。

(4)实性低回声结节。

(5)结节内血供丰富(TSH 正常)。

(6)同时伴有颈部淋巴结超声影像异常。

【诊断与治疗】

US 引导下细针穿刺活检术(FNA)的指征:

（1）直径<5mm 的结节，首先 US 监测随访。

（2）最大径为 5~10mm 的结节，有恶性 US 特征，并有颈部淋巴结肿大和甲状腺外侵犯时，可行 FNA。

（3）直径>10mm，US 为中度风险的甲状腺病变，不能确认性质为良性时，应行 FNA。

（4）对于 US 显示为低度风险的甲状腺病变，直径≥20mm 或进行性增大，有高危病史或有甲状腺手术史或微创的射频消融治疗史，进行 FNA。

（5）直径>10mm 的 US 高风险结节和>20mm 的 US 中等风险结节，进行 FNA。

（6）甲状腺结节靠近甲状腺包膜或邻近气管、有可疑的淋巴结肿大、甲状腺结节存在甲状腺外侵犯、有甲状腺癌病史或家族史、有临床上怀疑可能是甲状腺癌的表现时，行 FNA。

（7）核素显像提示为有功能的甲状腺结节、US 没有可疑恶性特征的甲状腺结节，不必进行 FNA。

第二节　分化型甲状腺癌

【基本概念】

甲状腺癌（thyroid carcinoma）：是来源于甲状腺上皮细胞（绝大部分起源于滤泡上皮细胞）的恶性肿瘤。

【基础与背景知识】

1. 分化型甲状腺癌（differentiated thyroid carcinoma，DTC）　包括乳头状甲状腺癌（papillary thyroid carcinoma，PTC）、滤泡状甲状腺癌（follicular thyroid carcinoma，FTC）。原发甲状腺癌还包括甲状腺髓样癌、未分化甲状腺癌。

2. PTC 生长缓慢,恶性度较低,随年龄增长,肿瘤恶性度增加。可以在腺内扩散和转移至局部淋巴结。40%病例可见同心圆的钙盐沉积(psammoma body),是本癌的诊断特征之一。TSH 可以刺激 PTC 生长。

3. FTC 恶性程度超过 PTC,很少经淋巴结转移,一般通过血行向骨和肺等远处转移。单纯的 FTC 少见,多数与 PTC 夹杂成为混合型。FTC 经常保留其摄碘、合成甲状腺球蛋白的功能,甚至可以合成甲状腺激素,引起甲亢。FTC 这种特征适合采取^{131}I 治疗。

【诊断与治疗】

1. 本病术前诊断主要依靠 FANC 确定。同时必须做颈部淋巴结 B 超,检查有否转移,这有助外科医生决定术式。MRI、PET、CT 等检查对于诊断意义不大,对于体积大、生长迅速或侵入性的肿瘤可以估计甲状腺外组织器官被累及的情况。血清甲状腺球蛋白主要用于术后肿瘤复发的监测,术前测定意义不大。

2. DTC 术后接受甲状腺激素抑制治疗注意点

(1)生理需求。

(2)超生理剂量的甲状腺激素抑制 TSH 水平,减少肿瘤复发危险;DTC 复发风险为高危,血清 TSH 维持在<0.1mU/L;复发风险为低危者,术后 1 年内血清 TSH 抑制在正常参考范围下限,之后维持在<2.0mU/L 持续 5~10 年。

(3)超生理剂量甲状腺素治疗可导致外源性亚临床甲亢,诱发或加重缺血性心脏病、房颤和绝经后妇女的骨质疏松。

第十三章

库欣综合征

【基本概念】

库欣综合征:为各种病因引起肾上腺分泌过多糖皮质激素(主要是皮质醇)所致病症的总称。由垂体促肾上腺皮质激素(ACTH)分泌亢进所致者,称为 Cushing 病;这种类型最为常见。

【基础与背景知识】

1. 依赖 ACTH 的 Cushing 综合征(伴双侧肾上腺皮质增生) 包括:

(1)Cushing 病(伴或不伴脑垂体腺瘤)。

(2)异位 ACTH 综合征。

2. 不依赖 ACTH 的 Cushing 综合征 包括:

(1)肾上腺皮质腺瘤。

(2)肾上腺皮质癌。

(3)不依赖 ACTH 双侧肾上腺小结节性增生。

(4)不依赖 ACTH 双侧肾上腺大结节性增生。

3. 主要临床表现为满月脸、多血质、向心性肥胖、皮肤紫纹、痤疮、高血压和骨质疏松等。

4. 任何原发的内源性皮质醇增多症,清晨皮质醇水平可能正常,但 24 小时分泌节律丧失,晚间皮质醇水平增高。24小时尿游离皮质醇和尿 17-羟皮质类固醇(17-OH-corti-coste-roid,17-OHCS)排泄升高。血浆皮质醇一旦超过类固醇结合蛋白(CBG)的结合能力,唾液中游离皮质醇迅速升高,故唾液中游离皮质醇能较灵敏地反映血浆游离皮质醇水平。同样由于肝脏的皮质醇代谢达到饱和状态,其代谢产物和旁代谢产物增加,如尿 17-羟皮质类固醇和皮质酮水平都可增加。

【诊断与治疗】

1. Cushing 综合征的诊断 一般分两步:

(1)确定是否为 Cushing 综合征,必须有高皮质醇血症的实验室依据。患者若有满月面、向心性肥胖、水牛背、皮肤紫纹、多血质、皮肤薄等典型临床表现,则可为 Cushing 综合征的诊断提供重要线索。有典型临床表现的约占 80%患者,其余的可只有其中的一两项。有些患者表现不典型,须和其他疾病,如单纯性肥胖、高血压、糖尿病、多囊性卵巢综合征等相鉴别。有典型临床表现者,亦应除外因长期应用糖皮质激素或饮用酒精饮料引起的类库欣综合征。

(2)进一步检查明确病因。

2. 肾上腺影像检查的选择原则

(1)超声检查用于初步筛查。

(2)CT 作为肾上腺疾病影像检查的主要手段,且对所有的肾上腺病变追加增强造影检查。

(3)MRI 检查有助于定性诊断。

(4)PET-CT 有助于鉴别病变的良性与恶性。

(5)CT 引导下穿刺活检是定性诊断的金标准。

3. 小剂量地塞米松抑制试验 分为 1mg 地塞米松抑制试验和 2mg 地塞米松抑制试验,是 Cushing 综合征的筛选试验。

（1）1mg 地塞米松抑制试验：午夜 1 次口服地塞米松 1mg，次晨 8 时测血皮质醇，正常人血皮质醇抑制率超过 50%，当抑制率小于对照值 50%时提示有 Cushing 综合征的可能。

（2）2mg 地塞米松抑制试验：口服地塞米松每次 0.5mg，每日 4 次，或每次 0.75mg，每日 3 次，连服两天，分别测定服药后的血皮质醇和 24 小时尿皮质醇，正常人抑制率可超过 50%，抑制不到 50%提示 Cushing 综合征可能。

4. 大剂量地塞米松（8mg）抑制试验　主要用于 Cushing 综合征的病因诊断。服用地塞米松每次 2mg，每日 4 次，连续两天。测定服药后血皮质醇及 24 小时尿皮质醇，多数肾上腺增生患者在服药后可抑制到对照值 50%以上，肾上腺肿瘤或异位 ACTH 分泌综合征则多不能达到满意的抑制。

5. Cushing 病的治疗原则

（1）垂体微腺瘤首选经蝶窦切除术。

（2）垂体大腺瘤选择经额手术。

（3）未发现垂体瘤、未能切除垂体瘤者或不能承受脑垂体手术治疗者，选择肾上腺次全切除或全切除，术后激素替代治疗辅以脑垂体放射治疗（预防反馈性脑垂体腺瘤综合征，即 Nelson 综合征）。

（4）病情轻微以及儿童患者选用垂体放射治疗，放疗奏效之前辅以药物治疗，以控制肾上腺皮质激素分泌过度。

（5）垂体手术及放疗无效者，选用阻滞肾上腺皮质激素合成的药物（酮康唑）；或行双侧肾上腺切除术，术后激素替代治疗。

6. 肾上腺瘤及肾上腺癌的治疗原则　手术切除肿瘤，术后辅以一过性或永久性激素替代治疗。

第十四章

原发性醛固酮增多症

【基本概念】

原发性醛固酮增多症(primary aldosteronism):简称原醛症,是指由肾上腺皮质病变引起醛固酮增多,导致潴钠排钾、体液容量扩张以及肾素-血管紧张素系统显著受抑制的临床综合征。

【基础与背景知识】

1. 原发性醛固酮增多症的病因

(1)特发性单侧或者双侧肾上腺皮质增生(肾上腺球状带对血管紧张素Ⅱ敏感性增高)(60%)。

(2)醛固酮瘤(10%)。

(3)糖皮质激素可治疗性醛固酮增多症(醛固酮合成酶在肾上腺束状带表达,丧失对血管紧张素Ⅱ的敏感性,反而受 ACTH 调控)。

(4)醛固酮癌。

(5)迷走醛固酮组织。

2. 典型原发性醛固酮增多症的临床特征

(1)高血压。

(2)低血钾。

（3）代谢性碱中毒。

（4）持续碱性尿。

（5）血及尿醛固酮增高（严重低钾血症时可暂时降至正常水平）。

（6）低肾素-血管紧张素血症（对呋塞米试验反应性下降）。

3. 继发性醛固酮增多症是指肾素-血管紧张素活性增高所致的醛固酮增多症。肾素分泌增高的病因见于以下两方面：

（1）分泌肾素的肿瘤：肾小球旁细胞肿瘤、肾外肿瘤分泌肾素（Wilms 瘤、卵巢肿瘤）。

（2）肾缺血性肾素分泌增多：恶性高血压、肾动脉狭窄、单侧肾萎缩。

【诊断与治疗】

1. 原醛症诊断步骤　分三步：

（1）在有原醛症高危因素的高血压患者中筛查可能的原醛症患者。

（2）进行原醛症的确诊试验。

（3）进行原醛症的亚型分型及定位诊断。

2. 原醛症病例筛查试验　原醛症的诊断应具备高血压、血和尿醛固酮增高且不被抑制，血浆肾素活性降低且不被兴奋等条件。仅有 9%～37% 的原醛症患者有低血钾，低血钾可能只存在于较严重的病例中；低血钾作为原醛症诊断指标的敏感性、特异性和诊断阳性率均很低。

3. 欧洲内分泌学会及高血压学会、国际内分泌学会及高血压学会共同制定的“原发性醛固酮增多症病人诊断治疗指南”推荐应用血浆醛固酮与肾素活性比值（ARR）筛查高血压患者中可疑的原醛症病人：

（1）对药物抵抗性高血压。

（2）高血压伴有持续性或利尿剂引起的低血钾。

（3）高血压伴肾上腺意外瘤。

（4）早发高血压或 40 岁前发生脑血管意外家族史的高血压病人。

（5）原醛症患者一级亲属的所有高血压病人。ARR 大于 20~50 应怀疑原醛症，作进一步检查。

4. 许多药物和激素可影响肾素血管紧张素系统的调节，进行原醛症相关检查时尽可能停用所有药物，特别是螺内酯、血管转换酶抑制剂（ACEI）、血管紧张素受体拮抗剂（ARB）类降压药及雌激素，应停用 4~6 周以上；利尿剂、β 受体阻滞剂、钙拮抗剂等停用 2 周。如血压过高，为确保患者安全，可选用 α 受体阻滞剂如盐酸哌唑嗪、多沙唑嗪、特拉唑嗪或非二氢吡啶类钙拮抗剂如维拉帕米缓释剂等替代治疗。

5. 卡托普利试验 卡托普利为 ACE 抑制剂，可降低肾素调节的醛固酮分泌。方法：清晨卧位抽血测醛固酮及血浆肾素活性，予卡托普利（巯甲丙脯酸）50mg 口服，2 小时后予坐位抽血测醛固酮和血浆肾素活性。正常人服卡托普利后血醛固酮水平降低>30%，或<416pmol/L（15ng/dl），而血浆肾素活性增加；原醛症患者无明显变化。该试验敏感性约 90%~100%，特异性为 50%~80%。血钾<3mmol/L 时可抑制醛固酮水平（1/3 原醛症患者醛固酮正常）。因此，应补充血钾至 3mmol/L 以上再行上述试验较为可靠。

6. 原发性醛固酮增多症的治疗原则

（1）醛固酮瘤手术切除。

（2）特发性醛固酮增多症：大部分肾上腺切除术+螺内酯

(或氨苯蝶啶、阿米洛利)治疗。

(3)糖皮质激素可治疗性醛固酮增多症用糖皮质激素治疗。

(4)醛固酮癌可选用手术、双氢苯二氯乙烷、氨鲁米特、酮康唑。

(5)迷走醛固酮组织:手术切除。

(6)高血压对症治疗宜选用钙离子拮抗剂和血管紧张素转换酶抑制剂(ACEI)。

第十五章

原发性慢性肾上腺皮质功能减退症

【基本概念】

原发性慢性肾上腺皮质功能减退症:亦称 Addison 病,是指原发致病因素破坏了双侧肾上腺的绝大部分组织,导致的肾上腺皮质激素分泌不足临床综合征。

【基础与背景知识】

1. 肾上腺皮质球状带与束状带紧密相邻,他们往往同时受损,大多数情况下,糖皮质激素与盐皮质激素分泌都不足,但有时分泌不足是以糖皮质激素或盐皮质激素为主。肾上腺皮质网状带毁损后,其性激素分泌功能可由性腺代偿,因而 Addison 病不会发生性激素缺乏。

2. Addison 病的临床特征

(1)皮质醇缺乏相关的表现:①绝对或相对低皮质醇血(尿)症;②中枢神经及精神系统抑制性症状:乏力、淡漠、嗜睡、精神失常等;③心血管系统功能低下:血压偏低、直立性低血压等;④胃肠功能低下:纳差、恶心、腹胀、腹泻等;⑤糖代谢异常:空腹血糖偏低、糖耐量曲线低平。

(2)反馈性 ACTH 分泌增多症:血浆 ACTH 升高伴色素沉着,先皮肤(掌纹、乳晕、疤痕、会阴)后黏膜及齿龈。

（3）醛固酮缺乏相关的表现：肾脏不适当地失钠，低钠饮食时易发生低钠血症、血容量减少、直立性低血压。另外，肾脏排钾功能及排氢功能下降，可导致高钾性代谢性酸中毒（Ⅳ型肾小管性酸中毒）。

【诊断与治疗】

1. 诊断流程　典型的特征分布的皮肤黏膜色素沉着、消瘦、血压低、低血钠、高血钾等提示艾迪生病诊断；确诊还需肾上腺皮质激素分泌功能低下的可靠实验室检查证据。

2. 肾上腺皮质激素分泌功能低下的客观证据

（1）血、尿皮质醇水平测定。多数病人血、尿皮质醇及尿17-羟皮质类固醇测定低于正常，也可在正常低限，故需多次测定。

（2）血浆促肾上腺皮质激素及其相关肽 N-POMC 的测定。可较正常人高 5~50 倍，而继发性肾上腺皮质功能低下者一般低于正常或在正常低限，故此项检查对艾迪生病的诊断有极重要意义。

（3）促肾上腺皮质激素兴奋试验：是艾迪生病确诊的重要指标，可测定肾上腺皮质分泌皮质醇的储备功能。做法：将促肾上腺皮质激素 25U 加入 5% 葡萄糖液 500ml 中每天匀速静脉滴注 8 小时，共 3 日，于对照日及刺激第 1 天，第 3 天分别留 24 小时尿测定尿游离皮质醇或 17-羟皮质类固醇水平。艾迪生病患者基础对照值低于正常及促肾上腺皮质激素刺激 3 日后仍无显著上升反应，而正常人促肾上腺皮质激素刺激 1 日后即可比对照日上升 1~2 倍。如病情较重者，应同时用地塞米松治疗，以防止发生肾上腺危象。

（4）影像检查：腹平片及肾上腺 CT 扫描示肾上腺区有钙化阴影，则可肯定肾上腺结核所致艾迪生病的诊断；肾上腺

CT扫描如发现双肾上腺萎缩,也可有助于自身免疫性肾上腺炎的诊断。

(5)测定血中抗肾上腺抗体则对自身免疫性肾上腺炎是一个很好的指标。

3. 治疗 一旦确诊艾迪生病,应立即治疗,并终生用药。部分病人需同时补充糖及盐皮质激素。氢化可的松最符合生理性,应为首选。如病人血钠及血压偏低,则加用9α-氟氢可的松,同时还应有充分的食盐摄入量。应激时需增加肾上腺皮质激素的补充量,视应激程度轻重增加氢化可的松50~200mg/日,不能进食及病情重者可用静脉滴注。同时需去除诱因,应激过后,再逐渐减至原来的基础用量。

4. 肾上腺危象的诊断线索

(1)非严重性疾病出现严重循环衰竭、脱水、休克。

(2)消瘦伴不明原因的低血糖。

(3)难以解释的呕吐。

(4)皮肤黏膜色素沉着。

(5)低皮质醇血症。

5. 肾上腺危象的抢救原则

(1)补充糖盐水。

(2)补充糖皮质激素。

(3)改善循环功能。

(4)其他对症治疗。

第十六章

嗜铬细胞瘤

【基本概念】

嗜铬细胞瘤(pheochromocytoma):是起源于肾上腺髓质、交感神经节或其他部位的嗜铬组织肿瘤,这种肿瘤持续或间断地释放大量儿茶酚胺,引起持续性或阵发性高血压、多个器官功能损伤及代谢紊乱。

【基础与背景知识】

1. 肾上腺髓质及主动脉旁嗜铬体可产生肾上腺素和去甲肾上腺素,其他部位的嗜铬组织只能产生去甲肾上腺素。嗜铬组织还可产生多种肽类激素,其中一部分可能引起嗜铬细胞瘤的一些不典型症状,如面部潮红、便秘、腹泻、低血压、休克等。

2. 嗜铬细胞瘤典型的临床表现

(1)阵发性高血压伴头痛、心悸、多汗三联征。

(2)持续性高血压对常用降压药效果不佳,但对 α 受体阻滞剂、钙离子拮抗剂、硝普钠敏感。

(3)伴交感神经过度兴奋(多汗、心动过速)及高代谢(低热、体重减轻)等表现。

(4)阵发性高血压发作后以及持续性高血压患者,尿儿茶酚胺及其代谢产物(香草基杏仁酸、甲氧基肾上腺素、甲氧基去甲肾上腺素、间甲肾上腺素类物质)显著升高(后者诊断本病的特异性及敏感性接近100%)。

(5)持续性高血压或阵发性高血压发作期间酚妥拉明(≤5mg)试验阳性(血压下降>35/25mmHg);阵发性高血压血压正常期冷压试验(血压升高至平时的最高值,但低于胰高糖素激发水平)、胰高糖素(1mg,促进嗜铬细胞瘤释放儿茶酚胺,对正常肾上腺无激发作用)试验阳性(血浆儿茶酚胺增加3倍以上,血压比冷压试验结果升高>20/10mmHg)。

(6)应用α受体阻滞剂控制血压后,影像诊断发现肾上腺或其他部位嗜铬细胞肿瘤。

3. 嗜铬细胞瘤酚妥拉明试验　试验前停止使用镇静剂24小时、降压剂1周,以防假阳性。患者平卧,血压稳定后准备5.0mg酚妥拉明。先静脉注射0.5～1.0mg,如果无低血压反应,再缓慢注入其余部分;注射后每30秒测定右臂血压1次,连续3分钟,以后每分钟测定血压1次连续7次,或直到血压恢复到基础水平;嗜铬细胞瘤患者在注入酚妥拉明后2~3分钟血压下降35/25mmHg以上,且持续3~5分钟以上。非嗜铬细胞瘤患者血压下降达不到上述程度。

4. 嗜铬细胞瘤氯压啶试验

(1)氯压啶作用于中枢神经,抑制神经元性儿茶酚胺释放,可使中枢性高儿茶酚胺血症下降。

(2)嗜铬细胞瘤儿茶酚胺由肿瘤直接释放,不受氯压啶影响。

(3)试验前停止使用β受体阻滞剂(因为该药可诱发心衰、干扰肝脏对儿茶酚胺的清除过程),一次性口服氯压啶0.3mg。

（4）试验前及服药后 3 小时分别取血测定儿茶酚胺。

（5）嗜铬细胞瘤患者服药后虽然血压也有下降,但是儿茶酚胺不下降。

（6）大多数非嗜铬细胞瘤患者可以在血压下降的同时,血儿茶酚胺也下降 50% 以上（或下降至 500pg/cm 以下）。

【诊断与治疗】

1. 诊断程序

（1）临床上如有以下情况应考虑嗜铬细胞瘤的可能:①阵发性高血压或持续性高血压阵发性加剧者,伴有头痛、心悸、多汗、面色苍白及胸、腹部疼痛、紧张、焦虑、濒死感等症状及高代谢状态;②常用抗高血压药物疗效不佳,尤其是在应用 β 受体阻滞剂后血压反常性升高者;③患急进性或恶性高血压的儿童、青少年;④在运动、排便、挤压腹部、麻醉、插管和分娩过程中出现阵发性高血压者;⑤有嗜铬细胞瘤、多发性内分泌腺瘤的家族史;有甲状腺髓样癌、神经纤维瘤、黏膜神经瘤或其他内分泌肿瘤的高血压患者。

（2）寻找儿茶酚胺分泌增多的证据。测定血、尿儿茶酚胺及其代谢产物,必要时进行药物治疗试验。检测间甲肾上腺素类物质（MNs）诊断嗜铬细胞瘤有更高的敏感性和特异性,是最佳生化指标。对于影像学检查无法发现的疑难病例,不同部位血 MNs 测定有助于其定位诊断。

（3）定性后应用适当的影像学检查,如 B 超、CT、MRI 等技术对肿瘤作定位诊断。

2. 嗜铬细胞瘤的定位诊断

（1）B 型超声:更适合用于 CT 阴性的消瘦患者。

（2）CT:可发现大多数嗜铬细胞瘤,但对于肿瘤直径<0.8cm 者较难分辨,造影剂可诱发高血压发作。

（3）MRI：有助于鉴别肾上腺皮质肿瘤与嗜铬细胞瘤；无放射性，可用于孕妇。

（4）放射性标记的间碘苄胍扫描：分子结构与去甲肾上腺素相似，是一种伪神经递质，可被高功能性嗜铬细胞摄取（正常肾上腺髓质不摄取）；该检查可同时作出定性与定位诊断；因经过尿路排泄，所以不能用于尿路嗜铬细胞瘤的诊断；试验前必须服用复方碘液，以封闭甲状腺摄碘。

（5）放射性核素标记生长抑素类似物闪烁显像：嗜铬细胞瘤和其他一些肿瘤细胞有生长抑素受体表达，本检查也有助于嗜铬细胞瘤的定位诊断。

（6）导管术取血测定不同部位的儿茶酚胺，根据其浓度差别对嗜铬细胞瘤进行定位诊断。

3. 嗜铬细胞瘤内科治疗注意事项

（1）嗜铬细胞瘤的最好治疗手段是外科手术治疗；药物降压治疗只能用于术前准备、控制危象、不适宜手术的患者以及术后降压效果仍不能达标的患者；恶性嗜铬细胞瘤对放疗及化疗不敏感。

（2）对于分泌肾上腺素的嗜铬细胞瘤患者，单纯使用 α 受体阻滞剂（酚苄明），可使 β 受体活性增强，诱发低血压与心律失常。

（3）对于分泌肾上腺素的嗜铬细胞瘤，在使用 β 受体阻滞剂之前，必须首先使用 α 受体阻滞剂，否则会诱发血压骤然升高，甚至发生肺水肿。

（4）嗜铬细胞瘤发生高血压危象时最经典的疗法是：立即给予酚妥拉明 1.0～5.0mg 缓慢静注，当血压下降 160/100mmHg 左右时，改用 10～15mg 酚妥拉明加于 5% 葡萄糖生理盐水 500ml 中静脉缓慢滴注。

（5）使用相对选择性 α_1 受体阻滞剂哌唑嗪,可以避免全部 α 受体阻滞的不良后果;首剂小剂量 $0.5\sim1.0mg$ 观察其反应性,然后根据血压调整剂量至理想血压水平。

（6）α、β 双受体阻滞剂拉贝洛尔也是一种理想的药物选择。

（7）嗜铬细胞瘤相关的心律失常使用 β 受体阻滞剂更具有针对性。

第十七章

原发性甲状旁腺功能亢进症

【基本概念】

甲状旁腺功能亢进(hyperparathyroidism):简称甲旁亢,是甲状旁腺激素(PTH)分泌过多引起的以高血钙及低血磷为特征性临床综合征。

【基础与背景知识】

1. 甲旁亢的分类

(1)原发性:由于甲状旁腺本身病变(腺瘤、增生或腺癌)引起的 PTH 合成与分泌过多。

(2)继发性:由于各种原因所致的低钙血症,刺激甲状旁腺,使之增生肥大,合成与分泌过多的 PTH。

(3)三发性:在继发性甲旁亢基础上,增生的甲状旁腺转变为腺瘤,自主高功能分泌 PTH。

2. PTH 的生物学作用 PTH 是调节血钙水平的最重要激素,它有升高血钙和降低血磷水平的作用。PTH 对靶器官的作用是通过 cAMP 系统而实现的。

(1)对骨的作用:动员骨钙入血,使血钙浓度升高,其作用包括快速效应与延缓效应两个时相。①快速效应:在 PTH 作用后数分钟,迅速提高骨细胞膜对 Ca^{2+} 的通透性,使骨液中的钙进入细胞,进而使骨细胞膜上的钙泵活动增强,将Ca^{2+}转运到细胞外液中;②延缓效应:在 PTH 作用后数日甚至数周后达高峰:既加强已有的破骨细胞的溶骨活动,又促进破骨细胞的生成;破骨细胞向周围骨组织伸出绒毛样突起,释放蛋白水解酶与乳酸,使骨组织溶解,钙与磷大量入血,使血钙浓度长时间升高;PTH 的两个效应相互配合,不但能对血钙急切需要作出迅速应答,而且能使血钙长时间维持在一定水平。

(2)对肾的作用:包括直接作用与间接作用两个方面。①直接作用:PTH 促进远端小管对钙的重吸收,使尿钙减少,血钙升高;同时还抑制近端小管对磷的重吸收,增加尿磷酸盐的排出,使血磷降低;②间接作用:PTH 激活 α-羟化酶,使 25-羟维生素 D_3(25-OH-D_3)转变为具有活性的 1,25-二羟维生素 D_3[1,25-$(OH)_2$-D_3]。

3. 1,25-$(OH)_2$-D_3 的生物学作用

(1)促进小肠黏膜上皮细胞对钙的吸收,同时也促进磷的吸收。

(2)对骨骼具有骨钙动员(当血钙浓度降低时,提高破骨细胞的活性,动员骨钙入血,使血钙浓度升高)和骨盐沉积(血钙磷乘积较高时,刺激成骨细胞的活动,从而促进骨盐沉积和骨的形成)的双重作用。

(3)对 PTH 具有重要的允许作用[存在 1,25-$(OH)_2$-D_3 时 PTH 对骨的作用增强]。总体上 PTH 与 1,25-$(OH)_2$-D_3 的生物学作用既有协作又有分工,PTH 主要作用于骨骼与肾脏,而 1,25-$(OH)_2$-D_3 则主要作用于肠道与骨骼,共同维持血钙磷乘积于正常水平。

4. 甲状旁腺激素分泌的调节

(1)PTH 的分泌主要受血浆钙浓度变化的调节。血浆钙

浓度轻微下降时,就可使甲状旁腺分泌 PTH 迅速增加;血钙浓度升高时,PTH 分泌减少。长时间的高血钙,可使甲状旁腺发生萎缩,而长时间的低血钙,则可使甲状旁腺增生。

(2)血磷升高可使血钙降低而刺激 PTH 的分泌。

(3)血 Mg^{2+} 浓度很低时,可使 PTH 分泌减少。

(4)生长抑素也能抑制 PTH 的分泌。

5. 原发性甲旁亢的主要临床表现

(1)高 PTH 血症,因其对肾小管的作用增强,导致尿 cAMP 排泄量增加。

(2)血钙升高及其相关的临床表现:中枢及周围神经功能异常、肌力下降、双侧多发性尿路 X 线阳性结石、肾小管功能异常、顽固性消化性溃疡、急性胰腺炎、软组织钙化等。

(3)低磷血症与尿磷排泄增多。

(4)骨骼脱钙的表现:血清碱性磷酸酶活性增加、骨痛、指骨内侧骨膜下皮质吸收、弥漫性骨骼脱钙、进行性骨密度下降、纤维囊性骨炎等。

【诊断与治疗】

1. 原发性甲旁亢的诊断

(1)高 PTH 血症。

(2)高钙血症。

(3)甲状旁腺影像学改变。

(4)排除其他病因。

2. 原发性甲旁亢的治疗　原则上应采取手术治疗,对肿瘤或增生的腺体部分应予切除,重度高钙血症(>3.25mmol/L)者应采用补充盐水、强力利尿药、降钙素、透析等降血钙措施,西咪替丁可阻滞 PTH 的合成和分泌,可使 PTH 降低,血钙也可降至正常。另外,可口服二膦酸盐或静脉滴注二膦酸盐。

第十八章

甲状旁腺功能减退症

【基本概念】

甲状旁腺功能减退症(hypoparathyroidism):简称甲旁减,是甲状旁腺激素分泌过少和/或效应不足引起的一组临床综合征。

【基础与背景知识】

1. 甲旁减的分类

(1)特发性:由不明原因引起的甲状旁腺功能减损。

(2)继发性:由颈部外伤、手术或放射治疗引起的甲状旁腺功能减损。

(3)低血镁性:由严重低镁血症引起的可逆性甲旁减。

(4)假性:由于靶细胞对 PTH 反应缺陷,所致甲状旁腺增生和 PTH 分泌增加。

2. 甲旁减的主要临床表现

(1)手足搐搦,叩击肌肉时可能引起肌肉的收缩,喉头痉挛是最危险的情况,引致缺氧、窒息、甚至死亡。内脏肌肉功能异常常引起胆绞痛或腹泻。手足搐搦在不发作时,可用下述方法检查引起神经肌肉兴奋性增强而诱发手足搐搦:①Chvostek 征:用叩诊槌或手指叩击耳前 2～3cm 处,引起嘴角抽搐为阳性反应。②Trousseau 征:捆缚血压仪充气臂带与测量血压的方法相同,充气加压至收缩压以上 2.67kPa 处,观察 3min 以上,诱发出手足搐搦则为阳性反应。

(2)眼部表现:晶状体钙化白内障,即使低钙血症好转,白内障亦难消失。甲旁减病人有低钙血症但又可发生软组织钙化,这可能是由于高磷血症之故。

(3)神经精神病:①癫痫样发作;②癔症样发作;③神经衰弱综合征;④感觉减退或过敏等末梢神经与肌肉症状;⑤自主神经症状;⑥脑组织钙化相关的不自主运动,扭转痉挛,小脑共济失调等中枢神经系统;⑦激惹、抑郁症、幻想狂等精神病样表现。

(4)心血管系统的表现:若发生低血压则用升压药物或用增加血容量等常用方法治疗无效,用钙剂治疗则血压恢复。心电图为 ST 段延长而致 Q-T 间期延长。

【诊断与治疗】

1. 甲旁减的诊断　首先根据可能引起甲旁减的病史、相关的症状与体征可初步形成诊断印象;第二步则寻找下列甲旁减的客观证据:

(1)低钙高磷血症。

(2)血清 PTH 与血清钙水平不相匹配(血钙低下时,PTH 仍然维持于低下或正常水平),尿 cAMP 降低(注射外源性 PTH 后尿 cAMP 升高)。

(3)转移性钙化。

2. 甲旁减治疗注意点

(1)急性低血钙,即刻静脉注射 10% 葡萄糖酸钙 10～20ml,中止手足搐搦发作。

(2)钙剂、维生素 D,目标为减轻、控制临床症状,血清钙维持在 2.0~2.25mmol/L 之间。

(3)补镁。

(4)甲状旁腺移植。

(5)定期复查血、尿钙,避免维生素 D 过量中毒、高钙血症发生。

(6)终生维持治疗。

第十九章

多发性内分泌腺疾病

【基本概念】

1. 多发性内分泌腺疾病(multiple endocrine gland diseases) 是指同一个病人同时或相继发生两种以上的内分泌腺体疾病(非下丘脑-垂体源性病变)。包括:①因自身免疫性疾病所引起的多种内分泌腺体功能减退——自身免疫性多腺体综合征(APS);②因内分泌腺的肿瘤或增生所致的功能亢进——多内分泌腺瘤病(MEN)综合征。

2. 自身免疫性多腺体综合征(autoimmune polyendocrinopathy syndrome,APS) 表现为多内分泌腺功能减退。分为两型:一型又称伴黏膜皮肤念珠菌病的多腺体功能减退症;另一型为多腺体综合征型。

3. 多内分泌腺瘤病(multiple endocrine neoplasia,MEN) 一种由两个或多个内分泌腺体发生肿瘤或增生而产生的临床综合征,是一种常染色体显性遗传性疾病,往往呈家族性发病。

【基础与背景知识】

1. MEN 1 又称 Wermer 综合征,常见病变包括甲状旁腺功能亢进症、胰腺内分泌瘤、垂体瘤、肾上腺腺瘤。

2. MEN 2　2A 又称 Sipple 综合征,常见病变包括甲状腺髓样癌、嗜铬细胞瘤、甲状旁腺功能亢进症;2B 常见病变包括甲状腺髓样癌、嗜铬细胞瘤、黏膜神经瘤、类 Marfan 综合征体态。

3. MEN　的肿瘤可为良性或恶性,可具功能性或无功能性,可同时出现或先后发生,间隔时间可长可短,病情可轻可重,病程可缓可急。

4. APS Ⅰ型　指艾迪生病、甲状旁腺功能减退和慢性黏膜皮肤念珠菌病,三者中至少存在两个,还可伴有其他相关的免疫疾病。

5. APS Ⅱ型　指艾迪生病伴有自身免疫性甲状腺病和/或胰岛素依赖性糖尿病,又称为 Schmidt 综合征,但不伴甲旁减或念珠菌病。

6. APS Ⅲ型　指自身免疫性甲状腺病伴有一个或多个自身免疫性疾病,但不伴艾迪生病。

【诊断与治疗】

1. MEN 的诊断与治疗要点

(1)对具有上述一种或数种症状而有明确家族史者,应考虑 MEN 的可能性。

(2)对同一家系的成员应做调查或筛选性检查,以发现轻型或无症状的病人。

(3)MEN 的临床表现决定于其占优势的病变,其临床病程在不同病人是完全不相同的。有的病人在发现一种内分泌腺体疾病后,需待数年或数十年后再出现第二种内分泌腺体病变,故在考虑诊断 MEN 时需注意上述特点。

(4)在治疗 MEN 的每个单独病变时,应想到在其他内分泌腺体中也可能存在病变,在每个腺体中的病变可以是多发的,故任何一种治疗均应考虑其疗效及病情的轻重缓急程度。

(5)当多个腺体有病变时,治疗的顺序决定于每种病变的严重性。

(6)由于 MEN 有明显的遗传倾向,在一个家族中,可在先后不同的时间内,在不同的家族成员中出现内分泌腺体的病变。故应对 MEN 病人及家族成员进行严密随访及定期复查。以达到早期发现,早期治疗。

2. APS 的诊断与治疗要点

(1)根据发病年龄、患病种类及并存疾病、腺体功能可作出诊断及分型。

(2)应当注意对患某一内分泌腺功能减低症患者的其他内分泌腺体功能进行检查,且应终身随访。

(3)应检测患者血清中各种器官特异抗体或自身抗体,以期早期诊断、早期治疗。

(4)各种内分泌自身免疫病应采取各自的特殊治疗。如:激素替代治疗功能减退的内分泌腺体,免疫抑制治疗,对症治疗等。

第二十章

伴瘤内分泌综合征

【基本概念】

伴瘤内分泌综合征：又称异位激素综合征，指恶性肿瘤通过产生激素而导致相应临床表现的出现，包括起源于非内分泌组织的肿瘤产生了某种激素，或是起源于内分泌腺的肿瘤除产生此内分泌腺正常时分泌的激素外，还释放其他激素。

【诊断与治疗】

1. 伴瘤内分泌综合征的诊断

(1)肿瘤和内分泌综合征同时存在。

(2)肿瘤伴血或尿中激素水平异常升高。

(3)激素分泌呈自主性。

(4)排除其他原因。

(5)肿瘤特异性治疗后，激素水平下降，内分泌综合征症状缓解。

2. 治疗

病因治疗，对症处理。关键是治疗异位分泌激素的肿瘤，包括手术切除和放化疗。除此之外，还应积极根据分泌激素的不同进行对症处理。

第二十一章

糖 尿 病

第一节 糖 尿 病

【基本概念】

糖尿病(diabetes mellitus):是胰岛素分泌和/或作用缺陷引起的以血糖显著升高为主要临床特征的代谢紊乱综合征。

【基础与背景知识】

1. 糖尿病的临床分型

(1)1 型糖尿病。

(2)2 型糖尿病。

(3)其他特殊类型的糖尿病。

(4)妊娠期糖尿病。

2. 自身免疫介导 1 型糖尿病常见针对胰岛 β 细胞的抗体

(1)谷氨酸脱羧酶抗体。

(2)酪氨酸磷酸酶样蛋白抗体。

(3)胰岛细胞自身抗体。

(4)胰岛素自身抗体。

3. 成人隐匿自身免疫糖尿病(latent autoimmune diabetes in adult, LADA)的临床特征　LADA 是一种临床经过貌似 2 型糖尿病的自身免疫性 1 型糖尿病, 具有如下临床特征:

(1)起病年龄大于 15 岁的任何年龄段、发病半年内不依赖胰岛素, 亦无酮症发生。

(2)发病时多为非肥胖。

(3)体内胰岛 B 细胞相关抗体常持续阳性。

(4)具有 1 型糖尿病的易感基因。

(5)常伴有甲状腺和胃壁细胞等器官特异性抗体阳性。

4. 青年人中的成年发病型糖尿病(maturity onset diabetes mellitus in young, MODY)的临床特征

(1)有三代或以上家族发病史, 且符合常染色体显性遗传规律。

(2)发病年龄小于 25 岁。

(3)无酮症倾向, 至少 5 年内无需胰岛素替代治疗。

5. 线粒体基因突变糖尿病的临床特点

(1)母系遗传, 家族内女性患者的子女均可能得病, 而男性患者子女均不得病。

(2)发病早, β 细胞功能逐渐减退, 自身抗体阴性。

(3)常伴有神经性耳聋或其他神经肌肉异常的表现。

6. 妊娠糖尿病　妊娠过程中初次发现的任何程度的糖调节异常, 不论是否需用胰岛素或单用饮食治疗, 也不论分娩后这一情况是否持续, 均可认为是妊娠糖尿病。妊娠糖尿病的诊断切点是根据妊娠期血糖变化与妊娠不良结局之间的关系求得的。

7. 空腹血糖受损(impaired fasting glucose, IFG)与糖耐量减低(impaired glucose tolerance, IGT)在发病机制上的区别　正

常空腹血糖的维持取决于有足量的基础胰岛素分泌以及肝脏对胰岛素正常的敏感性,以控制肝葡萄糖输出,这些代谢机制异常表现为 IFG。IGT 与肝外组织胰岛素抵抗有关,尤其在骨骼肌(餐后葡萄糖的主要储存部位)。IFG 和 IGT 统称为糖调节受损,其诊断切点是根据血糖变化与大血管并发症及其危险因子之间的关系求得的;而糖尿病的诊断切点则是根据血糖变化与糖尿病小血管并发症之间的关系求得的。

8. 2 型糖尿病患者发生餐后低血糖症的机制　在发病早期胰岛 β 细胞轻度受损,表现为胰岛素分泌反应缺陷,在进行静脉葡萄糖耐量-胰岛素释放试验时,表现为第一分泌相缺失或减弱,第二个胰岛素分泌高峰延迟,并维持在较高水平而不能回复到基线水平,因而可出现餐后低血糖;这些患者往往空腹血糖升高不明显。

9. 糖尿病足　与下肢远端神经异常和不同程度的周围血管病变相关的足部(踝关节或踝关节以下部分)感染、溃疡和/或深层组织破坏。

10. 糖尿病视网膜病变　前 3 期为背景性视网膜病变,后 3 期为增殖性视网膜病变。

(1)Ⅰ期:微血管瘤,出血。

(2)Ⅱ期:微血管瘤,出血并有硬性渗出。

(3)Ⅲ期:棉絮状软性渗出。

(4)Ⅳ期:新生血管形成,玻璃体出血。

(5)Ⅴ期:机化物增生。

(6)Ⅵ期:继发性视网膜脱离,失明。

11. 糖尿病肾病(diabetic nephropathy,DN)　是指长期糖代谢紊乱相关的病理生理机制所导致的慢性肾脏损害,其特征性的病理改变是肾小球及肾小管基膜弥漫性均匀性进行性增厚;系膜区非细胞基质成分进行性扩张,形成所谓 Kimmelstiel-Wilson 结节;偶尔还可在毛细胞血管球外发现"点滴"样渗出性病变。随着肾脏组织硬化性改变进行性加重,健存肾单位数进行性减少,肾小球滤过率进行性下降,肾脏多种功能也进行性下降。丹麦学者 Mogensen 根据微量蛋白尿进行性加重的过程,将 DN 分为五期,并没有得到相关临床研究的广泛验证:大约 20% 的糖尿病肾损害患者,始终不出现蛋白尿;接近 40% 的患者,在病程中微量蛋白尿逐渐消失;30% 左右的患者,长期维持于微量蛋白尿状态;真正呈现蛋白尿进行性加重的患者只占 30% 左右。2001 年美国肾脏病基金会(NKF)K/DOQI 工作组根据大量文献及有循证医学可信度的资料,编写的《慢性肾脏病及透析的临床实践指南》,提出了慢性肾脏病(chronic kidney disease,CKD)的概念,并且根据肾小球滤过率的变化统一了 CKD 的临床分期(见第四篇第十章慢性肾脏病),这一临床分期法科学合理,适用于包括糖尿病肾病在内的所有慢性肾脏病。

12. 同时测定血清胰岛素与 C 肽的背景知识

(1)C 肽与胰岛素以等克分子数从胰岛生成、贮存与释放,C 肽浓度的变化可以反映胰岛素分泌功能的变化。

(2)与胰岛素相比,肝脏对 C 肽的摄取率低,C 肽在血清中的清除率低,所以血清 C 肽浓度比胰岛素稳定。

(3)周围血中 C 肽/胰岛素比值常>5,该比值的变化可以反映胰岛素清除功能的改变。

(4)血清 C 肽水平不受外源性胰岛素的影响。

13. 糖化血红蛋白 A1c 及糖化血浆白蛋白测定的临床意义　糖化血红蛋白 A1c 浓度反映取血前 8~12 周血糖的总水平;糖化血浆白蛋白浓度反映取血前 2~3 周内血糖的总

水平。

【诊断与治疗】

1. 1999 年 WHO 糖尿病诊断标准(排除应激引起的暂时高血糖症)

(1)糖尿病症状+任意时间血浆葡萄糖水平≥11.1mmol/L(200mg/dl)。

(2)空腹血浆葡萄糖水平≥7.0mmol/L(126mg/dl)(需在另一天重复检查)。

(3)口服葡萄糖耐量试验(OGTT)2 小时血浆葡萄糖≥11.1mmol/L(200mg/dl)。

2. 妊娠糖尿病的诊断标准　既往无糖尿病史,在妊娠第24~28 周之间进行口服 75g 葡萄糖耐量试验,达到下述任一点即可诊断妊娠糖尿病。

(1)空腹血糖≥5.1mmol/L。

(2)1 小时血糖≥10.0mmol/L。

(3)2 小时血糖≥8.5mmol/L。

3. 国际糖尿病联盟提出的糖尿病治疗要点(五驾马车)

(1)饮食控制。

(2)运动治疗。

(3)血糖监测。

(4)药物治疗。

(5)糖尿病教育。

4. 糖尿病综合治疗的内容

(1)控制血糖。

(2)纠正脂代谢紊乱。

(3)严格控制血压。

(4)抗血小板治疗。

（5）减肥。

（6）戒烟。

（7）处理胰岛素抵抗。

5.《中国 2 型糖尿病防治指南》糖尿病控制理想达标的标准

（1）血浆葡萄糖空腹 4.4~7.0mmol/L，餐后 4.4~10.0mmol/L。

（2）糖化血红蛋白 A1c ＜ 7.0%。

（3）血压<130/80mmHg。

（4）体重指数<24.0kg/m²。

（5）总胆固醇<4.5mmol/L。

（6）高密度脂蛋白胆固醇（HDL-C）：男性>1.0mmol/L，女性>1.3mmol/L。

（7）甘油三酯<1.7mmol/L。

（8）低密度脂蛋白胆固醇（LDL-C）：无冠心病<2.6mmol/L，有冠心病<1.8mmol/L。

（9）尿白蛋白/肌酐比值：男性<2.5mg/mmol（22.0mg/g），女性 3.5mg/mmol（31.0mg/g）。

6. 应用口服降糖药的注意事项

（1）小剂量开始。

（2）餐前服用（二甲双胍可餐后服用，以减轻胃肠道反应）。

（3）注意药物、饮食及运动的配合。

（4）注意肝肾功能对每种口服降糖药体内代谢过程（药代动力学）的影响。

（5）注意使用其他药物对口服降糖药的疗效及体内代谢过程的影响。

（6）注意不同种类口服降糖药之间以及与胰岛素之间的

合理搭配。

(7)在积极达标治疗的同时,要严格防止低血糖反应及其他药物副作用。

7. 目前我国临床上常用的口服降糖药的分类 前一大类中的两小类为降血糖药,容易引起低血糖反应;后五类为抗高血糖药,不易引起低血糖反应。

(1)胰岛素促泌剂:磺脲类与格列奈类。

(2)双胍类。

(3)α糖苷酶抑制剂。

(4)噻唑烷二酮类(胰岛素增敏剂)。

(5)DPP-Ⅳ抑制剂。

(6)SGLT-2抑制剂。

8. 胰岛素治疗的适应证

(1)1型糖尿病。

(2)糖尿病急性并发症(酮症酸中毒、高渗性昏迷以及乳酸酸中毒)。

(3)糖尿病合并显著慢性并发症(消耗性疾病、视网膜病变、肾病、神经病变)。

(4)糖尿病患者处于应激状态(合并感染、急性心肌梗死、脑卒中、围手术期、妊娠与分娩)。

(5)2型糖尿病经过生活方式干预治疗及口服降糖药治疗,未获得良好控制者。

(6)全胰腺切除引起的继发性糖尿病。

9. 2型糖尿病患者胰岛素治疗注意事项

(1)空腹血糖(FPG)<7.8mmol/L不需要胰岛素治疗。

(2)胰岛素(短效或速效)用量<0.3IU/(kg·d)时可改用口服降糖药。

（3）2岁以下儿童、老年患者、已经伴有严重并发症的患者不宜使用强化胰岛素治疗。

（4）老年、合并急性心肌梗死（急性期）、脑卒中（急性期）的患者,血糖以维持于6.7~11.1mmol/L为宜。

（5）根据患者空腹或/和餐后血糖升高的类型选择合适的胰岛素类型与注射次数。

（6）在无酮症酸中毒及拮抗胰岛素因素存在的情况下,每日胰岛素需要量>100U,即为胰岛素抗药性;此时可改用单组分人胰岛素速效制剂,或静脉滴注胰岛素,或应用糖皮质激素（泼尼松每日40~80mg）,或与口服降糖药联合应用;同时严密监测血糖,防止胰岛素从复合物中解离引起严重低血糖反应。

（7）胰岛素的主要不良反应是低血糖症。

10. 强化胰岛素治疗期间早晨空腹血糖升高的原因

（1）夜间胰岛素作用不足。

（2）黎明现象:夜间血糖控制良好,因为黎明后胰岛素拮抗激素分泌增多引起早晨空腹血糖升高。

（3）Somogyi效应:夜间低血糖反应,早晨反应性高血糖。

第二节　糖尿病酮症酸中毒

【基本概念】

糖尿病酮症酸中毒（diabetic ketoacidosis）:糖尿病患者在胰岛素不足和拮抗胰岛素激素过多共同作用所致的严重代谢紊乱综合征,以高血糖、酮症和酸中毒为主要临床表现。

【基础与背景知识】

糖尿病患者不适当的胰岛素治疗或强烈应激因素的作

用下,发生胰岛素严重不足伴高胰高血糖素血症(高胰高血糖素有刺激肝脏线粒体的长链脂肪酸辅酶 A 转运、氧化及生酮作用),引起葡萄糖利用障碍,脂肪动员与分解加速,肝脏生成酮体的速度超过肝外组织利用的速度,酮体堆积于血浆。显著高血糖症及高酮血症导致渗透性利尿,水、钠、钾丢失;酮症酸中毒深大呼吸导致纯水呼出增多;最终导致阴离子间隙增宽性代谢性酸中毒伴高渗性脱水与低钾血症。

【诊断与治疗】

1. 糖尿病酮症酸中毒的诊断

(1)高血糖,随机血糖通常≥11.1mmol/L。

(2)显著的酮尿或高酮血症。

(3)血 pH<7.3 或/和血碳酸氢根<15mmol/L。

2. 糖尿病酮症酸中毒的严重程度

(1)血 7.2≤pH<7.3 为轻度。

(2)血 7.1≤pH<7.2 为中度。

(3)血 pH<7.1 或/和血碳酸氢根<5mmol/L 为重度。

3. 糖尿病酮症酸中毒的治疗要点

(1)首先要纠正水电解质紊乱:补液速度先快后慢。在无心衰的情况下,2 小时内给 1 000~2 000ml 生理盐水;无呕吐、腹胀及上消化道出血者,在头 2 小时内胃肠道补液(纯水)量占补水量的一半;2 小时后静脉及胃肠道补液速度按病情调整。

(2)严密监测血糖,适量使用胰岛素:一般患者使用正规胰岛素每小时每千克体重 0.1IU(常规静脉滴注,可分次肌肉或静脉注射),高血糖症严重者亦可增加首次负荷量 10~20IU 静脉注射;控制血糖以每小时下降 4.0~6.0mmol/L 为宜;血糖持续 2 小时不降者,胰岛素使用剂量加倍;血糖下降至 13.9mmol/L 时,改用 5% 葡萄糖液与普通胰岛素混用(每单位胰岛素:3~4 g 葡萄糖);尿酮消失后,根据患者血糖及进食情况调节胰岛素用量与使用方法。

(3)严密监测血钾,纠正钾平衡。

(4)严密监测血气结果,达到下列条件之一时谨慎使用碱性药:血 pH<7.1、血碳酸盐浓度<5mmol/L、二氧化碳结合力 4.5~6.7mmol/L(5mmol/L 左右)。

(5)防治并发症。

第三节　高渗高血糖综合征

【基本概念】

高渗高血糖综合征(hypertonic hyperglycemia syndrome):是糖尿病伴肾小球滤过率下降的患者,在各种应激因素作用下,胰岛素绝对或相对不足急剧恶化,引起血糖增高伴肾脏排糖率下降,出现以严重高血糖、高血浆渗透压和脱水为主要表现的严重代谢紊乱综合征。

【基础与背景知识】

1. 因为高渗,大多数患者可有意识障碍或昏迷。

2. 高渗高血糖综合征患者胰岛素缺乏相对于糖尿病酮症酸中毒为轻,残存的胰岛素可抑制脂肪酸在肝脏的 β 氧化,因而无明显酮症,但失水更为严重。

【诊断与治疗】

1. 高渗高血糖综合征的诊断

(1)遇到意识障碍或昏迷的患者时,都要考虑糖尿病非酮症高渗综合征之可能。

(2)随机血糖≥33mmol/L(600mg/dl),血浆有效渗透压

$\geqslant 320 \mathrm{mmol/L}$,血清$[\mathrm{HCO_3^-}]\geqslant 15 \mathrm{mmol/L}$或动脉血气$\mathrm{pH}\geqslant 7.30$可诊断单纯糖尿病高渗高血糖综合征。

（3）随机血糖$\geqslant 33 \mathrm{mmol/L}(600 \mathrm{mg/dl})$，血浆有效渗透压$\geqslant 320 \mathrm{mmol/L}$,血清$[\mathrm{HCO_3^-}]<15 \mathrm{mmol/L}$或动脉血气$\mathrm{pH}<7.30$可诊断糖尿病高渗高血糖综合征伴糖尿病酮症酸中毒。

2. 糖尿病高渗高血糖综合征的治疗要点

（1）首先要纠正水电解质紊乱：与糖尿病酮症酸中毒的治疗大同小异；第一阶段补液用生理盐水，以后如果血浆渗透压仍$>350 \mathrm{mOsm/L}$、血钠$>155 \mathrm{mmol/L}$时，改用0.45%氯化钠溶液；当血浆渗透压降至$<330 \mathrm{mOsm/L}$时，再改用生理盐水。

（2）严密监测血糖，适量使用胰岛素；胰岛素使用方法与糖尿病酮症酸中毒的治疗大同小异；血糖下降至$16.7 \mathrm{mmol/L}$（$300 \mathrm{mg/dl}$）时，改用5%葡萄糖液与胰岛素混用（每单位胰岛素：$3\sim4\mathrm{g}$葡萄糖）。

（3）严密监测血钾，参考尿量（尿量$>30 \mathrm{ml/h}$）适时补钾。

（4）防治并发症。

（5）严防不适当补液引起血浆渗透压下降过快，否则易发生脑水肿和延髓脱髓鞘病变。

（6）监测和尽量改善肾功能。

第二十二章

低血糖症

【基本概念】

低血糖症(hypoglycemia):是一组多种病因引起的以血浆葡萄糖浓度过低,以致脑细胞能量代谢发生某种程度障碍,出现以交感神经兴奋和脑功能异常为主要特点的临床综合征。

【基础与背景知识】

1. 参与糖代谢的所有组织器官发生病变,或胰岛素作用的某一环节发生障碍,都有可能导致低血糖症发作:

(1)胃肠疾病,如胃大部切除术后的"倾倒综合征"。

(2)严重肝功能障碍及肾衰竭的患者极易发生饥饿性低血糖。

(3)胰岛 β 细胞功能亢进、分泌延迟或/和 α 细胞分泌功能障碍。

(4)胰岛素拮抗激素分泌功能减退(肾上腺皮质功能减退、甲状腺功能减退及生长激素缺乏)的患者容易发生饥饿性低血糖。

(5)肿瘤组织分泌胰岛素样生长因子。

(6)饮酒后低血糖(消耗大量肝糖原)。

（7）药物性低血糖。

（8）胰岛素自身抗体-胰岛素免疫复合物形成后，突然发生免疫复合物的解离，大量胰岛素释放引起低血糖。

2. 非胰岛素因素引起低血糖的反馈性病理生理反应顺序

（1）胰岛素分泌立即停止。

（2）胰高血糖素分泌立即增加。

（3）交感神经兴奋，儿茶酚胺迅速（几分钟内）分泌增多。

（4）糖皮质激素分泌增加（几分钟）。

（5）生长激素分泌增加（1小时后）。

3. 诱发低血糖反馈性病理生理反应的血糖阈值因人而异，正常人 3.0mmol/L 左右，糖尿病患者因为长期高血糖，血-脑脊液屏障的葡萄糖转运体表达数量减少，所以低血糖阈值可升高至 3.9mmol/L 或更高。短期内反复发作低血糖者，该阈值又可显著下降，导致无感知低血糖。

4. 典型低血糖发作的临床表现　头昏，心慌、饥饿、颤抖、大汗，严重者可发生昏迷。其他还可表现为面色苍白、注意力不集中、性格异常及智力下降等。

【诊断与治疗】

1. 低血糖症的诊断（Whipple 三联征）

（1）低血糖症状：神经缺糖症状（头晕、头昏、思维障碍）、自主神经过度兴奋症状（出汗、颤抖、心悸、饥饿）。

（2）症状发作时低血糖：一般成人血糖浓度 <2.8mmol/L，糖尿病患者血糖值≤3.9mmol/L。

（3）供糖后低血糖症状可迅速缓解，但是长时间严重低血糖症已经导致脑功能严重障碍者无效。

2. 低血糖症的治疗

（1）迅速给予碳水化合物或葡萄糖，以提高血糖水平，解除神经内分泌反馈症状。2 型糖尿病患者服用 α 糖苷酶抑制剂期间发生的低血糖,一定要口服或静脉给予葡萄糖,经消化道给予淀粉类食品无效。不存在糖原耗竭的情况下可使用胰高血糖素。

(2)纠正导致低血糖症的各种潜在原因。

第二十三章

血脂异常和脂蛋白异常血症

【基本概念】

血脂异常:是由于脂质代谢或运转过程异常,使血浆中一种或几种脂质的量与质发生显著改变;最常见的血脂异常包括高胆固醇血症、高甘油三酯血症和低高密度胆固醇血症。脂质必须与蛋白质结合以脂蛋白的形式存在,才能在血液循环中运转,因此,高脂血症或低脂血症表现为相应的高脂蛋白血症或低脂蛋白血症。

【基础与背景知识】

1. 载脂蛋白的功能

(1)ApoAⅠ和 ApoCⅠ可激活磷脂酰胆碱胆固醇酰基转移酶(LCAT)。

(2)ApoCⅡ可激活脂蛋白脂酶(LPL)。

(3)ApoB 可促进脂蛋白与细胞膜表面受体的结合。

(4)ApoD 可将高密度脂蛋白(HDL)生成的胆固醇酯转移到低密度脂蛋白(LDL),使之成为在血浆中主要容纳胆固醇酯的脂蛋白。

2. 血浆脂蛋白的主要功能

(1)乳糜微粒(chylomicron,CM):十二指肠与空肠黏膜细胞将吸收的长链脂肪酸酯化为甘油三酯(TG),组合成乳糜微粒,经乳糜管、胸导管进入血液循环,从而将外源性 TG 运送至肝外组织;运送过程中 TG 可被 LPL 水解。

(2)极低密度脂蛋白(VLDL):肝脏(其次是小肠)将内源性 TG(另外还含有少量胆固醇)组合成极低密度脂蛋白,运送至肝外组织;在 LPL 催化下 VLDL 携带的 TG 不断被水解,颗粒逐渐变小;VLDL 主要含 ApoB,VLDL 降解过程中 ApoB 含量不变;VLDL 降解过程中 ApoC 和 ApoE 重新转回到 HDL。

(3)LDL 是 VLDL 降解的中间产物,起着将内源性胆固醇运送到肝外组织的作用,以高胆固醇和高 ApoB 为特征。

(4)高密度脂蛋白(HDL):主要在肝脏合成,富含 ApoA 和 ApoC,血浆中的游离胆固醇在 HDL 中转化为胆固醇酯,然后在肝脏分解代谢;促进乳糜微粒和 VLDL 分解,并合成胆固醇酯。

(5)脂蛋白(a)[Lp(a)]:其脂质成分与 LDL 相似,富含 ApoB。

3. 血浆脂蛋白与动脉粥样硬化症之间的关系

(1)乳糜微粒(chylomicron,CM):颗粒大、密度低,不能进入动脉壁内,一般不致动脉粥样硬化。

(2)VLDL 是冠心病的危险因素。

(3)LDL:具有致动脉粥样硬化作用;以小而密的 LDL 更容易进入动脉壁内,且更容易被氧化修饰,具有更强的致动脉粥样硬化作用。

(4)HDL:促进外周组织(包括动脉壁)清除胆固醇,防止动脉粥样硬化发生。

(5)脂蛋白(a)[Lp(a)]是动脉粥样硬化的独立危险

因素。

4. 关于血浆游离脂肪酸(FFA)的基本概念

(1)来源:摄入脂肪中的 TG 被消化成脂肪酸后,其中的短、中链脂肪酸(小于 12 个碳原子)吸收进入门静脉;血液和组织中的 TG 经 LPL 催化水解生成脂肪酸。TG 消化产生的长链脂肪酸不会以游离脂肪酸的形式进入血液;长链脂肪酸在小肠中穿过肠黏膜进入到肠黏膜的末端淋巴管,重新与在淋巴管中的甘油进行脂化,发生甘油三酯的再合成作用,形成乳糜微粒通过淋巴胸导管和辅助通路,主要在左侧颈静脉和锁骨下静脉的交汇处进入血液。

(2)终结:肌细胞氧化水解供能;肝脏摄取再合成为 TG,参与 VLDL 的组成;肝外组织合成为 TG,以皮下脂肪或内脏脂肪的形式加以贮存。

(3)血液浓度:FFA 的半衰期只有 4~6 分钟,血浆 FFA 上升表示脂肪动员增加。

【诊断与治疗】

1. 血脂异常的诊断 20 岁以上的成年人至少每 5 年测定 1 次血脂,40 岁以上男性和绝经期后女性每年进行血脂检查;对于缺血性心血管疾病及其高危人群,则应该每 3~6 个月测量 1 次。首次发现血脂异常时,应在 2~4 周内复查,若仍属异常,则可确立诊断。血脂异常的诊断切点或控制目标,根据有无动脉粥样硬化、冠心病、糖尿病或心脑血管事件危险因子的多少,有不同的要求。

2. 调脂治疗的基本点

(1)改变生活方式(增加运动、低热卡、低脂肪、低胆固醇、高纤维)是治疗血脂异常的基础。

(2)他汀类抑制羟甲戊二酸单酰辅酶 A 还原酶,限制胆固醇合成；主要用于高胆固醇血症。

（3）贝特类药增强脂蛋白脂酶活性，促进 VLDL、CM、中间密度脂蛋白（IDL）等富含 TG 的脂蛋白颗粒中 TG 的水解，主要用于高 TG 血症或以 TG 升高为主的混合型高脂血症。

（4）胆酸螯合树脂类：阻止胆酸或胆固醇从肠道吸收，适用于单纯高胆固醇血症。

（5）烟酸及其衍生物：抑制脂肪组织的分解，减少肝脏 VLDL 生成，升高 HDL-C 水平；主要用于血 TG 明显升高伴 HDL-C 明显降低者。

（6）鱼油制剂 ω-3 脂肪酸：有轻度降低 TG 和升高 HDL-C 作用。

（7）糖尿病患者不宜使用烟酸。

第二十四章

肥　胖　症

【基本概念】

肥胖症(obesity)：是指由于长期能量物质摄入超过生理需要量，过剩的能量物质转化为甘油三酯，导致体内脂肪堆积。当体脂增加使体重超过标准体重 20% 或体重指数大于 $24kg/m^2$ 者称为超重或肥胖症。

【基础与背景知识】

1. 体重指数(BMI)＝体重(kg)/身高^2(m^2)。

2. 迄今为止，人们对肥胖的认识可能还停留于表象，既往的一些共识不断受到新研究结果的挑战。例如，既往认为"中心性肥胖"(脂肪组织主要分布于躯干)的危害性较大；但是皮下抽脂、大网膜切除以及肾周围脂肪囊切除等方法去除中心部位的脂肪并未临床或生物学获益。尽管临床流行病学研究结果显示，肥胖的程度与心脑血管事件及其危险因素之间具有显著的相关性；但是，在现实世界里有大量正常体重的人发生了胰岛素抵抗与 2 型糖尿病(中国 2 型糖尿病患者的平均体重指数为 $24kg/m^2$ 左右)，不超重甚至消瘦的"脂肪营养不良症"患者，稍有体重增加即可发生 2 型糖尿病；另外，大约有 20%～30% 的肥胖患者(包括高度肥胖的患者)为

"健康性肥胖",其代谢指标可长期维持正常。

3. 大量的研究结果表明,脂肪(甘油三酯)异位沉积(ectopic adipose deposition)(甘油三酯沉积于非脂肪细胞)而不是脂肪组织增多,是造成能量代谢性疾病的根源。甘油三酯沉积于不同的非脂肪组织细胞,可产生不同的病理生理反应:沉积于肝脏(脂肪肝)引起肝脏胰岛素抵抗和空腹高血糖;沉积于胰腺引起胰岛素分泌功能障碍;沉积于心脏引起心肌功能障碍;沉积于血管引起动脉粥样硬化;沉积于肌细胞引起肌细胞胰岛素抵抗和餐后高血糖。

4. 一般认为,肥胖患者(尤其是中心性肥胖)是下列疾病的危险因子并增加其死亡率:心血管疾病、高血压、糖尿病、睡眠呼吸暂停综合征、静脉血栓、痛风,胆石症、子宫内膜癌、乳腺癌、直肠癌、骨关节病、皮肤化脓或真菌感染等;另外,还增加麻醉和手术的危险性,加重肺功能不全或心功能不全。上述相关性的存在,主要是因为超重肥胖患者更容易发生脂肪异位沉积。

【诊断与治疗】

1. 国际生命科学学会中国肥胖问题工作组评价肥胖程度的方法与标准

（1）体重指数(body mass index,BMI):正常 $18.5\sim23.9kg/m^2$;体重过低$<18.5kg/m^2$;超重 $24.0\sim27.9kg/m^2$;肥胖$\geqslant28.0kg/m^2$。

（2）腰围:中心性肥胖的诊断切点,男性$\geqslant85cm$;女性$\geqslant80cm$。

（3）CT 和 MRI:扫描第 $4\sim5$ 腰椎间盘水平,计算内脏脂肪面积,以腹内脂肪面积$100cm^2$作为判断腹腔内脂肪增多的切点。

2. 国际糖尿病联盟(IDF)2005 年代谢综合征的临床工

作定义,第 1 项合并第 2~5 项指标中任意 2 项:

(1)中心性肥胖为基本条件(中国人腰围:男性≥90cm,女性≥80cm)。

(2)甘油三酯(TG)水平升高:>150mg/dl(1.7mmol/L),或已接受相应治疗。

(3)高密度脂蛋白胆固醇(HDL-C)水平降低:男性<40mg/dl(0.9mmol/L);女性<50mg/dl(1.1mmol/L),或已接受相应治疗。

(4)血压升高:收缩压≥130mmHg 或舒张压≥85mmHg,或已接受相应治疗或此前已诊断高血压。

(5)空腹血糖升高:空腹血糖≥100mg/dl(5.6mmol/L),或已接受相应治疗或此前已诊断 2 型糖尿病;若空腹血糖≥100mg/dl(5.6mmol/L),为明确有无糖尿病,则强烈推荐口服葡萄糖耐量试验(OGTT);但是 OGTT 在诊断代谢综合征时并非必需。

3. 根据脂肪异位沉积引起能量代谢性疾病的理论,临床实践中应该用测量非脂肪组织甘油三酯含量的方法来评判能量代谢性疾病的危险度和生活方式干预的效果。使用磁共振波谱的办法定量检查肝脏、胰腺、心脏和骨骼肌甘油三酯含量,是国际公认的“金标准”方法。

4. 肥胖症的治疗原则

(1)治疗的两个主要环节是减少热量摄取及增加热量消耗。

(2)强调以行为、饮食、运动为主的综合治疗,必要时辅以药物或手术治疗。

(3)继发性肥胖症应针对病因治疗。

(4)各种并发症及伴随病应给予相应处理。

第二十五章

水、电解质代谢和酸碱平衡失调

第一节　水、钠代谢失调

【基本概念】

1. 高钠血症　是指血清钠>145mmol/L 的一种病理生理状态。

2. 低钠血症　是指血清钠<135mmol/L 的一种病理生理状态。

【基础与背景知识】

1. 血浆渗透压计算公式　血浆渗透压（mOsm/L）= 2［Na⁺（mmol/L）+K⁺（mmol/L）］+葡萄糖（mmol/L）+尿素氮（mmol/L）。正常范围为 280~310mOsm/L。

2. 脱水指机体失水导致体液容量不足。高渗性脱水时，因为大量细胞内水分外移，细胞外液和血容量减少较轻，而细胞内液丢失较重。低渗性脱水时，细胞外液和血容量在向体外丢失的同时还伴有水分向细胞内转移，所以细胞外液减少特别显著。等渗性脱水时细胞外液的减少则介于以上两者之间。

3. 高渗性脱水（血钠>145mmol/L，血浆渗透压>310mOsm/L）

的原因　单位时间内(通常指数小时以上)机体不显性失水(呼吸道与皮肤蒸发)与显性失水(出汗、呕吐、腹泻、引流、渗出等)之和多于水摄入量(包括治疗补液量),丢失的水总体上呈低渗状态。

4. 低渗性脱水(血钠 < 130mmol/L, 血浆渗透压 < 280mOsm/L)的原因　单位时间内(通常指数小时以上)机体不显性失水与显性失水之和多于水摄入量,丢失的水总体上呈高渗状态。

5. 等渗性脱水的原因　单位时间内(通常指数小时以上)机体不显性失水与显性失水之和多于水摄入量,丢失的水总体上呈等渗状态(通常只是暂时的,或有治疗因素的作用)。

6. 低钠血症(血钠<135mmol/L)　可能是低渗性脱水的表现,但临床上多见于稀释性低钠血症(显著水潴留)和特发性低钠血症(消耗性疾病导致细胞溶质及渗透压下降,细胞外钠浓度调节点下调);临床诊断低钠血症之前,要注意排除严重高脂血症及高蛋白血症引起的"假性低钠血症"。

【诊断与治疗】

水、钠代谢失调诊疗注意点:水、钠代谢失常相伴发生,单纯性水/钠增多或减少较少见。低钠血症和高钠血症与体内总钠量无关。纠正水、钠代谢失调的同时应加强对原发病因治疗。

第二节　钾代谢失调

【基本概念】

1. 低钾血症(hypokalemia)　是血清钾<3.5mmol/L 的一

种病理生理状态。

2. 高钾血症(hyperkalemia)　是血清钾>5.5mmol/L 的一种病理生理状态。

【基础与背景知识】

1. 低钾血症(血钾<3.5mmol/L)的病因分类

(1)钾摄入不足。

(2)钾丢失增多(胃肠失钾、肾脏失钾、其他途径失钾)。

(3)转移性低钾血症。

(4)稀释性低钾血症。

2. 低钾血症的重要临床表现

(1)骨骼肌表现:肌力下降伴腱反射减弱或消失(软瘫)与低钾程度正相关,发生呼吸肌麻痹、吞咽困难(可致窒息)者可危及生命。持续低钾血症可致肌纤维溶解和神经退变。

(2)心脏表现:ECG 表现为心率加速、T 波增宽低平或倒置、出现 U 波、Q-T 延长、房性或室性快速性心律失常(甚至室颤)。病理上,严重患者可发生心肌坏死与纤维化。

(3)消化系统表现:表现胃肠蠕动减少甚至肠麻痹相关的症状。

3. 高钾血症的心脏表现

(1)兴奋性变化:ECG 表现为随着血钾进行性升高(>6.0mmol/L)逐渐出现 T 波高尖、P-R 间期延长、P 波消失(窦室传导)、QRS 增宽、ST 段与 T 波融合、最终发生室颤。

(2)自律性变化:窦性心律减慢,可出现室性期前收缩甚至室颤。

(3)传导性变化:房内传导阻滞(P 波消失)、房室传导阻滞。

(4)收缩性变化:心肌收缩力下降,心音低钝,心脏停搏于舒张期。

【诊断与治疗】

1. 各种类型低钾血症的主要诊断手段

(1)钾摄入不足性低钾血症——详细的病史采集。

(2)钾丢失增多：胃肠失钾：病史采集(唾液钾浓度是血液的4倍、胃液3倍、肠液1.5倍、胆汁1.5倍、胰液1倍)。肾脏失钾过多：低钾血症状态下尿钾离子浓度>20mmol/L。肾脏失钾过多既可能是肾小管病变所致，也可能是调节肾小管功能的内分泌激素分泌异常所致。其他途径失钾：大面积灼伤、大量浆膜腔积液引流、腹膜透析以及不适当透析等都可通过详细的病史采集得到明确的病因诊断。

(3)转移性低钾血症：不能用其他原因解释的低钾血症，都要考虑转移性低钾血症之诊断，最常见的转移性低钾血症见于：Graves病、特发性周期性麻痹、大剂量使用葡萄糖(特别是同时使用胰岛素时)、代谢性与呼吸性碱中毒以及酸中毒恢复期。

(4)稀释性低钾血症：病史采集与实验检查，明确有无水过多与水中毒。

2. 补钾治疗注意事项

(1)根据缺钾程度估计补钾总量。

(2)根据病情危重程度(有否发生致命性心律失常及呼吸肌麻痹的危险)决定补钾速度[快速静脉补钾时，可给予20~40mmol(相当于氯化钾1.5~3.0g)/h]与补钾途径(轻症尽量经消化道补钾，危重患者尽量同时经消化道与静脉补钾)。

(3)根据原发病因决定补钾的种类，如肾小管酸中毒性低钾血症选用枸橼酸钾，伴发于肝衰竭的低钾血症选用谷氨酸钾，伴有低镁血症时选用L-门冬氨酸钾镁。

（4）根据病情决定血钾监测频度,重症患者要常规进行心电、呼吸以及血压监测。

（5）除非发生危及生命的情况(呼吸肌麻痹、致命性心律失常),要见尿补钾(每小时尿量>30ml)。

（6）要注意其他电解浓度及酸碱平衡紊乱对低钾血症及其临床表现的影响。

（7）对于顽固性低钾血症,要注意排除低镁血症与肾脏快速失钾等病因。

（8）纠正低钾血症后,要注意补充细胞内缺钾。

3. 高钾血症的处理原则

（1）迅速对抗高钾血症对心脏的抑制作用。

（2）阻断钾的来源:饮食、药物、感染、创伤、输注库存血。

（3）促进钾排泄:利尿、导泻、透析。

4. 对抗高钾血症对心脏的抑制作用的具体措施　心脏的兴奋与$[Na^+]$、$[Ca^{2+}]$、$[OH^-]$呈正相关,与$[K^+]$、$[Mg^{2+}]$、$[H^+]$呈负相关。所以可采用下列措施:

（1）经静脉给予克分子乳酸钠或碳酸氢钠液。

（2）经静脉给予钙剂。

（3）经静脉给予高渗盐水。

（4）使用选择性$β_2$受体激动剂(沙丁胺醇)、葡萄糖和胰岛素促进钾离子进入细胞内,迅速降低血钾浓度。

（5）血液透析。

第三节　酸碱平衡失调

【基本概念】

代谢性酸中毒:是指非挥发性酸进入或在体内产生的速

度超过机体排泄(主要是肾脏)的能力,导致其在机体内积蓄的这种病理生理状态称之为代谢性酸中毒。按其严重程度分为代偿性(非挥发酸积蓄量未超过机体缓冲系统的缓冲能力,血 pH 尚能维持正常)和失代偿性(非挥发酸积蓄量超过机体缓冲系统的缓冲能力,血 pH 显著下降)两种。由碳酸氢根丢失增多或盐酸盐摄入增多引起者为阴离子间隙正常性,由其他非挥发性酸根积蓄引起者为阴离子间隙增宽性。

【基础与背景知识】

1. 人体新陈代谢不断产生酸性代谢产物,其中蛋白质、磷脂产生非挥发性酸;脂肪及糖不彻底氧化产生非挥发性酸,彻底氧化则产生挥发性酸(碳酸)。正常血液 pH 维持于 7.35~7.45 有赖于肺、肾脏和血液缓冲系统的调节。其中肺呼出挥发性酸(CO_2),肾脏排泌非挥发性酸(大约 1mmol/kg 体重),缓冲系统只对血液内过多的酸(H^+)产生暂时的缓冲作用。

2. 存在导致酸碱平衡失调病因的情况下,血液 pH 维持于 7.35~7.45 有三种可能:

(1)酸碱平衡正常。

(2)代偿期酸碱平衡异常。

(3)混合性酸碱平衡失调。

3. 动脉血二氧化碳分压($PaCO_2$)变化的临床意义　反映溶解于血液的 CO_2 张力。因为肺脏是排出 CO_2 的主要途径,所以 $PaCO_2$ 是反映肺功能和呼吸性酸碱平衡紊乱的敏感指标。正常人 $PaCO_2$ 35~45mmHg,$PaCO_2$ 降低提示肺通气过度,发生了呼吸性碱中毒;$PaCO_2$ 升高提示肺通气不足,发生呼吸性酸中毒;原发性代谢性酸中毒时,缓冲系统碱基被大量消耗,肺脏代偿性通气增加,$PaCO_2$ 下降;原发性代谢性碱中毒时,缓冲系统碱基大量堆积,肺脏代偿性通气减少,$PaCO_2$ 升高。

4. 标准碳酸氢盐(standard bicarbonate,SB)与实际碳酸氢盐(actual bicarbonate,AB)的临床意义 SB 是指将动脉血置于标准状态(37 ℃、$PaCO_2$ 40mmHg)下测得的碳酸氢盐的含量,目的是排除呼吸因素对血液碳酸氢盐浓度的影响。AB 是动脉血标本在实际 $PaCO_2$ 状态下直接检测的碳酸氢盐的含量,受到受试者呼吸功能的影响。

5. 缓冲碱(buffer base,BB) 是指血液中碳酸氢盐、血红蛋白、血浆蛋白、磷酸盐等碱量的总和,正常值 45 ~ 55mmol/L。BB 不受呼吸因素的影响。

6. 碱剩余(base excess,BE)与碱缺乏(base deficit,BD) 是指在标准条件下(排除呼吸因素的影响)将标本血滴定至 pH 7.4 所消耗的酸量(BE,以正数表示,数值增加提示代谢性碱中毒)或碱量(BD,以负数表示,数值增加提示代谢性酸中毒)。

7. 二氧化碳结合力(CO_2-CP)是指血液中碳酸盐、碳酸二者二氧化碳之总和,其测定值受呼吸与代谢因素的双重影响。CO_2-CP 增加提示代谢性碱中毒或代偿后呼吸性酸中毒;CO_2-CP 下降提示代谢性酸中毒或代偿后呼吸性碱中毒。

8. 阴离子间隙(anion gap,AG) 反映血液中常规检查未能测定的阴离子和阳离子的当量差。其理论基础是血液中总阴子与总阳离子的当量数相等。AG 增加最常见于血液中常规电解质检查未能测定的阴离子(乳酸根、酮体、磷酸根、硫酸根等)增加。

$[Na^+]+[K^+]+[未测定阳离子]=[Cl^-]+[HCO_3^-]+[未测定阴离子]$

$AG=[未测定阴离子]-[未测定阳离子]=([Na^+]+[K^+])-([Cl^-]+[HCO_3^-])$

9. 代谢性酸中毒血气分析的基本特点

(1)pH<7.35(代偿性则正常)。

(2)HCO_3^-、CO_2-CP、AB、SB、BB 下降。

(3)血液酸碱滴定呈碱缺失(BD)。

(4)临床上常见的乳酸酸中毒及糖尿病酮症酸中毒 AG 增宽。

10. 代谢性碱中毒血气分析的基本特点

(1)pH>7.45(代偿性则正常)。

(2)HCO_3^-、CO_2-CP、AB、SB、BB 升高。

(3)血液酸碱滴定呈碱剩余(BE)。

(4)常伴有低钾血症(向细胞内转移)及低钙血症的表现(血浆结合钙增加,游离钙减少)。

(5)临床最常见的原因是胃液大量丢失。

【诊断与治疗】

水、电解质和酸碱平衡失调诊断治疗的注意事项:水、电解质和酸碱平衡失调可伴发于多种疾病的发展过程中,其性质与类型往往变化迅速,应严密观察病情变化,动态监测动脉血气分析,及时给予恰当的处理,随时调整方案。

第二十六章

高尿酸血症和痛风

【基本概念】

1. 高尿酸血症(hyperuricemia)　是嘌呤代谢障碍或尿酸排泄障碍引起血清尿酸(SUA)浓度高于其血浆饱和浓度的一种病理生理状态。

2. 痛风(gout)　是尿酸(盐)沉积引起的化学性关节炎。

【基础与背景知识】

1. 高尿酸血症可分为原发性和继发性两大类。原发性可由遗传及环境因素共同致病,多为尿酸排泄障碍。继发性可见于骨髓增生性疾病及放疗导致尿酸生成增多,或肾脏疾病及某些药物导致尿酸排泄减少等。

2. 痛风的临床特点

(1)高尿酸血症(SUA>420μmol/L;痛风急性发作期间约半数患者血尿酸可降至正常)。

(2)早期单纯痛风性急性关节炎反复发作,晚期则表现为慢性痛风关节炎的基础上反复急性发作。

(3)痛风石(结节)。

(4)持续高尿酸血症,引起小管间质性肾病(与肾间质浓缩有关)与肾结石。

（5）非肥胖育龄妇女罕有发病。

（6）原发性痛风患者常伴有代谢综合征。

3. 痛风关节炎急性发作的临床特点　痛风关节炎的本质是痛风石活动（尿酸盐沉积加速或痛风石溶解加速）引发的急性化学性炎症，所以痛风关节炎急性发作具有如下特点：

（1）任何引起尿酸盐沉积加速或痛风石溶解加速的因素都可以诱发痛风急性发作：高嘌呤饮食、寒冷、过劳等。

（2）痛风石大多形成于关节附近的某一局部，所以炎症表现大多为非对称性的、较少波及整个关节。

（3）炎症反应常较剧烈，红肿热痛及功能障碍十分明显。

（4）可伴有全身性炎症反应：发热、血白细胞计数明显升高、血沉增快。

（5）早期发作呈自限性临床经过，一般在数日至 2 周内自行缓解。

（6）半数患者在发作期仍有高尿酸血症，另一半患者则暂时降至正常（炎症期间糖皮质激素分泌增加，促进尿酸肾排泄）。

（7）唯一可以确诊的检查是关节腔液或滑囊液旋光显微镜下白细胞内有尿酸盐结晶，或痛风石针吸活检有尿酸盐结晶。

（8）早期患者在发作初期及时使用秋水仙碱或 NSAID，镇痛效果显著。

【诊断与治疗】

1. 痛风关节炎的影像诊断

（1）急性炎症期 X 线下呈现非特异性软组织肿胀。

（2）慢性期或反复发作者，X 线下可见关节面不规则（软骨缘破坏)、关节附近骨质虫蚀样缺损(骨质被沉积的尿酸盐溶解)。

(3)CT 或 MRI 可显示痛风石在关节及其附近沉积的影像(比普通 X 线检查敏感)。

(4)临床表现不典型的痛风疑似患者,超声检查关节肿胀有双轨征时,可有效辅助诊断痛风。

(5)血尿酸正常的痛风疑似患者,可考虑使用双源 CT 进行辅助诊断。

2. 痛风的治疗原则

(1)去除高尿酸血症的病因。

(2)控制高尿酸血症,阻断尿酸盐沉积,溶解尿酸石(非布司他、别嘌醇)。

(3)防治尿路结石与尿酸性肾病。

3. 急性痛风的治疗

(1)口服秋水仙碱是预防痛风发作的一线治疗药物,应当在痛风发作 36 小时内开始服用。

(2)秋水仙碱剂量:开始负荷剂量 1.0mg,1 小时和 12 小时后分别再给 0.5mg。次日起,每日 0.5~1.0mg。

4. 痛风患者在降尿酸初期,预防性使用秋水仙碱至少 3~6 个月可减少痛风的急性发作。

第二十七章

骨质疏松

【基本概念】

骨质疏松症(osteoporosis):是一种以骨量减少和骨组织微结构破坏为病理特征,以骨强度减弱和骨质脆性增加(骨折)为临床特征的代谢性骨病。

【基础与背景知识】

1. 骨质疏松症的分型 分为原发性与继发性。原发性骨质疏松症Ⅰ型为绝经后骨质疏松症;Ⅱ型为老年性,见于60周岁以上的老人;极少数原发性骨质疏松症为特发性青少年骨质疏松症。继发性骨质疏松症的原发病因明确,常由内分泌代谢疾病(如性腺功能减退症、甲亢、甲旁亢、库欣综合征、1型糖尿病等),或由全身性疾病(如血液病、结缔组织病、肾脏病、胃肠或营养性疾病、骨肿瘤等)以及某些药物所致(糖皮质激素、肝素等)。

2. 骨质疏松症的主要易患因素是30岁左右峰值骨量降低,在此基础上凡使得骨吸收增加和/或骨形成减少的因素均可导致骨质疏松症。

3. 骨质疏松症的典型临床表现

(1)弥漫性、无固定部位、莫明其妙的疼痛。

（2）负重能力下降。

（3）身材缩短与驼背（椎体压缩性骨折）。

（4）轻度受力诱发骨折，最常见于脊柱、髂部及前臂。

（5）X 线及骨密度检查显示骨密度显著下降。

【诊断与治疗】

1. 骨质疏松症的诊断标准　双能 X 线骨密度测定骨密度（BMD），与同性别峰值骨量（PBM）相比，-2.5SD<BMD<-1SD 为低骨量；BMD<-2.5SD 为骨质疏松；伴有一处或多处骨质疏松性骨折为严重骨质疏松。BMD 低骨量伴典型骨质疏松性骨折，也可诊断为骨质疏松。

2. 骨质疏松症的治疗原则

（1）一般治疗：①改善营养状况；②补充钙剂和维生素 D；③加强运动；④纠正不良生活习惯和行为偏差；⑤避免应用致骨质疏松药物；⑥对症治疗。

（2）特殊治疗：①性激素补充治疗；②选择性雌激素受体调节剂（SERM）和选择性雄激素受体调节剂（SARM）；③二膦酸盐；④降钙素；⑤甲状旁腺素（PTH）。

（3）骨质疏松性骨折的治疗：治疗原则包括复位、固定、功能锻炼和抗骨质疏松治疗。

3. 未达到骨质疏松症诊断标准的重度骨量减少患者，即应该启动骨质疏松症的标准治疗，以尽量延迟骨量减少和骨组织微结构破坏的发展；已经诊断为骨质疏松症的患者，日常生活及日常工作中预防跌倒是防止骨折最有效的措施。

第七篇　风湿免疫系统

第一章

总　　论

【基本概念】

风湿性疾病：是泛指影响骨、关节及其周围软组织（如肌肉、肌腱、滑囊、神经、筋膜等）的一组疾病。

【基础与背景知识】

结缔组织病的临床特点：

（1）非器官特异性自身免疫反应。

（2）慢性病程。

（3）以血管和结缔组织慢性炎症为主要病理改变。

（4）同一疾病在不同的患者，其临床谱和预后差异悬殊。

（5）大多疾病糖皮质激素治疗有一定疗效。

（6）是否早期诊断与早期合理治疗，直接影响预后。

第二章

风　湿　热

【基本概念】

风湿热(rheumatic fever,RF):是一种咽喉部 A 组乙型溶血性链球菌感染后反复发作的全身性结缔组织免疫相关的炎症,主要累及关节、心脏、皮肤和皮下组织,偶可累及中枢神经系统等。临床表现以关节炎和心脏炎为主,可伴有发热、皮疹、皮下结节、舞蹈病等。

【基础与背景知识】

1. 风湿热免疫性炎症是一种免疫复合物炎症,在典型症状出现前 1~6 周,常有咽喉炎等上呼吸道前驱链球菌感染的表现。

2. 游走性、多发性关节炎最常见,以膝、踝等大关节受累为主,局部红、肿、热、痛,通常在两周内消退。

【诊断与治疗】

1. Jones(1992 年)AHA 修订标准(表 7-2-1)

表 7-2-1　Jones(1992 年)AHA 修订标准

主要表现	次要表现	前驱链球菌感染的证据
心脏炎	关节痛	咽部培养阳性

主要表现	次要表现	前驱链球菌感染的证据
多关节炎	发热	抗链球菌溶血素"O"试验（ASO)滴度升高
舞蹈病	红细胞沉降率(ESR)增快,CRP 增高	
环形红斑	P-R 间期延长	
皮下结节		

注:如有前驱链球菌感染的证据,并有 2 项主要表现,或 1 项主要表现加 2 项次要表现者高度提示可能为急性风湿热

2. 2002—2003 年 WHO 修订标准　与 Jones(1992 年)的修订标准相比,具有如下改变:

(1)对伴有风湿性心脏病的复发性 RF 的诊断明显放宽,只需 2 项次要标准及前驱链球菌感染证据即可确诊。

(2)对隐匿发病的风湿性心脏炎和舞蹈病的诊断也放宽,不需要有其他主要表现,即使前驱链球菌感染证据缺如也可确诊。

(3)对多关节炎、多关节痛或单关节炎可能发展为风湿热给予重视,避免漏诊及误诊。

3. 治疗

(1)一般治疗:心脏受累或急性关节炎患者应卧床。

(2)应用青霉素等抗生素消除链球菌(减少可能引起免疫反应的抗原,清除可溶性抗体,减少抗原抗体复合物的形成)。

(3)抗风湿治疗:首选非甾体抗炎药,常用阿司匹林。发生心脏炎者可用糖皮质激素。

(4)治疗并发症和合并症。

第三章

类风湿关节炎

【基本概念】

类风湿关节炎(Rheumatoid arthritis,RA):是一种以慢性对称性起源于滑膜炎的侵蚀性关节炎为主要临床特征的全身性自身免疫病。

【基础与背景知识】

1. RA 的临床表现包括关节表现和关节外表现两个方面。关节表现有晨僵、关节肿痛、压痛及关节畸形,受累关节以近端指间关节、掌指关节、腕、肘和足趾关节最为多见,颈椎、颞颌关节、胸锁和肩锁关节等其他关节也可受累;关节外表现有类风湿结节、类风湿血管炎、肺间质病变、肺动脉高压、胸膜炎以及血液和神经系统表现等。

2. RA 病理基础主要是滑膜炎及血管炎。

(1)滑膜炎症:炎症细胞浸润、水肿、滑膜细胞增生(具有巨噬细胞及纤维母细胞样功能)以及血管增生,形成绒毛样突起。炎症部位释放大量细胞因子(以肿瘤坏死因子为代表),引起关节软骨与骨质的进行性破坏。

(2)血管炎:可发生于关节外的任何组织,主要累及中小动脉与静脉;类风湿结节是类风湿关节炎血管炎的一种特异性表现(以血管纤维素样坏死为中心,围以上皮样细胞及淋巴细胞,最外层为纤维结缔组织)。

3. 类风湿因子(RF) 是指一类抗人或动物 IgG 分子 Fc 片段上抗原决定簇的特异抗体,常见的 RF 有 IgM-RF、IgG-RF、IgA-RF,RF 阳性可见于约 70% 的 RA 患者,但感染、其他自身免疫性疾病以及 5% 的正常人亦可出现 RF 阳性。因此,血清 RF 阳性不一定就是 RA;反之,RF 阴性也不能就排除 RA。

4. 抗角蛋白抗体谱包括抗核周因子抗体(APF)、抗角蛋白抗体(AKA)、抗聚角蛋白微丝蛋白抗体(AFA)以及抗环瓜氨酸肽抗体(抗 CCP 抗体)。这些抗体在诊断 RA 时,特异性比 RF 更高。

5. 关节影像学检查,尤其是 MRI 及关节超声检查对早期 RA 的诊断很有帮助。RA 的 X 线表现:

(1)对称性累及中小关节,常以手及腕关节 X 线表现作为诊断与动态观察的指标。

(2)早期主要表现为手指的软组织肿胀,受累关节两侧骨质疏松、骨皮质变薄(骨关节废用的表现)。

(3)继而可见关节间隙狭窄(关节软骨破坏的表现)。

(4)软骨下骨质破坏后,关节面骨质有虫蚀样缺损。

(5)最后表现为关节半脱位(关节松弛的表现)、纤维性或骨性强直。

【诊断与治疗】

1. 1987 年美国风湿病协会(ACR)修订的 RA 分类标准 符合下述 7 项中 4 项者可诊断为类风湿关节炎(其中第 1~4 项的病程至少持续 6 周)。

(1)关节及其周围晨僵至少持续 1 小时。

（2）至少同时有 3 个关节区软组织肿胀或积液。

（3）近端指间关节、掌指关节及腕关节区中至少一个关节区肿。

（4）对称性关节炎。

（5）有类风湿结节。

（6）类风湿因子（RF）阳性。

（7）X 线片改变：至少有骨质疏松或关节间隙狭窄。

2. 2010 年 ACR/欧洲抗风湿联盟（EULAR）RA 分类标准（积分 6 分以上可确诊类风湿关节炎）

（1）受累关节数：1 个中大关节积 0 分；2~10 个中大关节积 1 分；1~3 个小关节积 2 分；4~10 个小关节积 3 分；>10 个关节且至少有 1 个小关节积 5 分。

（2）RF 或抗 CCP 抗体：阴性 0 分；低滴度阳性积 2 分；高滴度阳性（指正常值高限的 3 倍以上）积 3 分。

（3）滑膜炎时间> 6 周积 1 分。

（4）ESR 或 CRP 增高积 1 分。

3. 治疗　除患者教育、急性期制动、恢复期锻炼等一般治疗及晚期手术治疗外,药物治疗：

（1）非甾体抗炎药（NSAID）：避免两种同时服用；塞来昔布等 COX-2 抑制剂可以减少胃肠道不良反应；有心血管疾病者需谨慎选择。

（2）改变病情抗风湿药（DMARDs）：如无禁忌,首选甲氨蝶呤（每周 7.5~20mg,每周口服 1 次,不良反应有肝损害、骨髓抑制、胃肠道反应、口炎等,停药后多能恢复,可在次日口服叶酸片 2.5~5mg,每周 1 次,减少不良反应的发生）。其他有来氟米特（10~20mg 每日口服一次,与甲氨蝶呤有协同作用,注意肝损害、骨髓抑制、脱发等不良反应）、柳氮磺吡啶

(每日 2~3g,分 2~3 次口服)、羟氯喹(每日 0.2~0.4g,分两次服用)、硫唑嘌呤(每日 100mg 口服,病情稳定后改成每日 50mg 口服维持,最初使用时每周查血象,并监测肝肾功能)等。

(3)糖皮质激素:关节炎症状显著或者有肺间质病变等关节外表现时可考虑加用,原则是小剂量、短疗程。

(4)生物制剂:宜与甲氨蝶呤联合应用,常用 TNF-α 拮抗剂、IL-6 拮抗剂等(使用生物制剂前,注意排除结核杆菌、肝炎病毒等潜在感染,以减少药物不良反应)。

(5)植物药制剂:雷公藤多苷最常用。

第四章

系统性红斑狼疮

【基本概念】

系统性红斑狼疮(systemic lupus erythematosus, SLE): 是自身免疫(多克隆自身抗体,以抗核抗体为代表)引起的以血管炎为主要病理改变的慢性多系统损害性疾病。

【基础与背景知识】

1. 病因与遗传、环境因素、雌激素等多种因素有关,发病机制与致病性自身抗体、免疫复合物及 T 细胞和 NK 细胞的功能失调有关。

2. 主要病理改变是炎症反应和血管异常。受损器官的特征性改变是苏木紫小体(细胞核受抗体作用变性为嗜酸性团块)及"洋葱皮样病变"(小动脉周围有显著的向心性纤维增生,常见于脾中央动脉;心瓣膜结缔组织反复发生纤维蛋白样变性最终可形成赘生物)。

【诊断与治疗】

1. 诊断 美国风湿病学会(ACR)1997 年推荐的 SLE 分类标准:该 11 项中,符合 4 项或 4 项以上者,在除外感染、肿瘤和其他结缔组织病后,可诊断 SLE。

(1)颊部红斑。

（2）盘状红斑。

（3）光过敏。

（4）口腔溃疡。

（5）关节炎。

（6）浆膜炎。

（7）肾脏病变：尿蛋白>0.5g/24h 或"+++"，或有各种管型。

（8）神经病变：癫痫发作等。

（9）血液学疾病：溶血性贫血，或白细胞减少，或淋巴细胞减少，或血小板减少等。

（10）免疫学异常：抗双链 DNA（dsDNA）抗体阳性，或抗 Sm 抗体阳性，或抗磷脂抗体阳性（包括抗心磷脂抗体，或狼疮抗凝物，或至少持续 6 个月的梅毒血清试验假阳性三者中具备一项阳性）。

（11）抗核抗体滴度异常。

2. 抗磷脂抗体综合征可出现在 SLE 的活动期，其临床表现为动脉和/或静脉血栓形成、习惯性自发性流产、血小板减少，血清多次出现抗磷脂抗体。

3. 约30%的 SLE 患者出现继发性干燥综合征，有唾液腺、泪腺功能不全等表现。

4. 疾病活动性的评估 有多种标准，较为简明实用的是 SLEDAI 评分，具体内容如下：抽搐（8 分）、精神异常（8 分）、脑器质性症状（8 分）、视觉异常（8 分）、脑神经受累（8 分）、狼疮性头痛（8 分）、脑血管意外（8 分）、血管炎（8 分）、关节炎（4 分）、肌炎（4 分）、管型尿（4 分）、血尿（4 分）、蛋白尿（4 分）、脓尿（4 分）、新出现皮疹（2 分）、脱发（2 分）、发热（1 分）、血小板减少（1 分）、白细胞减少（1 分）。根据患者前

10 天内是否出现上述症状而定分,凡总积分 10 分及以上则考虑疾病活动。

5. 狼疮危象是指急性的危及生命的重症 SLE,包括急进性狼疮性肾炎、严重的中枢神经系统损害、严重的溶血性贫血、粒细胞缺乏、血小板减少性紫癜、严重的心脏损害、严重狼疮性肺炎、严重狼疮性肝炎和严重的血管炎。

6. 治疗 治疗原则是急性期积极用药诱导缓解,病情缓解后,维持缓解状态,保护重要脏器功能。

(1)一般治疗:避免日晒、避免诱发狼疮的药物等。

(2)对症治疗。

(3)药物治疗:①糖皮质激素:诱导缓解期可用泼尼松 0.5~1mg/kg,疗程 6 周内或病情稳定后 2 周缓慢减量,以泼尼松每日 10mg 以下长期维持。存在重要脏器急性进行性损伤时可用激素冲击治疗,即用甲泼尼龙 500~1 000mg,稀释后静脉滴注每天 1 次,连用 3~5 天为一疗程;②免疫抑制剂:有重要脏器受累的 SLE 患者中,诱导缓解期建议首选环磷酰胺(CTX)或吗替麦考酚酯(MMF)治疗,维持治疗中可选择 1~2 种免疫抑制剂长期维持。常用的免疫抑制剂还有羟氯喹、环孢素、甲氨蝶呤、硫唑嘌呤、来氟米特等;③其他:在危重或难治病例,可选择静脉注射大剂量免疫球蛋白、血浆置换、造血干细胞或间充质干细胞移植等;④目前用于 SLE 的生物制剂有抗 CD20 单抗(利妥昔单抗)等药物。

第五章

脊柱关节炎

【基本概念】

脊柱关节炎(spondyloarthritis,SpA):过去曾称血清学阴性脊柱关节病(seronegative spondyloarthropathies),是指血清类风湿因子阴性,以骶髂关节炎伴有或不伴有脊柱炎(主要是脊柱周围的附着点炎)为特征的一组疾病。本组疾病以强直性脊柱炎为原型,还包括 Reiter 综合征、反应性关节炎、银屑病关节炎、炎症性肠病关节炎、幼年型脊柱关节病以及未分化脊柱关节病等。

【基础及背景知识】

SpA 的临床特点:

(1)血清类风湿因子阴性。

(2)以伴有或不伴有脊柱炎的骶髂关节炎为特征。

(3)非对称性外周关节炎。

(4)附着点病变。

(5)不同程度的家族聚集倾向。

(6)与 HLA-B27 呈不同程度的相关。

(7)临床表现常相互重叠。

第一节　强直性脊柱炎

【基本概念】

强直性脊柱炎(ankylosing spondylitis,AS):是一种以炎症波及全身多处附着点为特征的中轴关节(脊柱及骶髂关节)炎症。骶髂关节是本病最早累及的部位。

【基础及背景知识】

1. AS 与 HLA-B27 基因高度相关,临床上约90%的患者 HLA-B27 阳性。AS 以男性较多见,且病情较重。发病年龄多在20~30岁。

2. 一般认为 AS 的发生可能与泌尿生殖系统及肠道等病原体感染有关,它们激发了机体的炎症应答和免疫应答反应(TNF-α 等细胞因子亦参与其中),造成组织损伤而引起疾病。

3. 附着点病(炎)是其基本病理改变,表现为骨关节部位的肌腱、韧带及关节囊等附着处的非特异性炎症、纤维化及骨化。骶髂关节是最早累及的部位,最典型和常见的表现为炎性腰背痛,晚期典型表现是椎体方形变、脊柱"竹节样"改变等。

4. 炎性腰背痛是 AS 最典型、最具特征的表现,它不同于非炎性的机械性腰背痛。下列5项中有4项符合,则支持炎性腰背痛。

(1)发病年龄在40岁前。

(2)隐匿、缓慢发病。

(3)症状至少持续3个月以上。

(4)夜间痛,有晨僵。

（5）背部不适在活动后好转，休息后加重。

【诊断与治疗】

1. **骶髂关节炎 X 线分级**　0 级为正常；Ⅰ级可疑；Ⅱ级有轻度骶髂关节炎，可有局限性的侵蚀、硬化，关节间隙正常；Ⅲ级为明显异常，有中度骶髂关节炎，存在侵蚀、硬化，同时，有关节间隙的增宽或狭窄，部分强直等改变；Ⅳ级为严重异常，表现为关节完全融合强直。

2. **诊断**　修订的纽约标准（1984 年）：

（1）临床标准：①腰痛、晨僵持续 3 个月以上，活动后改善，休息不减轻；②腰椎在前后和侧屈方向活动受限；③胸廓活动度小于相应年龄和性别的正常值。

（2）放射学标准（骶髂关节炎 X 线分级）：符合双侧Ⅱ～Ⅳ级，或单侧Ⅲ～Ⅳ级。

（3）如果患者具备放射学标准，并分别附加①～③条中的任何 1 条可确诊为 AS；符合三项临床标准，或符合放射学标准而不伴有临床标准的，为可能 AS。

3. **治疗**　注意加强患者教育和适当锻炼；晚期患者可行脊柱矫形术及全髋置换术；药物治疗：

（1）非甾体抗炎药（NSAID）：推荐作为疼痛和晨僵患者的一线用药。

（2）改变病情抗风湿药（DMARDs）：没有足够证据证实包括柳氮磺吡啶（SASP）及甲氨蝶呤在内的该类药物对 AS 中轴病症有效，但对外周关节炎患者可考虑应用 SASP。

（3）肿瘤坏死因子 α（TNF-α）拮抗剂：对疾病活动性持续高的患者，均应给予 TNF-α 拮抗剂治疗。

（4）糖皮质激素：对于眼急性葡萄膜炎、肌肉关节的炎症可以考虑局部直接注射，但不支持全身应用糖皮质激素治疗中轴关节病变。

(5)其他:沙利度胺等,但不作为一线选择药物。

第二节　其他脊柱关节炎

【诊断与治疗】

1. 欧洲脊柱关节病研究组(ESSG)标准　ESSG 在 1991 年提出了 SpA 的分类标准是:炎性脊柱痛或非对称性、下肢为主的滑膜炎,超过 3 个月,年龄不超过 45 岁,加以下标准中的一项或多项即可诊断:阳性家族史;银屑病;炎性肠病;关节炎发生前 1 个月内的尿道炎、宫颈炎或急性腹泻;双臀部交替疼痛;肌腱端病;骶髂关节炎。

2. 国际脊柱关节炎专家评估协会(ASAS)标准　ASAS 分别在 2009 年和 2011 年对脊柱关节炎制订了新的分类标准,分为中轴型 SpA 和外周型 SpA。

3. ASAS 关于中轴型 SpA 的分类标准(起病年龄<45 岁和腰背痛≥3 个月)

(1)有影像学提示的骶髂关节炎,加上≥1 个下述的 SpA 特征。

(2)有 HLA-B27 阳性,加上≥2 个下述 SpA 特征。

(3)SpA 特征包括:炎症性背痛;关节炎;起止点炎(跟腱);眼葡萄膜炎;指(趾)炎;银屑病;克罗恩病/溃疡性结肠炎;对 NSAID 反应良好;SpA 的家族史;HLA-B27 阳性;CRP 升高。

4. ASAS 关于外周型 SpA 的分类标准(目前无炎性背痛,仅存在外周症状)

(1)关节炎或起止点炎或指(趾)炎中的任何一项,加上

≥以下 1 个 SpA 特征：葡萄膜炎；银屑病；克罗恩病/溃疡性结肠炎；发病前有前驱感染史；HLA-B27 阳性；影像学提示骶髂关节炎。

（2）关节炎或起止点炎或指（趾）炎中的任何一项，加上≥以下 2 个其他 SpA 特征：关节炎、起止点炎、指（趾）炎、曾经有炎性背痛病史或者 SpA 家族史。

5. 治疗 2011 年 ASAS 对中轴型 SpA 者用 TNF-α 拮抗剂的治疗建议：要满足 AS 纽约标准或 2009 年 ASAS 关于中轴型 SpA 的标准，使用前至少先后两种 NSAID 足量治疗 4 周；对外周关节炎受累患者，要经一种 DMARDs 规律治疗，优选 SASP；治疗期间的反应评估至少要进行 12 周。

第六章

干燥综合征

【基本概念】

干燥综合征(Sjögren syndrome,SS):是一种主要累及外分泌腺体的自身免疫性慢性炎症性疾病。不伴有其他风湿病的干燥综合征为原发性干燥综合征;伴有其他风湿病者或由特殊病毒感染引起者为继发性干燥综合征。

【基础及背景知识】

1. 病理特点 是以唾液腺和泪腺为代表的外分泌腺腺体间质大量淋巴细胞浸润、腺体导管扩张和狭窄,类似病变可涉及其他的外分泌腺体以及具有外分泌腺体结构的内脏器官。

2. 口干燥症最常见 因唾液腺病变,有如下表现:

(1)有70%~80%患者诉有口干,严重者讲话时需频频饮水,进固体食物时需伴水送下。

(2)猖獗性龋齿是本病的特征之一。牙齿逐渐变黑,继而小片脱落,最终只留残根。

(3)腮腺炎,可表现为单侧或双侧腮腺肿痛,10天左右可以自行消退,持续性肿大者应警惕有恶性淋巴瘤。

(4)舌部表现为舌痛、舌面干、裂、舌乳头萎缩。

3. 干燥性角结膜炎　此因泪腺分泌的黏蛋白减少而出现眼干涩、异物感、泪少等症状,严重者痛哭无泪。部分患者有眼睑缘反复化脓性感染、结膜炎、角膜炎等。

4. 其他浅表部位如鼻、硬腭、气管、消化道、阴道黏膜的外分泌腺体均可受累,腺体分泌减少便出现相应临床症状。

5. 系统表现　皮肤(紫癜样皮疹等),骨骼肌肉(关节痛或肌炎),肾脏(肾小管酸中毒等肾小管功能障碍最常见),呼吸(间质性肺炎、肺动脉高压等),消化(部分可并发原发性胆汁性肝硬化等自身免疫性肝病),神经(周围神经损害更多见),血液系统(白细胞减少或伴血小板减少,且淋巴瘤的发生率显著高于正常人)。

6. 自身抗体中抗 SSA 抗体、抗 SSB 抗体阳性对诊断有意义,前者敏感性高,后者特异性强。

【诊断与治疗】

1. 2002 年国际分类(诊断)标准　分为两大部分:

(1)临床表现部分为:

A. 口腔症状:3 项中有 1 项或 1 项以上。①每日感口干持续 3 个月以上;②成年后腮腺反复或持续肿大;③吞咽干性食物时需用水帮助。

B. 眼部症状:3 项中有 1 项或 1 项以上。①每日眼干不能忍受持续 3 个月以上;②有反复砂子进眼或砂磨感觉;③每日需用人工泪液 3 次或 3 次以上。

C. 眼部体征:下述检查任 1 项或 1 项以上阳性。①Schirmer 试验(+);②角膜染色(+)。

D. 组织学检查:下唇腺病理示淋巴细胞灶。

E. 唾液腺受损:下述检查任 1 项或 1 项以上阳性。①唾液流率(+);②腮腺造影(+);③唾液腺同位素检查(+)。

F. 自身抗体:抗 SSA 或抗 SSB(+)(双扩散法)。

(2)具体分类部分:

1)原发性干燥综合征:无潜在疾病时,有下述 1 条则可诊断:①符合临床表现中 4 条或 4 条以上,但必须含有条目 D(组织学检查)和/或条目 F(自身抗体);②条目 C、D、E、F 4 条中任 3 条阳性。

2)继发性干燥综合征:患者有潜在的疾病(如任一结缔组织病),而符合临床表现中的 A 和 B 中任 1 条,同时符合条目 C、D、E 中任 2 条。

3)必须除外:颈、头面部放疗史、丙肝病毒感染、获得性免疫缺陷综合征(AIDS)、淋巴瘤、结节病、移植物抗宿主病,抗乙酰胆碱药的应用(如阿托品、莨菪碱、溴丙胺太林、颠茄等)。

2. 2012 年美国风湿病学会新的分类(诊断)标准 以下 3 项客观检查需满足 2 项或 2 项以上:

(1)抗 SSA 抗体阳性和/或抗 SSB 抗体阳性,或者 RF 阳性的同时伴 ANA≥1∶320。

(2)唇腺活检提示淋巴细胞灶≥1 个/4mm²(4mm² 组织内至少有 50 个淋巴细胞聚集称为一个灶)。

(3)干燥性角结膜炎伴染色评分≥3 分。

(4)必须除外颈、头面部放疗史、丙肝病毒感染、AIDS、结节病、淀粉样变、移植物抗宿主病和 IgG₄ 相关性疾病。

3. 治疗 人工替代品(人工泪液、唾液等)减轻局部症状;若出现腺外表现,如关节炎、肺间质病变、肝脏、肾脏及神经系统改变者,可予糖皮质激素,并可视病情加用免疫抑制剂治疗。

第七章

原发性血管炎

第一节 概　　论

【基本概念】

1. 血管炎　是一种以血管壁自身免疫性炎症为基础病理改变的临床综合征。因为血管病变往往呈多发性，累及多个器官，故临床上又称之为系统性血管炎（systemic vasculitis）。发生于其他基础疾病（如细菌性心内膜炎、SLE、类风湿性关节炎、干燥综合征）的血管炎称继发性血管炎；不伴有基础疾病的自身免疫性血管炎称为特发性血管炎。

2. 抗中性粒细胞胞浆抗体（ANCA）　是第一个被证实与原发性血管炎相关的抗体，其主要的靶抗原是丝氨酸蛋白酶（PR3）和髓过氧化物酶（MPO）。测定 ANCA 有两种方法：

（1）间接免疫荧光法：若抗中性粒细胞胞浆呈荧光阳性则称为 c-ANCA，若抗中性粒细胞的细胞核周围呈荧光阳性则称为 p-ANCA。

（2）酶联免疫吸附试验（ELISA）：c-ANCA 阳性者在 ELISA 法测定时往往呈 PR3 抗体阳性，即 PR3-ANCA 阳性；p-ANCA 阳性者在 ELISA 法测定时往往呈 MPO 抗体阳性，即

MPO-ANCA 阳性。

3. 常见血管炎的临床特点

(1)小血管炎(Wegener 肉芽肿、显微镜下多血管炎、变应性肉芽肿性血管炎)患者 ANCA 多呈阳性,而中血管炎和大血管炎则极少有 ANCA 阳性。

(2)大、中、小血管炎患者都可出现抗内皮细胞抗体(AECA)。

(3)血管炎呈现节段性分布(病变血管与正常血管交替出现),所以组织病理检查时最好采取多处组织,以防遗漏;受累组织的活检是血管炎得以确诊的标准之一,但是未见阳性结果不能排除血管炎的可能。

(4)血管造影对诊断大、中血管病变的帮助较大,还可了解病变的范围。

第二节　大 动 脉 炎

【基本概念】

大动脉炎:亦称高安血管炎(Takayasu arteritis,TA),是指主动脉及其主要分支的慢性进行性非特异性炎症,炎症病变以主动脉分支起始部较显著,不规则的增生和纤维化从动脉中层及外膜开始波及内膜。

【基础与背景知识】

1. 根据受累动脉的不同,临床常见类型有:

(1)头臂动脉型(主动脉弓综合征):颈动脉和椎动脉狭窄引起头部不同程度缺血,表现为头痛、头晕等;若有上肢缺血,可表现为单侧或双侧上肢无力、疼痛、麻木等。体检可发现颈、桡、肱动脉搏动减弱或消失,颈部、锁骨上、下窝可闻及血管杂音。

（2）胸腹主动脉型：双下肢缺血者可有双下肢无力、酸痛，肾缺血者可出现高血压，体检可有背部、腹部血管杂音。

（3）广泛型：具有上述两种类型的表现和体征。

（4）肺动脉型：表现为肺动脉受累，常与上述三型同时合并存在。

（5）其他：累及冠状动脉，可出现心绞痛、心肌梗死，累及肠系膜动脉可有腹痛。

2. 全身非特异性炎症表现　发热、多汗、体重下降，血沉增快、CRP 增高、白细胞增多、免疫球蛋白增高等。

【诊断与治疗】

1. 诊断　1990 年美国风湿病学会分类标准：下述 6 条中符合 3 条者可诊断本病，同时需排除先天性主动脉狭窄、肾动脉纤维肌性营养不良、动脉粥样硬化等。

（1）发病年龄≤40 岁。

（2）肢体间歇性跛行。

（3）一侧或双侧肱动脉搏动减弱。

（4）双上肢收缩压差>10mmHg。

（5）一侧或双侧锁骨下动脉或腹主动脉区闻及血管杂音。

（6）动脉造影异常。

2. 治疗

（1）糖皮质激素：活动期可予泼尼松（龙）1mg/（kg·d），病情控制后递减，直至 5~10mg/d 维持。

（2）免疫抑制剂：单用激素疗效不佳者可合用，常用甲氨蝶呤、环磷酰胺、硫唑嘌呤、雷公藤多苷等。

第三节　巨细胞动脉炎

【基本概念】

巨细胞动脉炎(giant cell arteritis,GCA):亦称颞动脉炎,是一种发生于 50 岁以上病因未明的系统性坏死性血管炎,主要累及从主动脉发出的动脉分支,常累及一个或多个颈动脉分支(尤其是颞动脉),典型临床表现呈颞侧头痛、间歇性下颌运动障碍和视力障碍三联征。

【基础与背景知识】

1. 病理改变为肉芽肿性动脉炎。

2. 发病年龄在 50 岁以上,多表现为一侧或双侧颞部头痛,头皮触痛,颞浅动脉增粗变硬。

3. 血沉明显增快、C 反应蛋白增高,可有贫血等表现。

【诊断与治疗】

1. 诊断　1990 年美国风湿病学会分类标准:以下具备 3 条即可诊断。

(1)发病年龄≥50 岁。

(2)新近出现的头痛。

(3)颞动脉有压痛,搏动减弱(排除动脉粥样硬化)。

(4)血沉≥50mm/h。

(5)颞动脉活检示血管炎,表现以单核细胞为主的浸润或肉芽肿性炎症,并且常有多核巨细胞。

2. 治疗　对糖皮质激素十分敏感。泼尼松(龙)40～60mg/d,逐渐减量到 7.5～10mg/d,维持 1～2 年;有激素抵抗者可合并应用免疫抑制剂(如环磷酰胺、硫唑嘌呤、甲氨蝶呤等)。

第四节 结节性多动脉炎

【基本概念】

结节性多动脉炎(polyarteritis nodosa,PAN):是一种累及中、小动脉的坏死性血管炎,可累及任何器官,但以皮肤、关节、外周神经、胃肠道和肾脏受累最为常见。

【基础与背景知识】

1. 病理一般表现为中、小动脉的局灶性全层坏死性血管炎。

2. 临床表现多种多样,轻者只表现为轻微的局限性病变,多数表现为严重的全身多器官受损,并迅速恶化,甚至死亡。

3. 实验室检查无特异性。血沉增快、C 反应蛋白增高,可有轻度贫血、血尿、蛋白尿等表现,抗中性粒细胞胞浆抗体(ANCA)阴性,部分病例 HbsAg 阳性。

【诊断与治疗】

1. 诊断 1990 年美国风湿病学会分类标准:下述 10 条中有 3 条阳性者即可诊断,但要排除结缔组织病并发的血管炎。

(1)体重下降。

(2)网状青斑。

(3)睾丸疼痛或触痛。

(4)弥漫性肌痛或肌无力。

(5)单神经炎或多发性神经炎。

(6)舒张压≥90mmHg。

(7)血尿素氮或肌酐升高。

（8）乙型肝炎病毒 HbsAg 阳性或 HbsAb 阳性。

（9）动脉造影异常（内脏动脉闭塞或血管瘤，排除其他原因）。

（10）中小动脉活检（血管壁有中性粒细胞或单核细胞浸润）。

2. 治疗　首选糖皮质激素，泼尼松 1mg/（kg·d），病情缓解后逐渐减量维持。重症病例可联合使用环磷酰胺（乙型肝炎病毒感染者不用）。巩固维持阶段可应用硫唑嘌呤。

第五节　显微镜下多血管炎

【基本概念】

显微镜下多血管炎（microscopic polyangitis，MPA）：是一种主要累及小血管（小动脉、微小动脉、微小静脉和毛细血管）的系统性血管炎，常见受累器官为肾脏和肺脏，没有或很少有免疫复合物沉积于血管壁。

【基础与背景知识】

1. 多数有全身症状（发热、关节痛、肌痛、皮疹等）。多数有肾受累，表现为镜下血尿、红细胞管型、蛋白尿，不经治疗急剧恶化可出现肾功能不全（除肾小血管炎症外，坏死性新月体肾小球肾炎也是其特征性改变）。半数有肺受累，可表现为咯血（肺毛细血管炎）。

2. 急性期血沉增快、C 反应蛋白增高等，绝大多数患者抗中性粒细胞胞浆抗体（ANCA）阳性，其中，大部分为 p-ANCA（MPO-ANCA）阳性，少部分为 c-ANCA（PR3-ANCA）阳性。

【诊断与治疗】

尚无统一的诊断标准。治疗首选糖皮质激素及环磷酰胺联合治疗。

第六节　嗜酸性肉芽肿性多血管炎

【基本概念】

嗜酸性肉芽肿性多血管炎(eosinophilic granulomatosis with polyangitis,EGPA):是以过敏性哮喘、嗜酸性粒细胞增多、发热和全身性肉芽肿性血管炎(坏死性血管炎,组织中有嗜酸性粒细胞浸润和结缔组织肉芽肿形成)为特征的疾病,曾称为变应性肉芽肿性血管炎、Churg-Strauss综合征(CSS)。

【基础与背景知识】

1. 除发热等全身症状外,较特异的症状有呼吸道过敏反应(过敏性鼻炎、鼻窦炎、支气管哮喘等),血管炎(皮肤紫癜、溃疡等),周围神经病变,腹痛或胃肠道、泌尿道嗜酸性粒细胞肉芽肿等。

2. 大部分外周血嗜酸性粒细胞增多。大部分患者抗中性粒细胞胞浆抗体(ANCA)阳性,且多为p-ANCA。

【诊断与治疗】

1. 诊断 1990 年美国风湿病学会分类标准:凡具备下述 4 条者可以诊断。

(1)哮喘。

(2)外周血嗜酸性粒细胞增多(>10%)。

(3)单发或多发性神经病变。

(4)游走性或一过性肺浸润。

（5）鼻窦病变。

（6）血管外嗜酸性粒细胞浸润。

2. 治疗　首选糖皮质激素,重者联合使用免疫抑制剂（如环磷酰胺、硫唑嘌呤等）。

第七节　肉芽肿性多血管炎

【基本概念】

肉芽肿性多血管炎（granulomatosis with polyangitis,GPA）:曾称为韦格纳肉芽肿（Wegener granulomatosis,WG）,是一种坏死性肉芽肿性血管炎,病变累及全身小动脉、静脉及毛细血管,上呼吸道、下呼吸道及肾脏最常受累。

【基础与背景知识】

典型病例(上、下呼吸道肉芽肿性血管炎伴急进性肾小球肾炎)中约有 90% c-ANCA 阳性,而其他血管炎及结缔组织病 c-ANCA 阳性率甚低(该抗体可作为本病的诊断与治疗观察的重要参考指标)。

【诊断与治疗】

1. 诊断　1990 年美国风湿病学会分类标准:具备下述 2 项阳性即可诊断。

（1）鼻或口腔炎症(血、脓性鼻腔分泌物或口腔溃疡)。

（2）胸部 X 线异常(结节、固定浸润灶或空洞)。

（3）尿检异常(镜下血尿或红细胞管型)。

（4）病理见动脉壁、动脉周围或血管外部区域有肉芽肿炎症。

2. 治疗　轻型可单用糖皮质激素,若疗效不佳应尽早使用环磷酰胺(这是治疗本病首选的免疫抑制剂)。环磷酰胺不能耐受者可选甲氨蝶呤、环孢素、硫唑嘌呤、吗替麦考酚酯及雷公藤多苷等。

第八节　贝赫切特病

【基本概念】

贝赫切特病(Behcet disease,BD):也称白塞病,是一种以口腔溃疡、外阴溃疡、眼炎及皮肤损害为临床特征的多系统慢性自身免疫疾病。

【基础与背景知识】

1. 病理特点在受累部位可见血管炎改变。

2. 根据内脏系统的损害不同,可分为血管型(有大、中动脉和/或静脉受累者)、神经型(有中枢或周围神经受累者)、胃肠型(有胃肠道溃疡、出血、穿孔等)。

3. 基本症状有口腔溃疡(每年发作至少3次,是本病的首发症状,见于98%以上的患者)、外阴溃疡(见于80%的患者)、皮肤改变(结节性红斑、痤疮样毛囊炎、浅表栓塞性静脉炎等)及眼炎(葡萄膜炎最常见,视网膜血管炎可导致视网膜炎,眼炎反复发作严重者可导致失明)。

4. 系统症状多出现在基本症状之后。

(1)消化道基本病变是多发性溃疡。

(2)神经系统脑、脊髓的任何部位均可因小血管炎而受损。

(3)心血管可表现为大、中动脉炎,大、中静脉炎等。

(4)关节炎以膝关节受累最多见。

(5)肺部病变不多见。

(6)泌尿系统可有血尿和蛋白尿。

(7)其他:附睾炎、发热(多为低热)等。

5. 针刺反应是目前唯一的特异性较强的试验。无菌针头在前臂屈面刺入皮内然后退出,48 小时后观察皮肤反应,局部有皮疹则为阳性。

【诊断与治疗】

1. 诊断 诊断标准:具备下述第 1 条,以及后 4 条中的任何 2 条即可诊断。

(1)反复口腔溃疡(每年发作至少 3 次)。

(2)反复外阴溃疡。

(3)眼炎(前葡萄膜炎、后葡萄膜炎、视网膜血管炎等)。

(4)皮肤改变(结节性红斑、假性毛囊炎、丘疹性脓疱疹等)。

(5)针刺反应阳性。

2. 治疗

(1)对症治疗:①非甾体抗炎药(对关节炎有效);②秋水仙碱(对关节病变、结节性红斑,有时对口腔溃疡均可能有效);③糖皮质激素的局部应用(口腔溃疡涂抹软膏等);④沙利度胺(对黏膜溃疡,特别是口腔黏膜溃疡较为有效)。

(2)内脏血管炎和眼炎的治疗:①糖皮质激素:口服泼尼松 30~40mg/d(用于眼炎、血管炎,大量口腔溃疡、外阴溃疡伴有发热、消化道溃疡等),或在严重病例用甲泼尼龙 1 000mg/d,稀释后静脉滴注,连续用 3 天(用于严重眼炎、严重血管炎、中枢神经系统病变等);②免疫抑制剂(硫唑嘌呤、甲氨蝶呤、环磷酰胺、环孢素或雷公藤多苷等)。

(3)生物制剂:对新发或顽固的后葡萄膜炎、中枢神经系统受累、肠白塞、皮肤黏膜受累、关节炎等,经过常规治疗无效时,可考虑使用肿瘤坏死因子拮抗剂(TNF-α 拮抗剂)。

第八章

特发性炎性肌病

【基本概念】

特发性炎性肌病(idiopathic inflammatory myositis, IIM): 是以四肢近端肌无力为主要表现的骨骼肌的非化脓性炎症性疾病。包括多发性肌炎(polymyositis, PM)、皮肌炎(dermatomyositis, DM)、包涵体肌炎、非特异性肌炎及免疫介导的坏死性肌病等。

【基础与背景知识】

1. 各种肌炎的共同临床特征

(1)肌肉疼痛。

(2)肌力下降。对称性的肢体近端肌无力是 PM 与 DM 的主要临床表现。

(3)肌酶异常。肌酸激酶可用来判断病情进展及疗效,但与肌无力的严重性并不完全平行。

(4)肌电图异常。肌电图可以早期发现肌源性病变,对肌源性和神经性损害有鉴别诊断价值,约 90% 的病例出现肌电图异常。

(5)病理可见肌细胞变性与炎症细胞浸润。肌活检病理检查及免疫病理检查在 PM 与 DM 的诊断及鉴别诊断中占重要价值。

2. PM 与 DM 的病理特点不同,细胞免疫在 PM 发病中起主要作用,浸润细胞常聚集在肌内膜区,体液免疫在 DM 中起更大作用,细胞浸润于肌束膜、肌外膜和血管周围。

3. DM 典型皮肤表现

(1)以上眼睑为中心的眼眶周围水肿性紫红色斑。

(2)Gottron 征(四肢肘、膝、掌指、指间关节伸侧面紫红色丘疹,逐渐融合成斑片,有毛细血管扩张、色素减退,上覆鳞屑)。

(3)颈前及上胸部"V"字形红色皮疹。

(4)披肩征(肩颈后皮疹)等。

4. PM 与 DM 可出现肺脏受累,如间质性肺炎、肺纤维化等;PM 与 DM 可与系统性红斑狼疮、系统性硬化病或类风湿关节炎同时存在;可伴发恶性肿瘤,且以 DM 时更易发生。

【诊断与治疗】

1. 诊断　目前诊断 PM/DM 多采用 Bohan/Peter 的诊断标准

(1)对称性四肢近端肌无力。

(2)肌酶谱升高。

(3)肌电图示肌源性改变。

(4)肌活检异常。

(5)皮肤特征性表现。

(6)前 4 条具备 3 条加第 5 条为确诊皮肌炎;仅具备前 4 条为确诊多发性肌炎。在诊断前应排除感染、肉芽肿性肌炎、肌营养不良、横纹肌溶解、代谢性疾病、内分泌疾病、重症肌无力、药物和毒物诱导的肌病等。

2. 治疗　首选糖皮质激素。一般可予泼尼松每日 1~

2mg/kg口服,或甲泼尼龙静脉滴注,1~4周后病情缓解时可缓慢减量,常需1年以上,且容易复发;可加用甲氨蝶呤或硫唑嘌呤,环磷酰胺亦有一定疗效;危重症可用大剂量免疫球蛋白静脉冲击治疗。

第九章

系统性硬化病

【基本概念】

系统性硬化病(systemic sclerosis,SS):曾称为硬皮病,是一种原因不明的,以局限性或弥漫性皮肤增厚和纤维化为特征的全身性疾病。

【基础与背景知识】

1. 约80%患者首发症状为雷诺现象。

2. 对称性皮肤表现为本病的特点。一般从手指和面部开始,向躯干蔓延,典型皮肤病变经过三个时期:

(1)肿胀期:手指、手背肿胀,可波及前臂。

(2)硬化期:皮肤逐渐变厚、发硬,不易被提起。面部形成特征性的"面具脸"(面纹消失,面容刻板、鼻尖变小、鼻翼萎缩、嘴唇变薄、内收,口周有皱纹,张口变小)。

(3)萎缩期:5~10年后皮肤萎缩,紧贴骨面,关节不能伸直,皮肤溃疡不易愈合。指端由于缺血导致指垫组织丧失,指骨溶解、吸收。皮肤受累情况分为四种亚型:①弥漫皮肤型 SS;②局限皮肤型 SS;③无硬化病的 SS;④硬皮病重叠综合征。

3. 消化系统中食管受累最常见,表现为食管下段功能失调、括约肌受损导致的吞咽困难等。

4. 2/3 以上患者有肺部受累,表现为肺间质纤维化、肺动脉高压等,最终为右侧心力衰竭。

5. 心肌纤维化导致心包、心肌、心脏传导系统病变,最常见的是缓慢发展的无症状的心包积液。

6. 肾脏损害提示预后不佳:蛋白尿、血尿、高血压等,有时可突然出现急进型恶性高血压和/或急性肾衰竭。上述两种情况均称为硬皮病肾危象。

7. 90%以上抗核抗体阳性;抗 Scl-70 阳性者肺间质纤维化更为多见。

【诊断与治疗】

1. 诊断　1980 年美国风湿病学会制定的分类诊断标准:具备下述主要指标或≥2 个次要标准者,可诊断为 SS。

(1)主要指标:近端皮肤硬化:对称性手指及掌指(或跖趾)关节近端皮肤增厚、紧硬,不易提起。类似皮肤改变可同时累及肢体的全部、颜面、颈部和躯干。

(2)次要指标:①指端硬化:硬皮改变仅限于手指;②指端凹陷性疤痕或指垫变薄:由于缺血导致指尖有下陷区,或指垫消失;③双肺底纤维化:标准立位胸片双下肺出现网状条索、结节、密度增加,亦可呈弥漫斑点状或蜂窝状,并已确定不是由原发于肺部的疾病所致。

2. 治疗

(1)糖皮质激素。

(2)免疫抑制剂:用于合并脏器受累时。

(3)传统的抗纤维化治疗:青霉胺、秋水仙碱等。

(4)肺间质纤维化:早期可用糖皮质激素加环磷酰胺。

(5)合并肺动脉高压的治疗:氧疗、强心、利尿及抗凝;血管扩张剂有钙通道阻滞剂、前列环素及其类似物、内皮素-1受体拮抗剂及 5 型磷酸二酯酶抑制剂等。

　　（6）肾危象用血管紧张素转换酶抑制剂 ACEI 可能有效。

　　（7）抗酸药保护胃黏膜。

　　（8）非甾体抗炎药治疗肌肉、关节疼痛等。

第十章

雷诺现象和雷诺病

【基本概念】

雷诺现象:是指在受到寒冷或紧张刺激后,肢端小动脉痉挛,使得手指(或足趾)皮肤突然出现发白、继而发紫、发红,局部发冷、感觉异常和疼痛等短暂的临床现象。原发的病因不明,称为雷诺病;继发的伴有其他已明确诊断的疾病,称为雷诺现象。

【基础与背景知识】

1. 寒冷或情绪因素等诱发雷诺现象典型发作可分 3 期

(1)缺血期:手指、足趾远端皮肤对称性苍白,向掌部发展,但很少超过手腕。

(2)缺氧期:受累部位毛细血管扩张淤血,皮肤发绀、皮温降低,伴有疼痛。

(3)充血期:保暖后出现皮肤发红。

2. 雷诺现象严重者指端可出现溃疡、坏疽或手指变短。

3. 常见出现雷诺现象的疾病

(1)结缔组织病:系统性硬化病、类风湿关节炎、系统性红斑狼疮、皮肌炎/多肌炎等。

(2)阻塞性动脉疾病:四肢动脉粥样硬化、血栓性脉管炎、急性动脉阻塞等。

(3)原发性肺动脉高压。

(4)神经系统疾病:脊髓空洞症、椎间盘疾病等。

(5)血液异常:血中冷凝素增加、冷球蛋白血症、骨髓增生性疾病等。

(6)职业性损伤:反复的振动性损害、冻伤等。

(7)吸烟和药物:麦角衍生物、β 受体拮抗剂,铅、铊、砷中毒等。

【诊断与治疗】

1. 诊断　激发试验:

(1)冷水试验:指(趾)浸于 4 摄氏度冷水中 1 分钟,可诱发雷诺现象典型发作。

(2)握拳试验:两手握拳,1.5 分钟后松开手指,也可诱发。激发试验阴性不能排除雷诺现象。

2. 治疗

(1)保暖、戒烟。

(2)钙通道阻滞剂。

(3)交感神经活性药物。

(4)严重者可静脉滴注血管扩张药前列腺素。

(5)无论雷诺现象还是雷诺病,麦角衍生物、β 受体拮抗剂及可乐定均为禁用药物。

第十一章

骨 关 节 炎

【基本概念】

骨关节炎（osteoarthritis，OA）：是一种以关节软骨退化损伤、纤维化、断裂，致关节症状和体征的一组异质性疾病。

【基础与背景知识】

1. 病理特点是以关节软骨损害为主，还累及整个关节，包括软骨下骨、滑膜、韧带、关节周围肌肉等。软骨变性是 OA 最基本的病理改变。

2. 主要症状是疼痛（活动后发生、负重时加重、休息可缓解）、晨僵（一般不超过 30 分钟）及活动受限等；主要体征是关节肿胀及畸形、压痛及被动活动疼痛、关节摩擦感等；好发部位为手（远端指间关节最常累及）、膝（多发生于上下楼时）、髋（老年男性发病率高）、足（以第一跖趾关节最常见）、脊柱（颈椎、腰椎段多见）以及肩锁关节、肘关节等。手 OA 多见于中老年女性，特征性表现为 Heberden 结节（远端指间关节伸侧）及 Bouchard 结节（近端指间关节伸侧）。

【诊断与治疗】

1. 美国风湿病学会提出了关于手、膝和髋 OA 的分类标准。

2. 手 OA 的分类标准(1990 年) 临床标准:具有手疼痛、酸痛和晨僵,并具备以下 4 项中至少 3 项,可诊断手 OA:

(1)10 个指定关节中,骨性膨大关节≥2 个。

(2)远端指间关节骨性膨大≥2 个。

(3)10 个指定关节中,畸形关节≥1 个。

(4)掌指关节肿胀≤2 个。

(5)10 个指定关节为双侧第 2、3 远端及近端指间关节,双侧第一腕掌关节。

3. 膝 OA 的分类标准(1986 年)

(1)临床标准:有膝痛并具备以下 6 项中至少 3 项可诊断膝 OA:①年龄≥50 岁;②晨僵≤30 分钟;③骨摩擦感;④骨压痛;⑤骨性肥大;⑥膝触之不热。

(2)临床及放射学标准:有膝痛及骨赘并具备以下 3 项中至少 1 项可诊断膝 OA:①年龄≥40 岁;②晨僵≤30 分钟;③骨摩擦感。

4. 髋 OA 的分类标准(1991 年) 临床及放射学标准:有髋痛并具备以下 3 项中至少 2 项可诊断膝 OA:①血沉≤20mm/h;②X 线示股骨头和/或髋臼骨赘;③X 线片示髋关节间隙狭窄。

5. 治疗

(1)均衡饮食、适当锻炼,控制体重。

(2)手术治疗用于关节功能严重障碍者。

(3)药物治疗:①控制症状的药物:首选一般镇痛剂,如对乙酰氨基酚;NSAID 既能止痛,又能抗炎,故最常用;避免全身使用糖皮质激素;②改善病情药物及软骨保护剂:氨基葡萄糖、双醋瑞因、透明质酸等可能有一定作用;③其他:双磷酸盐、降钙素及维生素等需进一步临床证实。

第十二章

纤维肌痛综合征

【基本概念】

纤维肌痛综合征(fibromyalgia syndrome, FMS):是一种以全身弥漫性疼痛及发僵为主要临床特征,并常伴有疲乏无力、睡眠障碍、情感异常和认知功能障碍等多种其他症状的慢性疼痛性风湿病。

【基础与背景知识】

1. 病因不清,目前认为与睡眠障碍、神经内分泌变化、免疫紊乱、心理因素等有关。

2. 发病机制不清,有研究证明 FMS 患者肌肉的疼痛来源于神经末梢,即疼痛感受器。

3. FMS 的核心症状是慢性广泛性肌肉疼痛,大多数患者伴有皮肤触痛;约 90% 的患者伴有睡眠障碍,表现为失眠、易醒、多梦及精神不振。另外可出现头痛、胸痛、腹痛、感觉异常,甚至焦虑、抑郁等。

【诊断与治疗】

1. 诊断 可参考 1990 年美国风湿病学会的诊断标准:同时满足下述 2 个条件者可诊断为 FMS。

(1)持续 3 个月以上的全身性疼痛,包括身体的左、右侧,腰的上、下部及中轴(颈椎或前胸或胸椎或下背部)同时疼痛。

(2)压痛点:以拇指按压前胸、背部、臀部、肘部、膝部等18个(9对)相应的压痛点中,至少有11个有压痛。

2. 治疗　无特异治疗方法,综合治疗包括运动及减轻精神压力和对症止痛。

(1)抗抑郁药为治疗FMS的首选药物,其中,三环类抗抑郁药阿米替林应用最为广泛。

(2)第二代抗惊厥药普瑞巴林是首个被美国食药监局批准用于FMS治疗的药物。

(3)镇痛药曲马多有一定疗效。

第八篇　理化因素所致疾病

第一章

中　毒

第一节　概　述

【基本概念】

1. 中毒(poisoning)　是指进入体内的化学物质产生组织和器官损害的病理生理状态。

2. 急性中毒　是指机体一次大剂量暴露或 24 小时内多次暴露于某种或某些有毒物质,引起急性病理生理变化,出现相关的临床表现,发病急,变化快,常危及生命。

3. 慢性中毒　是指长时间暴露,毒物在体内蓄积逐渐出现临床表现,其发病慢,病程长,常缺乏特异性中毒指标。

【基础与背景知识】

进入体内毒物的排泄速度与其组织溶解度、挥发度、排泄器官和循环器官的功能状态有关。肾脏排泄水溶性毒物,利尿剂可加速肾脏排泄;重金属及生物碱主要由消化道排泄;挥发性毒物可以原形经呼吸道排出,潮气量越大,排泄毒物的作用越强;脂溶性毒物可由皮肤皮脂腺及乳腺排出。

【诊断与治疗】

1. 中毒的急救原则

（1）立即脱离中毒现场。

（2）生命支持。

（3）清除进入人体内已被吸收或尚未被吸收的毒物。

（4）如有可能,选用特效解毒药。

（5）对症治疗。

2. 急性中毒催吐的注意事项

（1）患者神志清楚且能合作时,让患者饮温水 300 ~ 500ml,然后自己用手指、压舌板、筷子刺激咽后壁或舌根诱发呕吐,直至胃内容物完全呕出为止。

（2）患者处于昏迷、惊厥,吞服石油蒸馏物、腐蚀剂者不应催吐;否则可致窒息、出血或穿孔。

（3）空腹服毒者要先饮水 500ml,再施行催吐。

（4）催吐过程中应尽量使胃内容物排空,使患者头侧位。

3. 急性中毒洗胃的注意事项

（1）洗胃应尽早进行,患者取头稍低左侧卧位。

（2）吞服强腐蚀剂者,插胃管有可能导致穿孔,一般不宜洗胃;惊厥者插胃管有诱发惊厥发作;食管静脉曲张者不宜洗胃。

（3）选择粗大胃管,头部涂以石蜡油润滑;由口腔向下插入 50cm 左右,先吸出胃内容物 100~200ml 以确定置入胃内;留取标本送毒物分析;不能肯定已经插入胃内者,可向胃管注入适量空气,如在胃区听到"咕噜"声则可确定已经置入胃内。

（4）一般使用温开水洗胃,如已知毒物种类,可选择适当洗胃液。

（5）每次注入 200~250ml,过多注入可促使毒物进入肠腔;每次注入后应尽量吸出等量或更多液体。

（6）要反复灌洗,直至洗出液澄清,总洗胃液量至少2~5L。

(7)拔管时要夹住胃管尾部,以免管内液体反流入气管,导致吸入性肺炎或窒息。

4. 洗胃液体的选择原则

(1)保护剂:吞服腐蚀性毒物后,可用牛奶、蛋清、米汤、植物油等。

(2)溶剂:饮入脂溶性毒物如汽油、煤油等有机物时,可选用液体石蜡150~200ml,使其溶解而不被吸收,然后进行洗胃。

(3)吸附剂:活性炭可吸附多种毒物;一般用1~2g/kg加水200ml,由胃管注入;2~4小时重复应用上述剂量的一半,直到症状改善。

(4)解毒药:与毒物起中和、氧化、沉淀等化学作用,使其失去毒性;1∶5 000高锰酸钾可使生物碱、蕈类氧化解毒。

(5)中和剂:吞服强酸时可用弱碱如镁乳、氢氧化铝凝胶等中和;碳酸氢钠遇酸后生成二氧化碳,使胃充气膨胀,有造成穿孔的危险;强碱可用弱酸中和,如食醋、果汁等。

(6)沉淀剂:如乳酸钙或葡萄糖钙与氟化物或草酸盐作用,生成氟化钙或草酸钙沉淀。

(7)解毒药。

5. 中毒急救导泻注意事项

(1)在洗胃后导泻,以清除进入肠道内的毒物。

(2)一般不用油类泻药,以免促进脂溶性毒物吸收。常用盐类泻药,如硫酸钠或硫酸镁15g溶于水,口服或经胃管注入。

(3)镁离子吸收过多对中枢神经系统有抑制作用,所以肾功能不全、呼吸抑制、昏迷患者,磷化锌和有机磷中毒晚期者都不宜使用。

6. 中毒急救灌肠注意事项

（1）除腐蚀性毒物中毒外，适用于口服中毒超过 6 小时以上，导泻无效者，以及抑制肠蠕动的毒物（巴比妥类、颠茄类、阿片类）中毒。

（2）1% 温肥皂水 5 000ml，连续多次灌肠。

7. 血液净化疗法抢救急性中毒的应用原则

（1）血液透析：用于清除血液中分子量较小的非脂溶性物，如苯巴比妥、水杨酸类、甲醛、茶碱、乙二醇、锂等。

（2）血液灌流：应用装有活性炭或树脂的灌流柱，吸附血液中脂溶性或与蛋白质结合的化学物质。

（3）血浆置换：可有效清除游离或与蛋白结合的毒物，特别是生物毒素如蛇毒、蕈中毒、河鲀毒素等。

第二节　急性有机磷农药中毒

【基本概念】

急性有机磷农药中毒（acute organophosphorus pesticide poisoning）：是指有机磷农药短时大量进入人体后，产生以严重神经功能紊乱为特征的急性危重临床综合征。

【基础与背景知识】

1. 有机磷农药进入人体的主要途径

（1）经口进入：误服或主动口服（见于轻生者），多在 10 分钟至 2 小时内发病。

（2）经皮肤及黏膜进入：多见于热天喷洒农药时有机磷落到皮肤上，由于皮肤出汗及毛孔扩张，加之有机磷农药多为脂溶性，故容易通过皮肤及黏膜吸收进入体内；一般在接触有机磷农药后数小时至 6 天内发病。

（3）经呼吸道进入：空气中的有机磷随呼吸进入体内，一般也在数小时内发病。

2. 胆碱能神经是末梢释放乙酰胆碱作为化学传递物质的神经纤维，包括全部交感神经和副交感神经的节前纤维、全部副交感神经的节后纤维、极少数交感神经的节后纤维、运动神经、躯体运动神经神经。支配汗腺分泌的神经属于胆碱能神经。

3. 副交感神经末梢兴奋毒蕈碱样症状又叫 M 样症状，表现为平滑肌痉挛和腺体分泌增加。临床表现为先有恶心、呕吐、腹痛、多汗，尚有流泪、流汗、流涕、腹泻、尿频、大小便失禁、心率减慢和瞳孔缩小。可有支气管痉挛和分泌物增加、咳嗽、气促，严重病人出现肺水肿。

4. 烟碱样中毒症状　支配横纹肌的运动神经末梢和交感神经节前纤维（包括支配肾上腺髓质的交感神经）等胆碱能神经发生兴奋，表现为肌纤维性震颤、血压上升，肌紧张度减退（特别是呼吸肌）、脉搏频数等。但乙酰胆碱蓄积过多时，则将转为麻痹。

5. 有机磷农药中毒发病机制　有机磷毒物迅速与胆碱酯酶结合，生成磷酰化胆碱酯酶，使胆碱酯酶丧失了水解乙酰胆碱的功能，导致胆碱能神经递质大量积聚，作用于胆碱受体，引起胆碱能神经先兴奋后抑制的一系列毒蕈碱样、烟碱样和中枢神经系统症状，严重者可昏迷、呼吸衰竭直到死亡。另外，有机磷农药可能对心脏还有直接损害作用，引起中毒性心肌炎，加之缺氧、电解质紊乱、酸中毒等可以间接加重心脏损害，引起心律失常、心力衰竭乃至发生猝死。

6. 迟发性多发性神经病　急性中毒患者在重度中毒症状消失后 2~3 周，出现感觉、运动型多发性神经病变表现，主要累及肢体末端，且可发生下肢瘫痪、四肢肌肉萎缩等。

7. 中间综合征 在急性中毒后第 2~4 天(24~96 小时)突然死亡,其机制可能与胆碱酯酶长期受抑制,神经-肌肉接头处突触后的功能障碍有关。患者死亡前可先有颈、上肢和呼吸肌麻痹。累及脑神经者,出现睑下垂、眼外展障碍和面瘫。

【诊断与治疗】

1. 有机磷农药中毒的诊断

(1)有机磷农药接触史。

(2)重要临床表现:呼出气体有大蒜样臭味、瞳孔针尖样缩小、大汗淋漓、腺体分泌增多、肌纤维颤动和意识障碍等。

(3)全血胆碱酯酶活性降低。

(4)排除其他疾病。

2. 有机磷农药中毒的治疗原则

(1)迅速清除毒物:立即脱离现场,脱去衣物,清洗污染的皮肤、毛发及指甲等。彻底洗胃、硫酸钠导泻。

(2)早期、足量、联合、重复使用特效解毒药:①胆碱酯酶复活剂;②阿托品:可有效地缓解毒蕈碱样症状和对抗呼吸中枢抑制症状;迅速、重复用药至阿托品化(瞳孔较前扩大、口干、皮肤干燥、颜面潮红、肺部啰音消失以及心率加快),然后小剂量维持治疗。发生阿托品中毒(瞳孔扩大、神志模糊、烦躁不安、抽搐、昏迷和尿潴留)后应该立即停止使用阿托品。

(3)对症治疗:维持正常心肺功能,保持呼吸道通畅。肺水肿用阿托品。危重患者可输血治疗。

第三节 急性乙醇中毒

【基本概念】

急性乙醇中毒(acute alcoholic intoxication):俗称醉酒,是

因一次大量饮酒或乙醇饮料而引起的中枢神经系统兴奋或抑制状态。

【基础与背景知识】

1. 饮酒后乙醇的吸收与分布 乙醇(特别是烈性酒)一般通过口腔、食管、胃、肠黏膜等吸收于 5 分钟即可出现于血液中,待到 20~60 分钟血液乙醇浓度就可达高峰。其中胃可吸收 10%~20% 的酒,小肠吸收 75%~80%。一次饮用的酒 60% 于 1 小时内吸收,两小时可全部吸收。乙醇在人体内氧化和排泄速度缓慢,所以被吸收后可较长时间积聚在血液和组织中,脑组织乙醇浓度是血液乙醇浓度的 10 倍左右。绝大多数(90%)乙醇主要在肝脏中代谢,只有少量乙醇直接经肾脏(5%)从尿中排出,或经肺(5%)从呼吸道呼出。

2. 乙醇的代谢过程 乙醇先在肝脏由醇脱氢酶氧化为乙醛,而后再经醛脱氢酶氧化为乙酸,乙酸转化为乙酰辅酶 A 进入三羧酸循环,最后代谢为二氧化碳与水。乙醇代谢是一种限速反应,成人每小时可清除纯乙醇 9ml(7g)左右,大多数成人致死剂量为一次饮酒相当于纯酒精 250~500ml。

3. 饮酒后易发生低血糖症

(1)辅酶Ⅰ(NAD)是多种前体物质糖异生的关键辅助因子,乙醇在肝内氧化成乙醛和乙酸过程中,大量 NAD 氧化还原成还原型辅酶Ⅰ(NADH)(可升高 2~3 倍),导致血液中乳酸、甘油和氨基酸不能经过糖异生过程变成葡萄糖,血糖生成减少伴肝糖原储备耗竭后,不及时摄入碳水化合物即可发生低血糖。

(2)饮酒后机体肾上腺素能神经兴奋和皮质醇功能增强,消耗过多的能量,葡萄糖分解代谢增快,血浆中血糖水平下降。

(3)乙醇可抑制小肠对糖和氨基酸的吸收。

4. 急性乙醇中毒表现

（1）兴奋期有不同程度的兴奋和激动。

（2）共济失调期出现运动和步态失调、吐词不清。

（3）昏迷期出现木僵昏迷、瞳孔散大，甚至呼吸循环麻痹。

【诊断与治疗】

1. 诊断　根据饮酒史、急性酒精中毒的中枢神经系统表现、呼气酒味即可作出诊断。必要时可测定血清或呼出气中乙醇浓度以确定诊断。

2. 治疗

（1）轻症患者无需治疗，兴奋过度者加以约束。

（2）共济失调者做好安全防护。

（3）昏迷者首先要排除同时服用其他药物的可能，重点做好生命支持、维持体温、防止低血糖、防治代谢性酸中毒、低钾低镁血症及脱水。

（4）符合以下标准时可透析治疗：①乙醇含量>108mmol/L（500mg/dl）；②伴代谢性酸中毒；③同时服用其他药物。

（5）急性意识障碍者静脉给予50%葡萄糖、肌注维生素B_1和维生素B_6，有助于加速乙醇在体内氧化。

（6）伴有慢性乙醇中毒者，可给予肌内注射维生素B_1，以治疗 Wernicke 脑病。

第四节　急性一氧化碳中毒

【基本概念】

急性一氧化碳中毒（acute carbon monoxide poisoning）：是吸入较高浓度一氧化碳后引起的急性脑缺氧性疾病。

【基础与背景知识】

1. 一氧化碳(CO)中毒引起组织缺氧的主要机制

(1)CO 吸入体内后 85% 与红细胞血红蛋白(Hb)结合,形成稳定的 COHb。

(2)CO 与 Hb 的亲和力比氧与 Hb 的亲和力大 240 倍,所以吸入低浓度的 CO 可产生大量 COHb。

(3)COHb 不能携带氧,且不易解离,其解离能力是 O_2Hb 的 1/3600。

(4)COHb 使血红蛋白氧离曲线严重左移,使血氧不易释放给组织而造成细胞缺氧。

2. CO 中毒的主要临床表现 体内血管吻合支少且代谢旺盛的器官,如大脑和心脏最易受损害,所以其主要临床表现是大脑功能障碍的表现。

【诊断与治疗】

1. 诊断 ①CO 接触史;②急性发生的中枢神经系统损害的症状与体征;③血液 COHb 显著升高。

2. CO 中毒的治疗

(1)迅速脱离中毒环境。

(2)纠正缺氧:吸入含 5%CO_2 的氧气(增加 CO 排出)或纯氧,高压氧治疗是最有效纠正缺氧治疗方法。

(3)防治脑水肿。

(4)促进脑细胞代谢。

(5)防治并发症与后遗症。

第二章

中　暑

【基本概念】

中暑:是指长时间暴露在高温炎热环境中引起的体温调节功能紊乱和水电解质失衡临床综合征。

【基础与背景知识】

1. 中暑的发生机制　正常人的体温由体温调节中枢管理,维持产热与散热平衡将体温恒定于37℃。人体散热的途径有传导、辐射、对流和蒸发四个方面,当外界环境同时发生温度过高、湿度过大和空气不流通时,传导、辐射、对流三个散热途径的高温环境等阻碍了散热时,机体通过大量出汗代偿性散热,代偿失调在发生水电解质紊乱的同时,机体核心温度显著升高和/或中枢神经系统功能障碍。以高热、皮肤干燥以及中枢神经系统症状为特征。核心体温达41℃是预后严重不良的指征,体温超过40℃的严重中暑病死率为41.7%,若超过42℃,病死率为81.3%。

2. 重症中暑的临床表现

(1)热痉挛:大量出汗后补充低张水,突然发生痛性肌肉痉挛;过度通气者更易发生。热痉挛也可为热射病的早期表现。

（2）热衰竭:是由于大量非显性水分蒸发及大量出汗导致体液和体盐过多丢失,又没有补充足够水分,产生高渗性脱水;其征象为大汗、极度口渴、乏力、头痛、恶心呕吐,体温高、心动过速、直立性低血压或晕厥;如中心体温不超过40℃患者可无明显神志的改变。

（3）热射病:是一种致命性急症,临床上分为两种类型:

1）劳力性:主要是在高温环境下内源性产热过多(如炎热天气中长距离的跑步者),它可以迅速发生;劳力性者更易发生横纹肌溶解、急性肾衰竭、肝衰竭、DIC或多器官功能衰竭,病死率较高。

2）非劳力性:主要是在高温环境下体温调节功能障碍引起散热减少(如在热浪袭击期间生活环境中没有空调的老年人),它可以在数天之内发生;其征象为高热(直肠温度≥41℃)、皮肤干燥(早期可以湿润),意识模糊、惊厥、甚至无反应,周围循环衰竭或休克。常在24小时内死亡。

【诊断与治疗】

1. 诊断　根据有高温环境暴露史、过多出汗而缺乏液体的补充,临床症状和实验室检查可以作出诊断,也应注意除外其他器质性疾病。

2. 治疗

（1）体外降温:停止活动并在凉爽、通风(电风扇)的环境中休息。脱去多余的或者紧身的衣服。凉水或冰水浸浴;或用湿的凉毛巾放置于患者的头部和躯干部以降温,或将冰袋置于患者的腋下、颈侧和腹股沟处。尽量在20分钟以内将体温降至39℃以下。

（2）体内降温:如果体外降温无效,可用冰盐水进行胃及直肠灌洗,也可用无菌生理盐水进行腹膜腔灌洗或血液透析,或将自体血液体外冷却后回输体内降温。

（3）药物降温:生理盐水 500ml 加氯丙嗪 25～50mg 静脉输注。

（4）体液复苏。

（5）生命支持。

（6）加强监测和对症治疗。

第九篇　儿　内　科

第一章

儿科基础医学

第一节　小儿年龄分期

【基本概念】

1. 胎儿期　从受精卵形成到胎儿出生为止,共 40 周。

2. 新生儿期　自胎儿娩出脐带结扎至 28 天之前。此期实际包含在婴儿期内,由于此期的特殊性故单独列为一期。

3. 婴儿期　自出生到 1 周岁之前。

4. 幼儿期　自 1 岁至满 3 周岁之前。

5. 学龄前期　自 3 周岁至 6~7 岁入小学前。

6. 学龄期　自入小学始(6~7 岁)至青春期前。

7. 青春期　年龄范围一般从 10~20 岁,女孩的青春期开始年龄和结束年龄都比男孩早 2 年左右。

第二节　生长发育

【基本概念】

1. 生长　是指各器官、系统的长大,可有相应的测量值来表示其量的变化。

2. 发育　是指细胞、组织、器官的分化与功能成熟。

【基础与背景知识】

1. 生长发育的规律

(1)生长发育是连续的、有阶段性的过程:生长发育的 2 个高峰期为婴儿期及青春期。

(2)各系统器官生长发育不平衡:如神经系统发育较早,脑在出生后 2 年发育较快;淋巴系统在儿童期迅速生长,于青春期前达高峰,以后逐渐下降;生殖系统发育较晚。其他系统如心、肝、肾、肌肉的发育基本与体格生长相平行。

(3)生长发育的个体差异:儿童生长发育受遗传、环境的影响,存在着相当大的个体差异,评价时必须考虑个体的不同的影响因素,才能作出正确的判断。

(4)生长发育的一般规律:由上到下、由近到远、由粗到细、由低级到高级、由简单到复杂。

2. 体格生长常用指标有体重、身高(长)、坐高(顶臀长)、头围、胸围等。

3. 体重的增长　正常足月婴儿生后 3~4 个月体重约等于出生时的体重的 2 倍;12 月龄时婴儿体重约为出生时的 3 倍(10kg),前 3 个月约等于后 9 个月的增长值。1~12 岁正常小儿体重(kg)的估计公式为:年龄(岁)×2+8。

4. 身材的增长

(1)身高(长):身高指头部、脊柱与下肢长度的总和。3 岁以下儿童应仰卧位测量,称为身长。立位时测量称为身高。立位的测量值比仰卧位少 1~2cm。出生时身长平均为 50cm,1 岁时约 75cm(前 3 个月约等于后 9 个月的增长值),2 岁时约 87cm;2 岁以后身高每年增长 6~7cm。2 岁以后每年身高增长低于 5cm,为生长速度下降。2~12 岁正常小儿身高(长)(cm)的估计公式为:身高(长)(cm)= 年龄(岁)×7+75。

(2)坐高(顶臀长):是头顶到坐骨结节的长度。3 岁以下儿童仰卧位测量为顶臀长。坐高增长代表头颅与脊柱的生长。

(3)指距:是两上肢水平伸展时两中指尖距离,代表上肢长骨生长。

5. 头围的增长　出生时平均 32~34cm;1 岁时约 46cm(前 3 个月约等于后 9 个月的增长值);2 岁时约 48cm;2~15 岁头围仅增加 6~7cm。头围大小与双亲的头围有关;头围 <X-2SD 常提示有脑发育不良的可能;头围增长过速往往提示脑积水。

6. 胸围的增长　出生时胸围 32cm,略小于头围 1~2cm。1 岁左右胸围约等于头围。1 岁至青春前期胸围应大于头围[约为头围+年龄(岁)-1,单位 cm]。

7. 骨骼发育

(1)头颅骨:出生时后囟很小或已闭合,最迟约 6~8 周龄闭合。前囟出生时约 1~2cm,6 月龄左右逐渐骨化而变小,最迟于 2 岁闭合。前囟大小以两个对边中点连线的长短表示。前囟检查在儿科临床很重要,如脑发育不良时头围小、前囟小或关闭早;甲状腺功能低下时前囟闭合延迟;颅内压增高时前囟饱满;脱水时前囟凹陷。

(2)脊柱:脊柱的增长反映脊椎骨的生长。生后第一年脊柱生长快于四肢,以后四肢生长快于脊柱。出生时脊柱无弯曲,仅呈轻微后凸。3 个月左右抬头动作的出现使颈椎前凸;6 个月后能坐,出现胸椎后凸;1 岁左右开始行走,出现腰椎前凸。

（3）长骨：用X线检查测定不同年龄儿童长骨干骺端骨化中心出现的时间、数目、形态的变化，并将其标准化，即为骨龄（bone age），骨化中心出现可反映长骨的生长成熟程度。出生时腕部尚无骨化中心，股骨远端及胫骨近端已出现骨化中心。因此判断长骨的生长，婴儿早期应摄膝部X线骨片，年长儿摄左手腕部X线骨片。腕部于出生时无骨化中心，10岁时出全，共10个，故1~9岁腕部骨化中心的数目大约为其岁数加1。骨生长与生长激素、甲状腺素、性激素有关。骨龄在临床上有重要诊断价值，如甲状腺功能低下症、生长激素缺乏症骨龄明显延后；真性性早熟、先天性肾上腺皮质增生症骨龄超前。但正常骨化中心出现的年龄差异较大，诊断骨龄延迟时一定要慎重。

8. 牙齿发育　人一生有乳牙（共20个）和恒牙（28~32个）两副牙齿。生后4~10个月乳牙开始萌出，12个月后未萌出者为乳牙萌出延迟，约于2.5岁时乳牙出齐。6岁左右萌出第一颗恒牙（第一恒磨牙，又称6龄齿）；6~12岁阶段乳牙逐个被同位恒牙替换，12岁萌出第二恒磨牙；约在18岁以后萌出第三恒磨牙（智齿），也有终生第三恒磨牙不萌出者。

9. 神经系统的发育　脊髓随年龄而增长，在胎儿期，脊髓下端在第2腰椎下缘，4岁时上移至第1腰椎，在进行腰椎穿刺时应注意。婴儿肌腱反射较弱，腹壁反射和提睾反射也不易引出，到1岁时才稳定。3~4个月前的婴儿肌张力较高，凯尔尼格征可为阳性，2岁以下儿童巴宾斯基征阳性亦可为生理现象。

10. 感知的发育

（1）视感知发育：新生儿瞳孔有对光反应，在安静清醒状态下可短暂注视物体，但只能看清15~20cm内的事物。第2

个月起开始有头眼协调;3~4个月时喜看自己的手,头眼协调较好;6~7个月时目光可随上下移动的物体垂直方向转动;8~9个月时开始出现视深度感觉,能看到小物体;18个月时已能区别各种形状;2岁时可区别垂直线与横线;5岁时已可区别各种颜色;6岁时视深度已充分发育。

(2)听感知发育:出生时鼓室无空气,听力差;生后3~7日听觉已相当良好;3~4个月时头可转向声源;7~9个月时能确定声源,区别语言的意义;13~16个月时可寻找不同响度的声源,听懂自己的名字;4岁时听觉发育已经完善。听感知发育和儿童的语言发育直接相关,听力障碍如果不能在语言发育的关键期内(6个月内)或之前得到确诊和干预,则可因聋致哑。

(3)味觉和嗅觉发育:出生时味觉发育已很完善,4~5月为味觉发育关键期,此期应适时添加各类转乳期食物;出生时嗅觉中枢与神经末梢已发育成熟,3~4个月时能区别愉快与不愉快的气味,7~8月开始对芳香气味有反应。

(4)皮肤感觉的发育:新生儿眼、口周、手掌、足底等部位的触觉已很灵敏,而前臂、大腿、躯干的触觉则较迟钝。新生儿已有痛觉,但较迟钝;第2个月起才逐渐改善。出生时温度觉就很灵敏。

11. 运动的发育

(1)平衡与大运动:3个月时抬头较稳、4个月时抬头很稳;6个月时能双手向前撑住独坐、8个月时能坐稳;7个月能180°翻身;8~9月可用双上肢向前爬;11个月时可独站片刻;15个月可独自走稳;24个月时可双足并跳;30个月时会独足跳。

(2)细运动:3~4个月握持反射消失之后手指可以活动;

6~7个月时出现换手与捏、敲等探索性动作;9~10个月时可用拇、示指拾物,喜撕纸;12~15个月时学会用匙,乱涂画;18个月时能叠2~3块方积木;2岁时可叠6~7块方积木,会翻书。

12. 语言的发育　语言的发育与大脑、咽喉部肌肉的正常发育及听觉的完善有关。要经过发音、理解和表达3个阶段。新生儿已会哭叫,3~4个月咿呀发音;6月龄时能听懂自己的名字;12月龄时能说简单的单词,如"再见"、"没了"。18月龄时能用15~20个字,指认并说出家庭主要成员的称谓;24月龄时能指出简单的人、物名和图片,而到3岁时几乎能指认许多物品名,并说有2~3个字组成的短句;4岁时能讲述简单的故事情节。

13. 儿童神经心理发育的评价　儿童神经心理发育的水平表现在儿童在感知、运动、语言和心理等过程中的各种能力,对这些能力的评价称为心理测试(表9-1-1)。心理测试仅能判断儿童神经心理发育的水平,没有诊断疾病的意义。心理测试需由经专门训练的专业人员根据实际需要选用,不可滥用。

表 9-1-1　能力测验

分类	筛查性	诊断性
测试量表	丹佛发育筛查法(DDST):<6岁 绘人测试:5~9.5岁 图片词汇测试(PPVT):4~9岁	Gesell 发育量表:4周~3岁 Bayley 婴儿发育量表:2~30个月 Standford-Binet 智能量表:2~18岁 Wechsler 学前及初小儿童智能量表(WPPSI):4~6.5岁 Wechsler 儿童智能量表修订版(WISC-R):6~16岁

智力低下的诊断与分级必须结合适应性行为的评定结果。国内现多采用日本 S-M 社会生活能力检查,即婴儿-初中学生社会生活能力量表。此量表适用于 6 个月~15 岁儿童社会生活能力的评定。

第三节 心理行为问题

【基本概念】

1. 屏气发作 多发于 6~18 个月婴幼儿,5 岁前会逐渐自然消失。呼吸暂停发作常在情绪急剧变化时,1 日可发作数次,有时需与癫痫鉴别。

2. 吮拇指癖、咬指甲癖 3~4 个月后的婴儿生理上有吮吸要求,常自吮手指尤其是拇指以安定自己。这种行为常发生在饥饿时和睡前,多随年龄增长而消失。咬指甲癖的形成过程与吮拇指癖相似,多见于学龄前期和学龄期儿童。

3. 遗尿症 在 5 岁后仍发生不随意排尿即为遗尿症,大多数发生在夜间熟睡时,称夜间遗尿症。遗尿症可分为原发性和继发性两类:原发性遗尿症较多见,多半有家族史,男多于女(2:1~3:1),无器质性病变,多因控制排尿的能力迟滞所致;继发性遗尿症大多由于全身性或泌尿系疾病如糖尿病、尿崩症等引起,在处理原发疾病后症状即可消失。

4. 儿童擦腿综合征 是儿童通过擦腿引起兴奋的一种运动行为障碍,女孩与幼儿更多见。发作时神志清醒,多在入睡前、醒后或玩耍时发作,可被分散注意力而终止。多随年龄增长而逐渐自行缓解。

5. 学习障碍 各种原因如智力低下、多动、情绪和行为问题、特殊发育障碍所引起的学业失败统称学习障碍。

第四节　儿童保健原则

【基本概念】

儿童保健:是研究儿童各年龄期生长发育的规律及其影响因素,以通过有效措施,保障儿童健康成长。

【基础与背景知识】

各年龄期儿童的保健重点各有侧重,具体措施包括合适护理、合理营养、计划免疫(见表9-1-2)、心理健康教育、定期健康检查、体格锻炼、意外伤害预防等。

表9-1-2　1岁以内儿童疫苗接种表

年龄	接种疫苗
出生	卡介苗 、乙肝疫苗
1个月	乙肝疫苗
2个月	脊髓灰质炎疫苗
3个月	脊髓灰质炎疫苗、百白破
4个月	脊髓灰质炎疫苗、百白破
5个月	百白破
6个月	乙肝疫苗
8个月	麻疹疫苗

第五节　儿科疾病诊治原则

【基础与背景知识】

1. 体格检查注意事项

(1)体温:腋下测温法最常用,也最安全、方便,5～10分钟,36~37℃为正常。

（2）各年龄组小儿呼吸脉搏正常值（表9-1-3）

表9-1-3　各年龄组小儿呼吸脉搏正常值

年龄	呼吸	脉搏	呼吸：脉搏
新生儿	40~45	120~140	1：3
<1 岁	30~40	110~130	1：3~1：4
1~3 岁	25~30	100~120	1：3~1：4
4~7 岁	20~25	80~100	1：4
8~14 岁	18~20	70~90	1：4

（3）血压:袖带的宽度通常应为上臂长度的 1/2~2/3。不同年龄小儿血压的正常值可用公式推算:收缩压(mmHg)= 80+(年龄×2);舒张压应该为收缩压的 2/3。mmHg 与 kPa 的换算为:mmHg 测定值÷7.5=kPa 值。

（4）各年龄组小儿心界（表9-1-4）

表9-1-4　各年龄组小儿心界

年龄	左界	右界
<1 岁	左乳线外 1~2cm	沿右胸骨旁线
1~4 岁	左乳线外 1cm	右胸骨旁线与右胸骨之间
5~12 岁	左乳线上或乳线内 0.5~1cm	接近右胸骨线
>12 岁	左乳线内 0.5~1cm	右胸骨线

（5）腹部:正常婴幼儿肝脏可在肋缘下 1~2cm 处扪及,柔软无压痛;6~7 岁后不应在肋下触及。小婴儿偶可触及脾脏边缘。

（6）神经系统:①神经反射:新生儿期特有的反射如吸

吮反射、拥抱反射、握持反射是否存在。有些神经反射有其年龄特点,如新生儿和小婴儿期提睾反射、腹壁反射较弱或不能引出,但跟腱反射亢进,并可出现踝阵挛;2岁以下的小儿 Babinski 征可呈阳性,但一侧阳性,另一侧阴性则有临床意义;②脑膜刺激征:正常小婴儿由于在胎内时屈肌占优势,故生后头几个月 Kernig 征和 Brudzinski 征也可阳性。

2. 药物治疗注意事项

(1)选择用药的主要依据是小儿年龄、病种和病情,同时要考虑小儿对药物的特殊反应和药物的远期影响。

(2)药物剂量计算方法:①按体重计算:是最常用、最基本的计算方法。病儿体重应以实际测得值为准,年长儿按体重计算如已超过成人量则以成人量为上限;②按体表面积计算:此法较按年龄、体重计算更为准确,小儿体表面积计算公式为:如体重 ≤30kg,小儿的体表面积(m^2) = 体重(kg)×0.035+0.1;如体重 ≥30kg,小儿的体表面积(m^2) = [体重(kg)-30]×0.02+1.05;③按年龄计算:剂量幅度大、不需十分精确的药物,如营养类药物等可按年龄计算,比较简单易行;④从成人剂量折算:小儿剂量 = 成人剂量×小儿体重(kg)/50(kg),此法仅用于未提供小儿剂量的药物,所得剂量一般都偏小,故不常用。

第六节 小儿液体平衡的特点和液体疗法

【基础与背景知识】

1. 小儿体液平衡的特点

(1)年龄越小,体液总量相对越多,间质液比例高。

（2）年龄越小，每日需水量越多；见表9-1-5。

（3）生后数日的新生儿血钾较高。

（4）小儿不显性失水量相对较大，体液调节功能不成熟，易脱水或水中毒。

表9-1-5　小儿每日水的需要量

年龄	需水量（ml/kg）
<1 岁	120～160
1～3 岁	100～140
4～9 岁	70～110
10～14 岁	50～90

2. 脱水

（1）脱水的程度：按精神、皮肤黏膜湿润度和弹性、眼窝和前囟凹陷、眼泪和尿量、血液循环分为轻度、中度、重度脱水。

（2）脱水的性质：低渗性（<130mmol/L）、等渗性（130～150mmol/L）、高渗性（>150mmol/L）。①临床等渗性脱水最常见，其次为低渗性，高渗性少见；②低渗性脱水细胞外液减少更为明显，临床表现多较严重，严重低钠（<110mmol/L）伴有中枢神经系统症状时，应给3%～5%高渗盐水，迅速缓解体内低渗状态；③高渗性脱水细胞内液减少明显，临床脱水体征不明显，对高钠血症的纠正速度宜慢，每日降低10mmol/L为宜，以避免脑细胞水肿。

3. 低钾血症　临床表现不仅取决于血钾浓度，更取决于缺钾的速度。补钾的处理遵循以下的原则：

（1）见尿补钾（治疗前6小时或输液后）。

（2）剂量：一般按0.2～0.3 g/（kg·d），有症状者可增加至 0.3~0.45g/(kg·d)。

（3）补钾途径:轻度口服,4~6 小时 1 次,中重度脱水可静脉或同时口服。

（4）浓度:一般为 0.2%,不宜超过 0.3%。

（5）速度:每日总量静滴时间不应短于 6~8 小时。

（6）疗程:一般 4~6 天,严重者可延长至 10 天。

4. 代谢性酸中毒 轻度酸中毒症状不明显,重度表现为呼吸深而有力、心率增快、口唇苍白或发绀、恶心呕吐、烦躁不安进而昏睡昏迷。根据 HCO_3^- 分为轻度（$18 > HCO_3^- \geq 13mmol/L$）、中度（$13 > HCO_3^- \geq 9mmol/L$）、重度（$HCO_3^- < 9mmol/L$）,血气分析有助于判断。

5. 口服补液盐（ORS 液） WHO 2002 年推荐的低渗透压口服补液盐配方 NaCl 2.6g,枸橼酸钠 2.9g,氯化钾 1.5g,葡萄糖 13.5g,加水到 1 000ml 配成。总渗透压为 245mOsm/L。ORS 液体一般用于轻度（50ml/kg）或中度脱水（100ml/kg）无严重呕吐者,在 4 小时内完成;继续补充量根据继续丢失情况而定,一般每次大便后给 10ml/kg,需适当稀释。

6. 补液方法

（1）定量:见表 9-1-6。

表 9-1-6 不同程度脱水的补液总量

	累积损失量（ml/kg）	继续损失量按禁食（ml/kg）	生理损失量（ml/kg）	合计（ml/kg）（3 岁以上减 1/3）
轻度	40~50	10~30	50~60	90~120
中度	50~100	10~30	50~60	120~150
重度	100~120	10~30	50~60	150~180

（2）定性：见表 9-1-7。

表 9-1-7　不同性质脱水的液体张力

液体张力	适应证
1/5～1/3	高渗性脱水,生理需要
1/2	等渗性脱水
2/3	低渗性脱水

（3）定速度：原则先快后慢,对伴有休克和循环不良的患儿,生理盐水扩容,按 20ml/kg 于 30 分钟至 1 小时输入,其余在 8～12 小时内完成。

（4）纠正酸中毒：根据血气分析,一般在 pH<7.30 时用碱性药物,所需 5%的碳酸氢钠量（ml）=（-BE）×0.5 体重（kg）将碳酸氢钠稀释成 1.4%,先给计算量的一半,复查血气后再调整剂量。纠正酸中毒后注意补充钙和钾,避免出现低钾和低钙惊厥。

第二章

新生儿与新生儿疾病

第一节 概 述

【基本概念】

围生期(perinatal period):从新生儿学的角度来讲,是指胎儿出生前、出生时和出生后的一个特定时期。国际上有多种定义,我国目前采用的定义是自妊娠 28 周(此时胎儿体重约 1 000 克)至生后 7 天。

【基础与背景知识】

1. 新生儿分类

(1)根据胎龄分类:胎龄(gestational age,GA)是从最后 1 次正常月经第 1 天起至分娩时为止,通常以周表示。①足月儿(full term infant):37 周≤GA<42 周(259~293 天)的新生儿;②早产儿(preterm infant):GA<37 周(<259 天)的新生儿;③过期产儿(post-term infant):GA≥42 周(≥294 天)的新生儿。

(2)根据出生体重分类:出生体重(birth weight,BW)指出生 1 小时内的体重。①低出生体重(low birth weight,LBW)儿:BW<2 500g 的新生儿,其中 BW<1 500g 称极低出生体重

(verylow birth weight，VLBW)儿，BW<1 000g 称超低出生体重（extremely low birth weight，ELBW）儿；②正常出生体重（normal birth weight，NBW）儿：BW≥2 500g 并≤4 000g 的新生儿；③巨大（macrosomia）儿：BW>4 000g 的新生儿。

（3）根据出生体重和胎龄的关系分类：①小于胎龄（small for gestational age，SGA）儿：婴儿的 BW 在同胎龄儿平均出生体重的第 10 百分位以下；②适于胎龄（appropriate for gestational age，AGA）儿：婴儿的 BW 在同胎龄儿平均出生体重的第 10 至 90 百分位之间；③大于胎龄（large for gestational age，LGA）儿：婴儿的 BW 在同胎龄儿平均出生体重的第 90百分位以上。

（4）根据出生后周龄分类：①早期新生儿（early newborn）：生后 1 周以内的新生儿；②晚期新生儿（late new-born）：出生后第 2 周至第 4 周末的新生儿。

（5）高危儿（high risk infant）：指已发生或可能发生危重疾病而需要监护的新生儿。

2. 正常足月儿和早产儿生理特点

（1）呼吸系统：胎儿肺内充满液体，足月儿约 30～35ml/kg，出生时经产道挤压，约 1/3 肺液由口鼻排出，其余在建立呼吸后由肺间质内毛细血管和淋巴管吸收，如吸收延迟，则出现湿肺症状。呼吸频率较快，安静时约为 40 次/min 左右，如持续超过 60～70 次/min 称呼吸急促。早产儿呼吸浅快不规则，易出现周期性呼吸及呼吸暂停（apnea）或青紫；呼吸暂停是指呼吸停止>20 秒，伴心率减慢<100 次/min 及发绀；因肺泡表面活性物质少，易发生呼吸窘迫综合征；由于肺发育不成熟，易感高气道压力、高容量、高浓度氧以及炎性损伤而致支气管肺发育不良（bronchopulmonarydysplasia，BPD）。

（2）循环系统：出生后血液循环动力学发生重大变化：①胎盘-脐血循环终止；②肺循环阻力下降，肺血流增加；③回流至左心房血量明显增多，体循环压力上升；④卵圆孔、动脉导管功能上关闭。严重肺炎、酸中毒、低氧血症时，肺血管压力升高，当压力等于或超过体循环时，可致卵圆孔、动脉导管重新开放，出现右向左分流，称持续性胎儿循环（persistent fetal circulation，PFC），即新生儿持续肺动脉高压（persistent pulmonary hypertension of newborn，PPHN）。新生儿心率波动范围较大，通常为 90～160 次/min。足月儿血压平均为 70/50mmHg（9.3/6.7kPa）。早产儿心率偏快，血压较低，部分可伴有动脉导管开放。

（3）消化系统：足月儿出生时吞咽功能已经完善，但食管下部括约肌松弛，胃呈水平位，幽门括约肌较发达，易溢乳甚至呕吐。早产儿吸吮力差，吞咽反射弱，胃容量小，常出现哺乳困难或乳汁吸入引起吸入性肺炎。缺氧或喂养不当等不利因素易引起坏死性小肠结肠炎。

（4）泌尿系统：足月儿出生时肾脏结构发育已完成，但功能仍不成熟。肾稀释功能虽与成人相似，但其肾小球滤过率低，浓缩功能差，故不能迅速有效地处理过多的水和溶质，易发生水肿或脱水。早产儿肾浓缩功能更差，排钠分数高，肾小管对醛固酮反应低下，易出现低钠血症。葡萄糖阈值低，易发生糖尿。

（5）血液系统：足月儿出生时血红蛋白为 170g/L（140～200g/L）。生后 2 周内静脉血血红蛋白≤130g/L 或毛细管血红蛋白≤145g/L 定义为新生儿贫血。白细胞数生后第 1 天为（15～20）×10^9/L，3 天后明显下降，5 天后接近婴儿值；分类中以中性粒细胞为主，4～6 天与淋巴细胞相近，以后淋巴细胞占优势。血小板数与成人相似。由于胎儿肝脏维生素 K储存量少,凝血因子Ⅱ、Ⅶ、Ⅸ、Ⅹ活性较低。

(6)神经系统:脊髓相对长,其末端约在 3、4 腰椎下缘,故腰穿时应在第 4、5 腰椎间隙进针。出生时已具备多种暂时性原始反射,临床上常用的原始反射有觅食反射(rooting reflex)、吸吮反射(sucking reflex)、握持反射(grasp reflex)、拥抱反射(Moro reflex),正常情况下,上述反射生后数月自然消失,新生儿期如这些反射减弱或消失,或数月后仍不消失,常提示有神经系统疾病。早产儿神经系统成熟度与胎龄有关,胎龄愈小,原始反射愈难引出或反射不完全。此外,早产儿尤其极低出生体重儿易发生脑室周围-脑室内出血及脑室周围白质软化。

(7)体温:新生儿体温调节中枢功能尚不完善。中性温度(neutral temperature)是指能维持机体正常体温的最适环境温度,在中性温度下,机体的代谢率和耗氧量最低。出生体重、生后日龄不同,所需提供的中性温度也不同。

(8)能量及体液代谢:新生儿基础热量消耗为 209kJ/kg(50kcal/kg),每日总热量约需 418~502kJ/kg(100~120kcal/kg)。早产儿吸吮力弱,消化功能差,在生后数周内常不能达到上述需要量,因此需肠道外营养。初生婴儿体内含水量占体重的 70%~80%,且与出生体重及日龄有关,出生体重越低、日龄越小、含水量越高,故新生儿需水量因出生体重、胎龄、日龄及临床情况而异。生后第 1 天需水量为每日 60~100ml/kg,以后每日增加 30ml/kg,直至每日 150~180ml/kg。生后由于体内水分丢失较多、进入量少、胎脂脱落、胎粪排出等使体重下降,约 1 周末降至最低点(小于出生体重的 10%,早产儿为 15%~20%),10 天左右恢复到出生体重,称生理性体重下降。早产儿体重恢复的速度较足月儿慢。

（9）免疫系统：新生儿非特异性和特异性免疫功能均不成熟。免疫球蛋白 IgG 虽可通过胎盘，但与胎龄相关，胎龄愈小，IgG 含量愈低；IgA 和 IgM 不能通过胎盘，因此易患细菌感染，尤其是革兰氏阴性杆菌感染。

（10）新生儿常见的几种特殊生理状态包括：生理性黄疸、"马牙"和"螳螂嘴"、新生儿齿或诞生牙、乳腺肿大和假月经、新生儿红斑及粟粒疹。

第二节　新生儿窒息

【基本概念】

新生儿窒息（asphyxia of newborn）：是指出生前、出生时或出生后各种原因引起的新生儿出生后 1 分钟内无自主呼吸或呼吸抑制而导致低氧血症、高碳酸血症、代谢性酸中毒及全身多脏器损伤。

【基础与背景知识】

1. 病因　凡是影响胎盘或肺气体交换的因素均可引起窒息，包括孕母因素、胎盘因素、脐带因素、胎儿因素、分娩因素等。

2. 病理生理

（1）窒息时胎儿向新生儿呼吸、循环的转变受阻。

（2）窒息时各器官缺血缺氧改变。

（3）窒息开始时原发性呼吸暂停并可能进展为继发性呼吸暂停。

（4）窒息后血液生化和代谢改变。

3. 胎儿宫内窒息　早期有胎动增加，胎心率≥160 次/min，晚期则胎动减少,甚至消失,胎心率<100次/min,甚至胎心音消失,羊水胎粪污染,死胎。

4. Apgar评分　是临床评价足月新生儿出生时情况和复苏是否有效的一个简易方法,包括:皮肤颜色(appearance)、脉搏(pulse)、对刺激的反应(grimace)、肌张力(activity)和呼吸(respiration)五项指标,每项评0~2分,总共10分,8~10分为正常,4~7分为轻度窒息,0~3分为重度窒息。但单独的Apgar评分不应作为评估低氧或产时窒息以及神经系统预后的唯一指标,尤其是早产儿或存在其他严重疾病时。

【诊断与治疗】

1. 诊断

(1)美国儿科学会(AAP)和妇产科学会(ACOG)1996年共同制订了以下窒息诊断标准:①脐动脉血显示严重代谢性或混合性酸中毒,pH<7;②Apgar评分0~3分,并且持续时间>5分钟;③早期有神经系统表现,如惊厥、昏迷或肌张力低等;④生后早期有多脏器功能不全的证据。

(2)根据我国的实际情况,中华医学会围产医学分会新生儿复苏学组提出了相应的新生儿窒息诊断的专家共识:①轻度窒息:Apgar评分1min≤7分,或5min≤7分,伴脐动脉血pH<7.2;②重度窒息:Apgar评分1min≤3分,或5min≤5分,伴脐动脉血pH<7.0。

2. 治疗　复苏方案采用国际公认的ABCDE复苏方案:A(airway)清理呼吸道;B(breathing)建立呼吸;C(circulation)维持正常循环;D(drugs)药物治疗;E(evaluation)评估。前三项最重要,其中A是根本,B是关键,评估贯穿于整个复苏过程中。呼吸、心率和皮肤颜色是窒息复苏评估的三大指标,并遵循评估→决策→措施程序,循环往复,直到完成复苏。

3. 复苏步骤

（1）最初评估。

（2）初步复苏：保暖、摆好体位、清理呼吸道、擦干、刺激，以上步骤应在 30 秒内完成。

（3）如新生儿仍呼吸暂停或抽泣样呼吸，心率<100 次/min，或持续性中心性青紫，予气囊面罩正压人工呼吸或气管插管正压通气。

（4）胸外心脏按压：如无心率或气管插管正压通气 30 秒后心率持续<60 次/min，应同时进行胸外心脏按压。

（5）药物治疗：①肾上腺素：经 100%氧充分正压人工呼吸、同时胸外按压 30 秒后，心率仍<60 次/min，应立即给予 1∶10 000 肾上腺素 0.1 ~ 0.3ml/kg 脐静脉导管内注入或 0.3~1ml/kg 气管导管内注入，5 分钟后可重复一次；②扩容剂：给药 30 秒后，如心率<100 次/min，并有血容量不足表现时，给予生理盐水，剂量为每次 10ml/kg，于 10 分钟以上静脉缓慢输注，大量失血需输血。

第三节　新生儿缺氧缺血性脑病

【基本概念】

新生儿缺氧缺血性脑病(hypoxic-ischemic encephalopathy，HIE)：是指各种围生期窒息引起的部分或完全缺氧、脑血流减少或暂停而导致胎儿或新生儿脑损伤。

【基础与背景知识】

1. 发病机制　主要与缺氧缺血时脑血流改变及重新分配、脑血管自主调节功能障碍、脑组织代谢改变及葡萄糖的无氧酵解、再灌注期氧自由基损伤和兴奋性氨基酸毒性作用等有关。

2. 根据意识、肌张力、原始反射改变、有无惊厥、病程及预后等,临床上分为轻、中、重度。重度者数天至数周死亡,症状可持续数周,病死率高,存活者多有后遗症。

【诊断与治疗】

1. 诊断 中华医学会儿科学会新生儿学足月儿 HIE 诊断标准:

(1)有明确的可导致胎儿宫内窘迫的异常产科病史,以及严重的胎儿宫内窘迫表现(胎心率<100 次/min,持续 5 分钟以上和/或羊水 III 度污染),或在分娩过程中有明显窒息史。

(2)出生时有重度窒息,指 Apgar 评分 1 分钟≤3 分,并延续至 5 分钟时仍≤5 分;或出生时脐动脉血气 pH≤7。

(3)出生后不久出现神经系统症状,并持续 24 小时以上。

(4)排除电解质紊乱、颅内出血和产伤等原因引起的抽搐,以及宫内感染、遗传代谢性疾病和其他先天性疾病所引起的脑损伤。

(5)同时具备以上 4 条者可确诊,第 4 条暂时不能确定者可作为拟诊病例。

(6)目前尚无早产儿 HIE 诊断标准。主要诊断手段包括头颅 B 超、CT 扫描、磁共振(MRI)、脑电图等。

2. 治疗

(1)支持疗法:包括维持良好的通气、维持脑和全身良好的血液灌注以避免脑灌注过低或过高、维持血糖在正常高值。

(2)控制惊厥。

（3）治疗脑水肿。

（4）新生儿期后尽早智能和体能的康复训练。

第四节 新生儿颅内出血

【基本概念】

新生儿颅内出血（intracranial haemorrhage of the newborn）：系由产伤和缺氧引起硬膜下出血、蛛网膜下腔出血、脑室周围室管膜下-脑室内出血、小脑出血和脑实质出血。

【基础与背景知识】

1. 胎龄 32 周以下的早产儿，在脑室周围的室管膜下及小脑软脑膜下的颗粒层均留存胚胎生发基质（germinal matrix，GM）（未成熟的毛细血管网），当动脉压突然升高时可导致毛细血管破裂引起室管膜下出血，出血向内可引起脑室内出血；血液外渗可扩散至脑室周围的白质。GM 层血管壁内皮细胞对缺氧十分敏感，易引起血管壁破坏出血。此处小静脉系统呈"U"字形走向汇于 Galen 静脉，由于这种特殊走向，易发生血流动力学的变化而致出血及出血性脑梗死。其他原因包括：①缺氧缺血窒息时低氧血症、高碳酸血症损害脑血流的自主调节功能，形成压力被动性脑血流；②外伤，主要是产伤；③凝血因子不足或患其他出血性疾病。

2. 临床表现 主要与出血部位和出血量有关，轻者可无症状，大量出血者可在短期内死亡。常见的症状与体征有：①神志改变：激惹、嗜睡或昏迷；②呼吸改变：增快或减慢，不规则或暂停；③颅内压力增高：前囟隆起，血压增高，抽搐，角弓反张，脑性尖叫；④眼征：凝视、斜视、眼球上转困难、眼球震颤等；⑤瞳孔对光反应消失；⑥肌张力：增高、减弱或消失；

⑦其他:不明原因的苍白、贫血和黄疸。

3. 新生儿颅内出血部位

(1)脑室周围-脑室内出血(periventricular-intraventricular haemorrhage,PVH-IVH):主要见于胎龄小于 32 周、体重低于 1 500g 的早产儿,其中 50% ~ 60% 出血来自室管膜下 GM,其余则源于脉络丛。头颅 B 超或 CT 检查分为 4 级:Ⅰ级:室管膜下出血;Ⅱ级:脑室内出血但无脑室扩大;Ⅲ级:脑室内出血伴脑室扩大;Ⅳ级:脑室内出血伴脑实质出血。

(2)原发性蛛网膜下腔出血(primary subarachnoid haemorrhage,SAH)。

(3)脑实质出血(intraparenchymal haemorrhage,IPH)。

(4)硬膜下出血(subdural hemorrhage,SDH)。

(5)小脑出血(cerebellar hemorrhage,CH)。

【诊断与治疗】

1. 诊断　除病史、症状和体征外,头颅影像学检查是确诊手段。腰椎穿刺脑脊液检查可与其他疾病相鉴别,并可见皱缩红细胞。

2. 治疗　治疗措施包括支持疗法、控制惊厥、降低颅内压、止血治疗和防治脑积水。

第五节　胎粪吸入综合征

【基本概念】

胎粪吸入综合征(meconium aspiration syndrome,MAS):是由胎儿在宫内或出生过程中吸入混有胎粪的羊水导致的以呼吸道机械性阻塞及化学性炎症为主要病理特征,以生后出现呼吸窘迫为主要表现的临床综合征,重症常并发持续肺动脉高压（persistent pulmonary hypertension of newborn，PPHN）。

【基础与背景知识】

1. MAS 多见于足月儿或过期产儿。

2. MAS 的病理特征为不均匀气道阻塞，即肺不张、肺气肿及正常肺泡同时存在，其各自所占的比例决定患儿临床表现的轻重。

3. 胎粪吸入引起的严重缺氧和混合性酸中毒可导致肺小动脉痉挛，甚至血管平滑肌肥厚（长期低氧血症），使肺动脉阻力增加，右心压力增加，发生卵圆孔水平右向左分流；肺血管阻力的持续增加，使肺动脉压超过体循环动脉压，从而导致已功能性关闭或尚未关闭的动脉导管发生导管水平的右向左分流，即 PPHN。上述变化可进一步加重低氧血症及混合性酸中毒，并形成恶性循环，临床表现为持续而严重的青紫。

【诊断与治疗】

1. 诊断 PPHN 需与青紫型先天性心脏病或严重肺部疾病所导致的发绀相鉴别：①高氧试验；②动脉导管前、后血氧差异试验；③高氧-高通气试验等。

2. 治疗

（1）气管插管吸引、体位引流、拍叩和震动胸部等方法促进气管内胎粪排出。

（2）对症治疗：氧疗、机械通气、纠正酸中毒、维持正常循环、限制液体入量、抗感染、补充肺表面活性物质、气胸治疗等。应紧急胸腔穿刺抽气，可立即改善症状，然后根据胸腔内气体的多少，可反复胸腔穿刺抽气或行胸腔闭式引流。

（3）其他：保温、镇静，满足热卡需要，维持血糖和血钙正常等。

（4）PPHN治疗：①碱化血液：采用人工呼吸机进行高通气，以维持动脉血气：pH 7.30～7.40，$PaCO_2$ 5.3～6.6kPa（40～50mmHg），PaO_2 10.6～13.3kPa（80～100mmHg）或$TcSO_2$ 90%～95%，从而降低肺动脉压力；②血管扩张剂；③一氧化氮吸入；④其他：高频震荡通气、体外膜肺等。

第六节　新生儿呼吸窘迫综合征

【基本概念】

新生儿呼吸窘迫综合征（neonatal respiratory distress syndrome，RDS）：又称肺透明膜病（hyaline membrane disease，HMD），是因为缺乏肺表面活性物质（pulmonary surfactant，PS）而导致新生儿生后不久即出现呼吸窘迫并进行性加重的临床综合征，多见于早产儿。

【基础与背景知识】

1. PS是由Ⅱ型肺泡上皮细胞合成并分泌的一种磷脂蛋白复合物，35～36周迅速增加达肺成熟水平，PS覆盖在肺泡表面，降低其表面张力，防止呼气末肺泡萎陷，以保持功能残气量，稳定肺泡内压和减少液体自毛细血管向肺泡渗出。

2. 对于肺解剖结构尚未完善的早产儿，其胎龄愈小，PS的量也愈低；糖尿病母亲婴儿由于其血中高浓度胰岛素能拮抗肾上腺皮质激素对PS合成的促进作用，也易发生此病；选择性剖宫产儿由于缺乏宫缩而影响PS的合成分泌，也易发生RDS。

3. 病理表现为在肺泡表面形成嗜伊红透明膜。

【诊断与治疗】

1. 诊断

（1）临床表现:生后 6 小时内出现进行性加重的呼吸窘迫,主要表现为呼吸急促、鼻翼扇动、吸气三凹征、呼气呻吟及发绀。

（2）随着病情的逐渐好转,由于肺顺应性的改善,肺动脉压力下降,约有 30%患儿于恢复期出现动脉导管重新开放,可突然出现对氧气的需求量增加、难以矫正和解释的代谢性酸中毒、喂养困难、呼吸暂停、周身发凉发花及肝脏在短时间内进行性增大等表现。

（3）X 线检查是目前确诊 RDS 的最佳手段,可见毛玻璃样改变、支气管充气征、白肺、肺容量减少等征象,动态拍摄 X线胸片更有助于鉴别诊断、病情判定、呼吸机参数调整及治疗效果的评价。

（4）鉴别诊断:需要与湿肺、B 组链球菌肺炎、膈疝等鉴别。

2. 治疗　机械通气和 PS 是治疗的重要手段,目的是保证通气换气功能正常,待自身 PS 产生增加。

（1）吸氧。

（2）持续气道正压通气（CPAP）。

（3）常频机械通气。

（4）PS 替代疗法。

（5）药物关闭动脉导管。

（6）预防早产:对欲行剖宫产或提前分娩者,应准确监测双顶径和羊水中 L/S 值,以判定胎儿大小和胎肺成熟度;对孕 24~34 周需提前分娩或有早产迹象的胎儿,生产前 24 小时~7 天给孕母肌注地塞米松或倍他米松,促进胎肺成熟;避免选择性剖宫产。

第七节　新生儿黄疸

【基本概念】

1. 新生儿高胆红素血症(neonatal hyperbilirubinemia)是由于胆红素产生增加(如过量输血使血红蛋白增高,溶血病,血肿)和/或胆红素排泄减少(如早产儿葡萄糖醛酸转移酶活性低,肝炎,胆管闭锁)所导致的血清胆红素异常升高。

2. 新生儿急性胆红素脑病(acute bilirubin encephalopathy)是指新生儿高胆红素血症期间,游离的间接胆红素通过血-脑脊液屏障,沉积于大脑及脊髓,抑制脑脊髓对氧的利用,导致的脑脊髓损伤。亦称核黄疸(kernicterus)。

3. 母乳喂养性黄疸(breast feeding-associated jaundice)是指母乳喂养的新生儿在生后1周内由于摄入母乳量不足,胎粪排出延迟,胆红素肠肝循环增加所导致血清胆红素升高。

4. 母乳性黄疸(breast milk jaundice)　是指母乳喂养的新生儿在生后3个月内,因为母乳成分对胆红素肝肠循环的影响所导致的慢性非溶血性高血清胆红素及黄疸。

【基础与背景知识】

1. 新生儿胆红素代谢的特点

(1)胆红素生成过多。

(2)血浆白蛋白联结胆红素的能力差。

(3)肝细胞处理胆红素能力差。

(4)肠肝循环(enterohepatic circulation)增加。

(5)约有85%的足月儿及绝大多数的早产儿在新生儿期出现暂时性的总胆红素增高,大多数为生理性黄疸。

2. 核黄疸　是胆红素神经毒性作用引起的慢性、永久性中枢神经损害及后遗症,包括锥体外系运动障碍、感觉神经性听力丧失、眼球运动障碍和牙釉质发育异常。

3. 母乳性黄疸　其原因可能与母乳中的 β-葡萄糖醛酸苷酶使婴儿肠道内未结合胆红素生成增加,导致胆红素肠肝循环增加有关,停喂母乳 24~48 小时后,黄疸明显减轻或消退有助于诊断。

【诊断与治疗】

1. 生理性黄疸(physiologicaljaundice)

(1)一般情况良好。

(2)足月儿生后 2~3 天出现黄疸,4~5 天达高峰,5~7 天消退,但最迟不超过 2 周;早产儿黄疸多于生后 3~5 天出现,5~7 天达高峰,7~9 天消退,最长可延迟到 3~4 周。

(3)每日血清胆红素升高<85μmol/L(5mg/dl)。

(4)血清总胆红素值(total serum bilirubin,TSB)尚未达到相应日龄及相应危险因素下的光疗干预标准,或尚未超过小时胆红素列线图(Bhutani 曲线)的第 95 百分位。

(5)生理性黄疸始终是一除外性诊断,必须排除引起黄疸的各种病理因素后方可确定。

2. 病理性黄疸(pathologic jaundice)　若具备下述任何一项者均可诊断为病理性黄疸,并应分析其原因。

(1)出生后 24 小时内出现黄疸。

(2)TSB 已达到相应日龄及相应危险因素下的光疗干预标准,或超过小时胆红素列线图(Bhutani 曲线)的第 95 百分位,或每日上升 > 85μmol/L (5mg/dl),或每小时上升 > 0. 85μmol/L(0. 5mg/dl)。

(3)黄疸持续时间长,足月儿>2 周,早产儿>4 周。

（4）黄疸退而复现。

（5）血清结合胆红素>34μmol/L（2mg/dl）。

3. 胎龄≥35周的新生儿高胆红素血症 还可分为：

（1）重度高胆红素血症：TSB超过342μmol/L。

（2）极重度高胆红素血症：TSB超过427μmol/L。

（3）危险性高胆红素血症：TSB超过510μmol/L。

4. 新生儿急性胆红素脑病的诊断 早期表现为肌张力减低、嗜睡、尖声啼哭、吸吮差，随后出现肌张力增高，角弓反张，激惹，发热，惊厥，严重者可致死亡。通常足月儿发病的血清总胆红素峰值超过427μmol/L，但合并高危因素时较低的胆红素水平也可发生，低出生体重儿甚至在171～239μmol/L水平即可发生。

5. 治疗 增加母乳喂养量和喂养次数可使母乳喂养性黄疸缓解。母乳性黄疸则在停喂母乳24～48小时后，黄疸明显减轻或消退有助于诊断。

第八节 新生儿溶血病

【基本概念】

新生儿溶血病（hemolytic disease of newborn，HDN）：指母子血型不合引起的胎儿或新生儿同族免疫性溶血（isoimmune hemolytic disease）。

【基础与背景知识】

1. 在已发现的人类26个血型系统中，以ABO血型不合最常见，其次Rh血型不合。

2. ABO血型不合溶血病 主要发生在母亲O型而胎儿A型或B型，如母亲AB型或婴儿O型，则不发生ABO溶血病。

3. Rh 血型不合溶血病　Rh 血型系统有 6 种抗原,即 D、E、C、c、d、e(d 抗原未测出只是推测),其抗原性强弱依次为 D>E>C>c>e,故 Rh 溶血病中以 RhD 溶血病最常见。Rh 血型不合溶血病主要发生于胎儿 Rh 阳性而母亲 Rh 阴性时。

4. 发病机制　由于母胎之间的胎盘屏障并不完善,在妊娠早期即可发生母胎之间的血液交换。由父亲遗传而母亲所不具有的显性胎儿红细胞血型抗原,通过胎盘进入母体,刺激母体产生相应的血型抗体 IgG,IgG 进入胎儿血循环后,与红细胞的相应抗原结合,形成致敏红细胞,在单核-吞噬细胞系统内被破坏,引起溶血。由于受到自然界 A 或 B 血型物质的刺激而产生相应的抗 A 或抗 B 抗体(IgG),40%~50%的 ABO 溶血病发生在第一胎。因为自然界无 Rh 血型物质,Rh 溶血病一般不发生在第一胎,既往输过 Rh 阳性血的 Rh 阴性母亲,以及 Rh 阴性孕妇的母亲(患儿外祖母)为 Rh 阳性,第一胎可以发病。

5. 临床表现　症状轻重与溶血程度基本一致。多数 ABO 溶血病患儿除黄疸外,无其他明显异常。Rh 溶血病症状较重,包括黄疸、贫血、肝脾大,严重者可致死胎或胆红素脑病。

【诊断与治疗】

1. 诊断　检测母子血型及患儿血清胆红素值、血红细胞和血红蛋白、网织红细胞。致敏红细胞检测包括改良直接抗人球蛋白试验和抗体释放试验为新生儿溶血病的确诊实验。

2. 治疗　出生前治疗包括提前分娩、孕妇血浆置换、胎儿宫内输血、孕妇苯巴比妥等。出生后新生儿治疗包括光照疗法、供给白蛋白、纠正代谢性酸中毒、口服苯巴比妥、静脉用免疫球蛋白以及换血疗法。

第九节　新生儿败血症

【基本概念】

新生儿败血症(neonatal septicemia):是指病原体侵入新生儿血液循环,并在其中生长、繁殖、产生毒素并发生全身炎症性反应的临床综合征。

【基础与背景知识】

常见的病原体为细菌,也可以为其他病原体,如引起宫内感染的常见病原体—TORCH:弓形虫(toxoplasma)、其他(other)、风疹病毒(rubella virus,RV)、巨细胞病毒(cytomegalovirus,CMV)和单纯疱疹病毒(herpes simplex virus,HSV)。此外,新生儿尤其是早产儿的特异性免疫功能、非特异性免疫功能不成熟是其容易发生感染的重要原因。

【诊断与治疗】

1. 诊断

(1)临床表现:早期症状、体征常不典型,尤其是早产儿。一般表现为反应差、嗜睡、发热或体温不升、不吃、不哭、体重不增等症状。出现黄疸加重、肝脾大、出血倾向、休克、硬肿等表现时应高度怀疑败血症。

(2)辅助检查:

1)病原学检查:①细菌培养;②病原菌抗原及 DNA 检测。

2)非特异性检查:①外周血象白细胞总数$<5×10^9/L$ 或$>25×10^9/L(≤3$ 天)或$>20×10^9/L(>3$ 天);②杆状核细胞/中性粒细胞(immature/total neutrophils,I/T)$≥0.16$;③血小板

计数<100×10⁹/L;④C-反应蛋白(CRP)升高;⑤血清降钙素原(PCT)升高;⑥白介素-6(IL-6)升高。

（3）诊断标准：

1）确诊：具有临床表现并符合下列任意一条：①血培养或无菌体腔内培养出致病菌；②如果血培养培养出条件致病菌，则必须于另次（份）血，或无菌体腔内或导管头培养出同种细菌。

2）临床诊断：具有临床表现并具备下列任意一条：①非特异性检查≥2条；②血标本病原菌抗原及DNA检测阳性。

2. 治疗　抗生素治疗用药原则：

（1）早用药。

（2）静脉、联合给药。

（3）疗程足：血培养阴性，经抗生素治疗后病情好转时应继续治疗5~7天;血培养阳性,疗程至少需10~14天;有并发症者应治疗3周以上。

（4）注意药物毒副作用。

第十节　新生儿破伤风

【基本概念】

新生儿破伤风(neonatal tetanus)：是指破伤风梭状杆菌侵入脐部并产生痉挛毒素而引起以牙关紧闭和全身肌肉强直性痉挛为特征的急性感染性疾病。

【基础与背景知识】

破伤风杆菌为革兰氏阳性厌氧菌,其芽胞抵抗力极强,普通消毒剂无效。新生儿破伤风的发生一般与断脐时断脐器物污染或未严格消毒有关。潜伏期3~14天。严格执行新法接生技术完全可以预防。

【诊断与治疗】

1. 诊断 有非新法接生病史;早期哭闹、口张不大、吃奶困难,"压舌板试验"阳性(如用压舌板压舌时,用力越大,张口越困难);随后出现"苦笑"面容(牙关紧闭、面肌紧张、口角上牵),伴发阵发性双拳紧握、角弓反张(上肢过度屈曲,下肢伸直)。任何轻微刺激即可诱发痉挛发作,发作时患儿神志清楚为本病的特点。

2. 治疗

(1)护理:安静、避光、尽量减少刺激,暂禁食;脐部用3%过氧化氢清洗,碘酒、酒精消毒。

(2)尽早使用破伤风抗毒素(TAT)1万~2万IU肌注或静脉滴注,3 000IU脐周注射或破伤风免疫球蛋白(TIG)500IU肌内注射。

(3)止痉药:地西泮或苯巴比妥钠10%水合氯醛控制痉挛。

(4)抗生素:青霉素或头孢菌素、甲硝唑,静脉滴注,7~10天。

第十一节 新生儿寒冷损伤综合征

【基本概念】

新生儿寒冷损伤综合征(neonatal cold injury syndrome):简称新生儿冷伤,又称新生儿硬肿症(sclerema neonatorum),多由寒冷、严重感染、窒息缺氧及早产等因素所致的以低体温和皮肤硬肿为主要临床表现的临床综合征。

【基础与背景知识】

1. 新生儿,尤其是早产儿易发生低体温和皮肤硬肿的原因

(1)体温调节中枢不成熟。

(2)体表面积相对较大,皮下脂肪少,皮肤薄,血管丰富,易于失热。

(3)新生儿缺乏寒战反应,寒冷时棕色脂肪(brown fat)代偿产热能力有限;早产儿棕色脂肪储存少,代偿产热能力更差。

(4)皮下脂肪(白色脂肪)中,饱和脂肪酸含量高达成人的3倍,由于其熔点高,低体温时易于凝固而皮肤硬肿。

2. 严重感染、缺氧、心力衰竭和休克等使能源物质消耗增加、热卡摄入不足,加之缺氧又使能源物质的氧化产能发生障碍,故产热能力不足,即使在正常散热的条件下,也可出现低体温和皮肤硬肿。

3. 低体温及皮肤硬肿,可使局部血液循环淤滞,引起缺氧和代谢性酸中毒,导致皮肤毛细血管壁通透性增加,出现水肿。如低体温持续存在和/或硬肿面积扩大,缺氧和代谢性酸中毒进一步加重,可引起多器官功能损害如休克、DIC、急性肾衰竭和肺出血等。

【诊断与治疗】

1. 诊断 根据体温及皮肤硬肿范围可分为:

(1)轻度:体温≥35℃、皮肤硬肿范围<20%。

(2)中度:体温<35℃,皮肤硬肿范围20%~50%。

(3)重度:体温<30℃,皮肤硬肿范围>50%,常伴有器官功能障碍。

2. 治疗

(1)复温:其目的是在体内产热不足的情况下,通过提高

环境温度(减少失热或外加热),以恢复和保持正常体温。

1)若肛温>30℃,T_{A-R}(腋肛温差)≥0,提示体温虽低,但棕色脂肪产热较好,此时可通过减少散热,使体温回升。将患儿置于已预热至中性温度的暖箱中,一般在 6~12 小时内可恢复正常体温。

2)当肛温<30℃时,多数患儿 T_{A-R}<0,提示体温很低,棕色脂肪被耗尽,虽少数患儿 T_{A-R}≥0,但体温过低,靠棕色脂肪自身产热难以恢复正常体温,且易造成多器官功能损害,故一般均应将患儿置于箱温比肛温高 1~2℃ 的暖箱中进行外加温,每小时提高箱温 0.5~1℃ (箱温不超过34℃),在 12~24 小时内恢复正常体温。在肛温>30℃,T_{A-R}<0 时,仍提示棕色脂肪不产热,故此时也应采用外加温使体温回升。

3)若无上述条件,也可采用温水浴、热水袋、火炕、电热毯或母亲将患儿抱在怀中等加热方法。

(2)供给充足的热量有助于复温和维持正常体温。

第十二节　新生儿坏死性小肠结肠炎

【基本概念】

新生儿坏死性小肠结肠炎(neonatal necrotizing enterocolitis,NEC):是指在某些因素作用下,新生儿肠道发生以肠壁不同程度积气、出血,肠黏膜(严重时肠壁全层)呈现斑片状或大片坏死为特征的临床综合征。

【基础与背景知识】

1. 病因及发病机制

(1)早产儿胃肠道功能不成熟。

（2）围生期窒息、严重呼吸暂停、严重心肺疾病、休克、脐动脉插管、低体温、红细胞增多症等导致肠黏膜缺氧缺血。

（3）全身感染或肠道感染时细菌及其毒素直接损伤肠道黏膜，或通过激活免疫细胞产生多种细胞因子介导肠黏膜的损伤。

（4）肠道菌群异常，正常菌群不能建立，病原菌大量繁殖。

（5）摄入渗透压过高（>460mmol/L）的配方乳、渗透压较高的药物等。

2. 病理　好发部位为回肠远端及近端升结肠，十二指肠较少受累。肠道病变范围轻重悬殊，主要病理变化是肠腔充气，黏膜呈斑片状或大片坏死，肠壁有不同程度的积气、出血及坏死。严重时整个肠壁全层坏死并伴发穿孔。

【诊断与治疗】

1. 诊断　除临床表现外，腹部 X 线摄片对诊断本病有重要意义，主要表现为麻痹性肠梗阻、肠壁间隔增宽、肠壁积气、门静脉充气征，重者肠袢固定（肠坏死）、腹水（腹膜炎）和气腹（肠穿孔），肠壁积气和门静脉充气征为本病的特征性表现。

2. 治疗

（1）一般治疗：绝对禁食，疑似患儿禁食 3 天，确诊病例7~10天，重症 14 天或更长，并胃肠减压。

（2）抗感染。

（3）各种支持治疗，包括肠外营养。

（4）气腹或腹膜炎是外科治疗指征。

第十三节　新生儿出血症

【基本概念】

新生儿出血症(hemorrhagic disease of the newborn, HDN):是由于维生素 K 缺乏使体内维生素 K 依赖的 Ⅱ、Ⅶ、Ⅸ、Ⅹ 等凝血因子活性降低而导致的出血性疾病。

【基础与背景知识】

1. 发病机制　Ⅱ、Ⅶ、Ⅸ、Ⅹ 等凝血因子在肝微粒体内合成过程中须有维生素 K 参与才具有凝血的生物活性。

2. 维生素 K 缺乏的病因

(1)新生儿肝脏维生素 K 储存量低。

(2)肠道合成少。

(3)母乳中维生素 K 含量低,因此纯母乳喂养的婴儿摄入少维生素 K 少。

(4)先天性肝胆疾病、慢性腹泻等可影响维生素 K 的吸收。

3. 根据发病时间分为 3 型

(1)早发型:生后 24 小时之内发病,多与母亲产前服用干扰维生素 K 代谢的药物有关,出血轻重程度不一。

(2)经典型:生后第 2~5 天发病,早产儿可迟至生后 2 周发病,表现为皮肤瘀斑、脐残端渗血、胃肠道出血等,一般情况好,出血呈自限性。

(3)晚发型:生后 1~3 个月发病,多见于纯母乳喂养、慢性腹泻、营养不良、长期接受全静脉营养者,除其他部位出血外,几乎均有颅内出血,死亡率高,幸存者遗留神经系统后遗症。

4. 婴儿出生时常规注射维生素 K_1 可以预防。

【诊断与治疗】

1. 诊断

(1)凝血酶原时间和部分凝血活酶时间均延长,为对照的 2 倍以上意义更大。出血时间、血小板计数正常。

(2)活性Ⅱ因子与Ⅱ因子总量比值小于 1 时提示维生素 K 缺乏。

(3)PIVKAⅡ测定(protein induced by vitamin K absence or antagonist-Ⅱ):用免疫学方法或电泳法直接测定无活性的凝血酶原,阳性提示维生素 K 缺乏。

(4)高压液相层析法直接测定血中维生素 K 含量。

2. 治疗 维生素 K_1 1~2mg 静脉滴注,并纠正贫血。

第十四节 新生儿低血糖

【基本概念】

1. 新生儿低血糖(neonatal hypoglycemia) 是指新生儿的全血血糖低于维持正常糖代谢所需的血浓度(<2.2mmol/L)的一种病理生理状态。

2. 暂时性低血糖 是指低血糖持续时间较短、不超过新生儿期。

3. 持续性低血糖 是指低血糖持续至婴儿或儿童期。

【基础与背景知识】

1. 暂时性低血糖的原因

(1)葡萄糖储存不足:①早产儿;②围生期窒息时低氧、酸中毒时儿茶酚胺分泌增多,刺激肝糖原分解增加,加之无氧酵解使葡萄糖利用增多;③小于胎龄儿;④其他如低体温、败血症、先天性心脏病等,常由于热卡摄入不足,而葡萄糖利用增加所致。

(2)葡萄糖利用增加(即高胰岛素血症):①母亲糖尿病致胎儿在宫内高胰岛素血症,而出生后母亲血糖供给突然中断;②Rh溶血病:红细胞破坏致谷胱甘肽释放,刺激胰岛素浓度增加。

2. 持续性低血糖的原因

(1)胰岛细胞增生症、Beckwith综合征、胰岛细胞腺瘤等引起的高胰岛素血症。

(2)先天性垂体功能不全、皮质醇缺乏、胰高血糖素缺乏、生长激素缺乏等内分泌缺陷。

(3)遗传代谢性疾病:①糖类疾病:如糖原贮积病Ⅰ型、Ⅲ型;②脂肪酸代谢性疾病:如中链酰基辅酶A脱氢酶缺乏;③氨基酸代谢缺陷:如支链氨基酸代谢障碍、亮氨酸代谢缺陷等。

【诊断与治疗】

1. 诊断

(1)临床表现:大多数为无症状性低血糖;少数为"症状性低血糖",可出现喂养困难、嗜睡、青紫、哭声异常、颤抖、震颤,甚至惊厥等非特异性症状。

(2)血糖监测:高危儿应在生后4小时内反复监测血糖,以后每隔4小时复查,直至血糖浓度稳定。

(3)持续性低血糖者应选测血胰岛素、胰高血糖素、T_4、TSH、生长激素、皮质醇、血和尿氨基酸及有机酸等。

2. 治疗　由于并不能确定引起脑损伤的低血糖阈值,因此不管有无症状,血糖<2.6mmol/L者均应及时治疗。

(1)无症状性低血糖并能进食者可先进食,并密切监测血糖,低血糖不能纠正者可按 6~8mg/(kg·min)静脉输注葡萄糖,每小时监测微量血糖 1 次,并根据血糖测定结果调节输糖速率,稳定 24 小时后逐渐停用。

(2)症状性低血糖:可先给予一次剂量的 10% 葡萄糖 2ml/kg,按每分钟 1.0ml 静脉滴注;以后改为 6~8mg/(kg·min)维持,每小时监测微量血糖 1 次,并根据血糖值调节输糖速率,正常 24 小时后逐渐减慢输注速率,48~72 小时停用。

(3)低血糖持续时间较长者可加用氢化可的松 5mg/kg,静脉注射,每 12 小时 1 次;或泼尼松 1~2mg/(kg·d),口服,共 3~5 天。

(4)持续性低血糖:葡萄糖输注速率常需提高至 20~30mg/(kg·min)以上。还可:①静脉注射胰高血糖素 0.02mg/kg,间断给药;或 10μg/(kg·h)静脉维持;②高胰岛素血症可用二氮嗪(diazoxide),每日 10mg/kg(最大剂量<25mg/kg),分 3 次口服。

(5)胰岛细胞增生症则需做胰腺次全切除,先天性代谢缺陷患儿应给予特殊饮食疗法。

第三章

遗传性疾病

第一节 概 述

【基本概念】

遗传性疾病：是由于遗传物质结构或功能改变所导致的疾病，简称遗传病（genetic disease）。

【基础与背景知识】

1. 遗传物质包括细胞中的染色体及其基因。人类细胞染色体数为 23 对（46 条），其中 22 对男性和女性都一样，称常染色体（autosome），1 对染色体男女不同，是决定性别的，称性染色体（sex chromosome），男性为 XY，女性为 XX。正常男性的染色体核型为 46，XY；正常女性的染色体核型为 46，XX。而正常人每 1 个配子（卵子和精子）含有 22 条常染色体和 1 条性染色体（X 或 Y），即 22+X 或 22+Y 的一个染色体组称为单倍体（haploid），人类体细胞染色体数目为双倍体（diploid），即 2n=46。

2. 细胞的遗传信息几乎都储存在染色体的 DNA 分子长链上，DNA 分子是由两条多核苷酸链依靠核苷酸碱基之间的氢键相连接而成的双螺旋结构。在 DNA 长链上，每 3 个相邻的核苷酸碱基组成的特定顺序（密码子）即代表一种氨基酸，即 DNA 分子贮存的遗传信息。

3. **基因** 是遗传的基本功能单位,是 DNA 双螺旋链上的一段负载一定遗传信息,并在特定条件下表达,产生特定生理功能的 DNA 片段。基因是编码蛋白质肽链和 RNA 所必需的核苷酸顺序,人类细胞中的全部基因称为基因组(genome),由30亿个碱基对组成,约有 3 万个基因。每个基因在染色体上都有自己特定的位置,称为基因位点(locus),二倍体同一对染色体上同一位点的基因及其变异叫等位基因,等位基因中一个异常,一个正常,称为病态杂合子,两个异常者称为病态纯合子。如果致病基因位于常染色体上,杂合状态下发病的称为常染色体显性(AD)遗传病;杂合状态下不发病,纯合状态下才发病的称常染色体隐性(AR)遗传病。如果致病基因位于 X 染色体上,依传递方式不同,可分为 X-连锁显性或隐性遗传病。

4. **线粒体基因组(mitochondrial genome,mtDNA)** 是独立于细胞核染色体外的基因组,具有自我复制、转录和编码功能。线粒体中所含的 DNA 为环状双链结构的 DNA 分子,编码多种与细胞氧化磷酸化有关的酶,这些基因突变所导致的疾病称线粒体基因病。线粒体 DNA,按母系遗传。

5. **染色体病(chromosomal disorders)** 指染色体数目或结构异常,造成许多基因物质的丢失而引起的疾病。

6. **单基因遗传病(single gene disease)** 是指受一对等位基因控制的遗传病。在一对基因中只要有 1 个致病基因存在就能表现性状称显性基因,一对基因需 2 个基因同时存在病变时才能表现性状称隐性基因。

7. **单基因遗传病的 5 类遗传方式**

(1)常染色体显性遗传(autosomal dominant inheritance):

致病基因在常染色体上,亲代只要有 1 个显性致病基因传递给子代,子代就会表现性状。

(2)常染色体隐性遗传(autosomal recessive inheritance):致病基因在常染色体上,为一对隐性基因。只带 1 个致病隐性基因的个体不发病,为致病基因携带者。

(3)X 连锁隐性遗传(X-linked recessive inheritance):疾病随 X 染色体传递,女性带有 1 个隐性致病基因,为表型正常的致病基因携带者。男性只有 1 条 X 染色体,即使是隐性基因,也会发病。

(4)X 连锁显性遗传(X-linked dominant inheritance):X 连锁显性遗传致病基因在 X 染色体上;不论男女,只要有一致病基因就会发病。

(5)Y 连锁显性遗传(Y-linked inheritance):Y 连锁遗传致病基因位于 Y 染色体上,只有男性出现症状,由父传子。

8. 多基因遗传病(multifactorial diseases)　由多对基因共同作用,每对基因作用微小,但有积累效应,积累到一定数量就发病。

9. 线粒体病(mitochondrial diseases)　线粒体基因突变引起的遗传病,按母系遗传。

10. 基因组印记(genomic imprinting)　又称遗传印记,是通过生化途径,在一个基因或基因组域上标记其双亲来源信息的生物学过程。这类基因称作印记基因,这类基因表达与否取决于它们所在染色体的来源(父系或母系)以及在其来源的染色体上该基因是否发生沉默。

【诊断与治疗】

1. 诊断

(1)病史:①对有先天畸形、生长发育障碍、智能发育落后、性发育异常或有遗传病家族史者应做全身检查,并且做详细的家系调查和家谱分析,了解其他成员健康情况,了解死产、流产和血缘关系。新生儿期出现黄疸不退、腹泻、持续呕吐、肝大、惊厥、低血糖、酸中毒、高氨血症、电解质异常以及尿中有持续臭味,应疑为遗传性代谢病,并做进一步检查;②记录母亲妊娠史,如胎儿发育情况、母亲有无糖尿病、羊水过少等;③应详细询问母亲孕期用药史及疾病史,母孕期患风疹及巨细胞病毒感染能造成胎儿器官畸形,但有感染病史不一定与畸形有因果关系。

(2)体格检查:①头面部注意头围,有无小头畸形、小下颌畸形,耳的大小,耳位高低,眼距、眼裂、鼻翼发育,有无唇裂、腭裂和高腭弓,毛发稀疏和颜色;②注意上身长与下身长的比例、指距、手指长度、乳间距离、皮肤和毛发色素、手纹、外生殖器等。注意黄疸、肝、脾大和神经系统症状。嗅到一些不正常的汗味或尿味等,可提示某些遗传病可能,主要见于氨基酸代谢病。

(3)实验室检查:①染色体核型分析;②生物化学检查:测定血、尿等体液中的生化代谢物质。近年串联质谱技术已逐步成为遗传性代谢病诊断的常规检测工具。

(4)基因诊断:基因诊断是在 DNA 水平上对受检者的某一特定致病基因进行分析和检测,从而达到对疾病进行特异性分子诊断。

2. 治疗　目前缺乏特殊治疗。

第二节　染　色　体　病

【基本概念】

染色体病:是由于各种原因引起的染色体数目或/和结

构异常的疾病,常造成机体多发畸形、智力低下、生长发育迟缓和多系统的功能障碍,故又称之为染色体畸变综合征(chromosomalaberration syndrome)。

【基础与背景知识】

1. 染色体的畸变包括染色体数目异常和结构异常两大类。

(1)染色体数目异常

1)是由于染色体在减数分裂或有丝分裂时不分离,而使46条染色体固有数目增加或减少。如果是整个染色体组增减,产生整倍体变异,含有3个或3个以上染色体组的细胞称多倍体(polyploid),按多倍体的染色体组数,可称为三倍体(69,XXX、69,XXY)和四倍体(92,XXXX、92,XXYY)。多倍体多在胚胎期死亡而流产,临床上罕见。如果是个别染色体的增减,产生非整倍体变异,形成非整倍体(aneuploid)。临床上常见的是在二倍体基础上,少数染色体的增加形成超二倍体(hyperdiploid)或减少形成亚二倍体(hypodiploid)。亚二倍体中比二倍体染色体数(2n)少1条染色体,称染色体为单体(monosomy),由于基因组的严重失衡,机体难以存活。染色体单体生存的唯一例证是Turner综合征,核型为45,X。超二倍体中比二倍体染色体数增加1条染色体,称染色体为三体(trisomy),是最常见的染色体数目畸变的类型。

2)如果同一个体的细胞存在两种不同的染色体核型,即体内存在两种或两种以上的细胞系,称为嵌合体(mosaic)。嵌合体中各种细胞系的类型及比例取决于发生染色体不分离时期的早晚,发生得越晚,体内正常二倍体细胞所占比例愈大,临床症状也较轻。

(2)染色体结构异常:是由于各种原因造成染色体断裂

所引起,断裂后断端富有黏着性,能与其他断端再结合,发生结构重排而导致缺失、倒位、易位、等臂、环形染色体等改变。无论是哪一种结构异常,均可使携载的基因在数量上或排列顺序上发生改变而导致疾病。断裂的片段形成易位后,基因没有缺失或增加的称平衡易位(balanced translocation),临床无症状,但这种平衡易位染色体携带者的子代易患染色体病。

2. 染色体病的临床特征

(1)常染色体病:即常染色体数目异常或结构畸变所产生的综合征,其共同的特征为:①生长发育迟缓;②智能发育落后;③多发性先天畸形:内脏畸形、骨骼畸形、特殊面容、皮肤纹理改变。

(2)性染色体病:即性染色体 X 或 Y 数目异常或结构的畸变。一般没有常染色体病严重,常伴有性征发育障碍或异常,最常见的是 Turner 综合征、Klinefelter 综合征,其次尚有 XYY、多 X 等综合征。

(3)染色体核型分析的指征:①怀疑患有染色体病者;②有多种先天性畸形;③有明显生长发育障碍或智能发育障碍;④性发育异常或不全;⑤孕母年龄过大、不孕或多次自然流产史;⑥有染色体畸变家族史。

一、21-三体综合征

【基本概念】

21-三体综合征(trisomy 21 syndrome):又称 Down's 综合征,细胞遗传学特征是第 21 号染色体呈三体征。

【基础与背景知识】

21-三体综合征的临床特征为智能落后、特殊面容、生长发育迟缓、伴有多发畸形。

【诊断与治疗】

1. 诊断 典型病例根据特殊面容、智能与生长发育落后、通贯手和特殊皮纹等作出临床诊断,但应作染色体核型分析以确诊。

2. 治疗 目前尚无有效的治疗方法。

二、先天性卵巢发育不全综合征

【基本概念】

先天性卵巢发育不全综合征:又称为 Turner 综合征,为性染色体 X 呈单体性所致,临床特征为身材矮小、青春期无性征发育、原发性闭经。

【背景与基础知识】

Turner 综合征的表型是女性,是人类唯一能生存的单体综合征,是由于细胞内 X 染色体缺失或结构发生改变所致。

【诊断与治疗】

1. 诊断 典型的 Turner 综合征患者在出生时即呈现身高、体重落后,在新生儿期可见颈后皮肤过度折叠以及手、足背发生水肿等特殊症状。实验室检查血清垂体促性腺激素黄体生成激素(LH)、卵泡刺激素(FSH)升高,E_2 降低,腹部 B 超显示子宫、卵巢发育不良,严重者呈纤维条索状。染色体核型分析可确诊。

2. 治疗 本病的治疗以改善其成人期最终身高和性征发育,保证患儿心理健康为目的。

三、先天性睾丸发育不全综合征

【基本概念】

先天性睾丸发育不全综合征(congenital testicular dysplasia

syndrome）：又称精曲小管发育不全或原发小睾丸症或 Klinefelter 综合征（Klinefelter syndrome）。

【背景与基础知识】

1942 年由 Klinefelter、Reifenstein 及 Albright 描述，其特点是睾丸小、无精子及尿中促性腺激素增高等。1959 年 Jacobs 等发现本病患者性染色体为 47,XXY，因此本病称为 47,XXY 综合征。

【诊断与治疗】

1. 诊断 根据男性表型，体格较高，指间距大于身高，乳房女性化。青春期发育常延缓，不能生育。体格检查发现男性第二性征不明显，无胡须，无喉结，皮肤白皙，睾丸小，阴茎亦小，可有隐睾或尿道下裂，阴毛发育差。在标准型 47,XXY 核型中，约有 25% 显示中等度智能发育落后，表现为语言和学习障碍。实验室检查血清 LH、FSH 升高，睾酮降低。确诊需染色体核型分析，该病性染色体标准型为三体型 47,XXY，也可有性染色体四体型或者五体型，例如 48,XXXY；48,XXYY；49,XXXXY；49,XXXYY，不同类型的嵌合体也较常见。

2. 治疗 本病需尽早确诊，自幼开始强化教育和训练，促进智能发育及正常性格形成。患者自 11~12 岁开始，应进行雄激素疗法。

第三节 遗传性代谢病

【基本概念】

遗传性代谢病（inborn error of metabolism，IEM）：是遗传性生化代谢缺陷的总称，是由于基因突变，引起蛋白质分子在结构和功能上发生改变,导致酶、受体、载体等的缺陷,使机体的生化反应和代谢出现异常,反应底物或者中间代谢产物在体内大量蓄积,引起一系列临床表现的一大类疾病。

一、苯丙酮尿症

【基本概念】

苯丙酮尿症(phenylketonuria,PKU):是一种常染色体隐性遗传疾病,是苯丙氨酸(phenylalanine,Phe)及其代谢产物在体内蓄积导致的疾病,临床特征为智力发育落后、皮肤毛发色素浅淡和鼠尿臭味。

【基础与背景知识】

1. PKU 是由于患儿肝脏缺乏苯丙氨酸羟化酶活性,不能将苯丙氨酸转化为酪氨酸,导致苯丙氨酸在血液、脑脊液、各种组织中的浓度极度增高,通过旁路代谢产生大量苯丙酮酸、苯乙酸、苯乳酸和对羟基苯乙酸。高浓度的 Phe 及其代谢产物能导致脑组织损伤。

2. 苯丙氨酸的代谢,除了需要有苯丙氨酸羟化酶的作用外,还必须要有辅酶四氢生物蝶呤(tetrahydrobiopterin,BH4)参与,缺乏时不仅苯丙氨酸不能氧化成酪氨酸,而且造成多巴胺、5-羟色胺等重要神经递质的合成受阻,加重了神经系统的功能损害。

【诊断与治疗】

1. 诊断 根据智能落后、头发由黑变黄、特殊体味和血苯丙氨酸升高可以确诊。本病应力求早期诊断与治疗,以避免神经系统的损伤。

2. 治疗 疾病一旦确诊,应立即采用低苯丙氨酸奶方治疗,待血浓度降到理想浓度时,可逐渐少量添加天然饮食,其中首选母乳,因母乳中苯丙氨酸含量仅为牛奶的 1/3。较大婴儿及儿童添加食品应以低蛋白、低苯丙氨酸食物为原则,需定期测定血苯丙氨酸。低苯丙氨酸饮食治疗至少持续到青春期,终生治疗对患者更有益。

二、肝豆状核变性

【基本概念】

肝豆状核变性(hepatolenticular degeneration,HLD):又称Wilson 病,是一种常染色体隐性遗传性疾病,因 P 型 ATP7B 基因异常,导致铜在体内储积。

【基础与背景知识】

1. 病因是由于 ATP7B 基因突变,铜蓝蛋白和铜氧化酶活性降低,大量铜蓄积在体内重要脏器组织,如肝脏、脑、肾脏、眼等。

2. 临床上以肝硬化、眼角膜 K-F 环和锥体外系三大表现为特征。肝脏损害最为常见,表现轻重不一;神经系统的症状多在 10 岁以后,可有不同程度的锥体外系症状;眼角膜出现 K-F 环多见于晚期患者;其他伴发症状可有血尿和蛋白尿、溶血性贫血等。

【诊断与治疗】

1. 诊断 根据肝脏和神经系统症状、体征和实验室检查结果,特别是角膜 K-F 环阳性,血清铜蓝蛋白低于 200mg/L,铜氧化酶吸光度低于 0.17 可确立诊断。

2. 治疗 治疗目的是防止或减少铜在组织内蓄积,患者应低铜饮食、终身治疗。开始治疗越早,预后越好。首选青霉胺(penicillamine)促进铜排泄,剂量为每日 20mg/kg,分 2~3 次饭前半小时口服,首次服用应作青霉素皮内试验。同时可使用减少铜吸收的药物锌制剂。

三、糖原贮积症

【基本概念】

糖原贮积症(glycogen storage disease, GSD):是一组由于先天性酶缺陷所造成的糖原代谢障碍性疾病。其共同特征是糖原代谢异常,导致糖原在肝脏、肌肉、肾脏等组织中储积量增加。

【基础与背景知识】

1. 依其所缺陷的酶可分为 12 型,除Ⅸb 型为 X 连锁隐性遗传外,其余都是常染色体隐性遗传性疾病。

2. Ⅰa 型最常见,是由于葡萄糖-6-磷酸酶(G-6-PC)缺陷所致。

3. 患儿临床表现轻重不一,呈娃娃脸,肌张力低下,智能发育多数正常。重症在新生儿期即可出现严重低血糖、酸中毒、呼吸困难和肝大等症状和体征,少数可出现低血糖惊厥。患儿有高乳酸血症、高尿酸血症。

4. 轻者在幼儿期表现为生长落后、身材矮小、低血糖、肝大、易感染,也可出现高脂血症,一些患儿尽管血糖很低,但无明显的低血糖症状,往往因肝大就诊,经生化检查才发现低血糖。患者可出现骨质疏松,由于血小板功能不良,患儿常有鼻出血等出血倾向,长期并发症中以肝腺瘤和进行性肾功能不全最为突出。

【诊断与治疗】

1. 诊断 根据病史中低血糖症状,鼻出血,生长发育落后,智力正常,体征中肝肾增大和血生化检测结果显示低血糖,高脂血症,高乳酸血症,高尿酸血症,乳酸酸中毒等可作出临床诊断,肾上腺素或胰高血糖素等试验可辅助诊断。准确分型需进行酶学测定和基因诊断。

2. 治疗　总目标是维持正常血糖,抑制低血糖所继发的各种代谢紊乱,延缓并发症的发生。饮食治疗是重要手段,日间少量多次喂给糖类食物和夜间使用鼻饲点滴葡萄糖10mg/(kg·min)维持,维持血糖4~5mmol/L为宜。1岁后可用生玉米淀粉治疗,每4~6小时喂给1.75~2.0g/(kg·次),以防治低血糖和乳酸血症。在严重低血糖时,静脉给予葡萄糖0.5g/(kg·h)。

第四章

免疫性疾病

第一节 原发性免疫缺陷病

【基本概念】

1. 免疫缺陷病（immunodeficiency，ID） 是指由免疫器官、组织、细胞或分子缺陷引起机体抗感染免疫功能低下的一组临床综合征。

2. 原发性免疫缺陷病（primary immunodeficiency，PID）由遗传性因素即相关基因突变或缺失所致。

3. 继发性免疫缺陷病（secondary immunodeficiency，SID）出生后环境因素影响免疫系统，如感染、营养紊乱和某些疾病状态所致。

4. 获得性免疫缺陷综合征（acquired immunodeficiency syndrome，AIDS）由人类免疫缺陷病毒（human immunodeficiency virus，HIV）感染所致。

【基础与背景知识】

原发性免疫缺陷病的病因尚未十分清楚，根据这类疾病的表现多种多样，很可能是多种因素所致，遗传因素在众多原发性免疫缺陷病中起作用。

【诊断与治疗】

1. 诊断

(1)病史

1)过去史:脐带延迟脱落是白细胞黏附缺陷症Ⅰ型(LADI)的重要线索。严重麻疹或水痘病程提示细胞免疫缺陷。了解有无引起继发性免疫缺陷病的因素、有无输血、血制品和移植物抗宿主反应(GVHR)史。详细记录预防注射,特别是灰髓炎活疫苗接种后有无麻痹发生。

2)家族史:约1/4患儿家族能发现因感染致早年死亡的成员。应对患儿家族进行家系调查。原发性免疫缺陷病现证者可为基因突变的开始者,而无阳性家族史。了解家族中有无过敏性疾病、自身免疫性疾病和肿瘤患者,有助于对现证者的评估。

(2)体格检查:严重或反复感染可致体重下降、发育滞后现象、营养不良、轻-中度贫血和肝脾肿大。B细胞缺陷者的周围淋巴组织如扁桃体和淋巴结变小或缺如。X-连锁淋巴组织增生症则出现全身淋巴结肿大。可存在皮肤疖肿、口腔炎、牙周炎和鹅口疮等感染证据。某些特殊综合征则有相应的体征,如胸腺发育不全、湿疹-血小板减少-免疫缺陷综合征(WAS)和共济失调毛细血管扩张症(AT)等疾病。

(3)实验室检查:PID的确诊依靠实验室免疫学检查和基因分析结果。可分为3个层次进行:

1)初筛试验:包括B细胞缺陷(IgG/M/A测定、ASO、分泌型IgA水平)、T细胞缺陷(外周血淋巴细胞计数及形态、胸部X线片胸腺影)、吞噬细胞(NBT试验、IgE水平)、补体缺陷(CH50活性、C3和C4水平)。

2)进一步检查:包括B细胞缺陷(B细胞计数、IgG亚类水平)、T细胞缺陷(T细胞亚群计数)、吞噬细胞(吞噬功能测定)、补体缺陷(各种补体成分测定)。

3)特殊/研究性试验:如基因突变分析等。

2. 治疗

(1)一般治疗:加强家庭宣教,预防和治疗感染,注重营养。T细胞缺陷患儿,不宜输血或新鲜血制品,以防发生GVHR。若必需输血或新鲜血制品时,应先将血液进行放射照射,供血者应作巨细胞病毒(CMV)筛查。最好不作扁桃体和淋巴结切除术,脾切除术视为禁忌。

(2)替代治疗:①静脉注射丙种球蛋白(IVIG):治疗指征仅限于低IgG血症;②高效价免疫血清球蛋白(special immune serum globulins,SIG):包括水痘-带状疱疹、狂犬病、破伤风和乙肝SIG,用于预防高危患儿;③血浆:除含有IgG外,尚含有IgM、IgA、补体和其他免疫活性成分。

(3)其他替代治疗:①新鲜白细胞:吞噬细胞缺陷患者伴严重感染时;②细胞因子治疗:如胸腺素类、转移因子、IFN-γ、IL-2等;③酶替代治疗:腺苷脱氨酶(ADA)缺陷者,可输注红细胞(其中富含ADA)或牛ADA-多聚乙二烯糖结合物肌注,效果优于红细胞输注。

(4)免疫重建:目前采用干细胞移植,包括骨髓移植(BMT),脐血干细胞移植和外周血干细胞移植,将正常细胞或基因片段植入患者体内,以持久纠正免疫缺陷病。

(5)基因治疗。

第二节 风 湿 热

参见第七篇第二章风湿热。

第三节 幼年特发性关节炎

【基本概念】

幼年特发性关节炎(juvenile idiopathic arthritis,JIA):是指16岁以下儿童的持续6周以上的不明原因关节肿胀,除外其他疾病后称为JIA。

【基础与背景知识】

发病机制可能为:各种感染性微生物的特殊成分作为外来抗原,作用于具有遗传学背景的人群,激活免疫细胞,通过直接损伤或分泌细胞因子、自身抗体触发异常免疫反应,引起自身组织的损害和变性。

【诊断与治疗】

1. JIA 除外标准

(1)银屑病患者。

(2)8岁以上 HLA-B27 阳性的男性关节炎患儿。

(3)家族史中一级亲属有 HLA-B27 相关的疾病(强直性脊柱炎、与附着点炎症相关的关节炎、急性前葡萄素膜炎或骶髂关节炎)。

(4)两次类风湿因子阳性,两次间隔为3个月以上。

(5)患者有全身型 JIA 表现。

2. 全身型关节炎的诊断 每次发热至少2周以上,伴有关节炎,同时伴随以下(2)~(5)项中的一项或更多症状:

(1)短暂的、非固定的红斑样皮疹。

(2)淋巴结肿大。

(3)肝脾大。

(4)浆膜炎:如胸膜炎及心包炎。

(5)应排除前述除外标准中的(1)~(4)。

3. 类风湿因子阴性多关节型 JIA 诊断　诊断标准:①发热最初 6 个月有 5 个关节受累,类风湿因子阴性;②应排除前述除外标准中的(1)~(5)。

4. 类风湿因子阳性多关节型 JIA 诊断　①发热最初 6 个月有 5 个关节受累,并且在最初 6 个月中至少两次以上类风湿因子阳性,两次间隔 3 个月以上;②应排除前述除外标准中的(1)~(3)、(5)。

5. 少关节型 JIA 诊断　发病最初 6 个月有 1~4 个关节受累。疾病又分为两个亚型,持续型(整个病程受累关节数≤4 个);扩展型(发病 6 个月后受累关节数≥5 个)。应排除前述除外标准中的(1)~(5)。

6. 与附着点炎症相关的关节炎标准　关节炎合并附着点炎症或关节炎或附着点炎症,伴有以下情况中至少 2 项,骶髂关节压痛或炎症性腰骶部及脊柱压痛,而不局限在颈椎;HLA-B27 阳性;8 岁以上的男性患儿;家族史中一级亲属有 HLA-B27 相关的疾病(强直性脊柱炎、与附着点炎症相关的关节炎、急性前葡萄素膜炎或骶髂关节炎)应排除前述除外标准中的(1)、(4)、(5)。

7. 银屑病性关节炎诊断标准　① 1 个或更多的关节炎合并银屑病,或关节炎合并以下任何 2 项,指(趾)炎;指(趾)甲凹陷或脱离;家族史中一级亲属有银屑病;②应排除前述除外标准中的(2)~(5)。

8. 未定类的幼年特发性关节炎　不符合上述任何一项或符合上述两项以上类别的关节炎。

9. 治疗 JIA 的治疗原则是:控制病变的活动度,减轻或消除关节疼痛和肿胀;预防感染和关节炎症的加重;预防关节功能不全和残废;恢复关节功能及生活与劳动能力。

(1)一般治疗:①鼓励患儿参加适当的运动;②定期进行裂隙灯检查以发现虹膜睫状体炎;③心理治疗。

(2)药物治疗:①非甾体抗炎药(NSAID):可选用萘普生[10~15mg/(kg·d),分 2 次]、布洛芬[50mg/(kg·d)],分2~3 次)、肠溶阿司匹林[60~90mg/(kg·d),分4~6 次]、双氯芬酸钠或尼美舒利等;②缓解病情抗风湿药(DMARDs)即二线药物:羟氯喹[5~6mg/(kg·d),不超过 0.25g/d,分 1~2 次,疗程 3 个月至 1 年]、柳氮磺吡啶[50mg/(kg·d)]、青霉胺等;③肾上腺皮质激素:非首选或单独使用的药物,临床应用适应证包括 NSAID 和DMARDs 未能控制的全身型和多关节型严重病儿;少关节型不主张用肾上腺皮质激素全身治疗,可酌情在单个病变关节腔内抽液后,注入醋酸氢化可的松混悬剂局部治疗;虹膜睫状体炎轻者可用扩瞳剂及肾上腺皮质激素类眼药水点眼,对严重影响视力患者,除局部注射肾上腺皮质激素外需加用小剂量泼尼松口服。对银屑病性关节炎不主张用肾上腺皮质激素;④免疫抑制剂:首选甲氨蝶呤(MTX):剂量为 $10mg/m^2$,每周 1 次顿服。服药 3~12 周即可起效,也可选择使用环孢素、环磷酰胺(CTX)、来氟米特和硫唑嘌呤、雷公藤多苷。但其治疗 JIA 的有效性与安全性尚需慎重评价;⑤其他:大剂量 IVIG 治疗难治性全身发病型 JIA 的疗效尚未能得到确认。抗肿瘤坏死因子(TNF)-α 单克隆抗体对多关节型 JIA 有一定疗效。

(3)理疗。

第四节　过敏性紫癜

参见第五篇第三章第一节过敏性紫癜。

第五节　川　崎　病

【基本概念】

川崎病(Kawasaki disease,KD):又称黏膜皮肤淋巴结综合征(mucocutaneous lymphnode syndrome,MCLS),是一种以全身血管炎变为主要病理的急性发热性出疹性小儿疾病。

【背景与基础知识】

1. 病因和发病机制尚不清楚,推测是一种免疫介导的血管炎。

2. 病理变化为全身性血管炎,好发于冠状动脉。

【诊断和治疗】

1. 诊断　发热5天以上,伴下列5项临床表现中4项者,排除其他疾病后,即可诊断为川崎病;如5项临床表现中不足4项,但超声心动图有冠状动脉损害,亦可确诊为川崎病。

(1)四肢变化:急性期掌跖红斑,手足硬性水肿;恢复期指(趾)端膜状脱皮。

(2)多形性红斑。

(3)眼结合膜充血,非化脓性。

(4)唇充血皲裂,口腔黏膜弥漫充血,舌乳头突起、充血呈草莓舌。

(5)颈部淋巴结肿大。

2. 治疗

(1)阿司匹林:每日 30~50mg/kg,分 2~3 次服用,热退后 3 天逐渐减量,约 2 周左右减至每日 3~5mg/kg,维持 6~8 周。如有冠状动脉病变时,应延长用药时间,直至冠状动脉恢复正常。

(2)静脉注射丙种球蛋白(IVIG):剂量为 2g/kg 于 8~12 小时静脉缓慢输入,宜于发病早期(10 天以内)应用,可迅速退热,预防冠状动脉病变发生。应用过 IVIG 的患儿在 11 个月内不宜进行麻疹、风疹、腮腺炎、水痘疫苗预防接种。

(3)糖皮质激素:IVIG 治疗无效的患儿可考虑使用糖皮质激素,亦可与阿司匹林和双嘧达莫合并应用,不宜单独应用,剂量为 2mg/(kg·d),用药 2~4 周。

第五章

感染性疾病

第一节 病毒感染

一、麻疹

【基本概念】

麻疹(measles):是麻疹病毒引起的,主要威胁5岁以下儿童,传染性极强,以发热、上呼吸道炎、眼结膜炎为主要症状,以皮肤红色斑丘疹和颊黏膜出现斑疹为其特征的急性呼吸道传染病。

【基础与背景知识】

1. 麻疹病毒在外界生存力弱,不耐热,对紫外线和消毒剂均敏感。

2. 麻疹患者是唯一的传染源,主要通过呼吸道传播,病后大多可获得终身免疫。麻疹患者出疹前后的5天均有传染性,有并发症的患者传染性可延长至出疹后10天。

3. 多核巨细胞浸润是麻疹的病理特征,主要分布于皮肤、淋巴组织、呼吸道和肠道黏膜及眼结膜。

4. 典型麻疹分为四期

(1)潜伏期:大多为6~18天(平均10天左右)。

（2）前驱期：也称出疹前期，常持续 3~4 天。主要表现为：①发热；②上呼吸道炎及结膜炎表现，如咳嗽、喷嚏、流泪、畏光、结膜充血等；③麻疹黏膜斑（koplik 斑）：是麻疹早期具有特征性的体征，一般在出疹前 1~2 天出现。初见于下磨牙相对的颊黏膜上，为直径约 0.5~1.0mm 的灰白色小点，周围有红晕，常在 1~2 天内迅速增多，可累及整个颊黏膜并蔓延至唇部黏膜，出疹后逐渐消失。

（3）出疹期：多在发热 3~4 天后出皮疹，皮疹先出现于耳后、发际，渐及额、面、颈部，自上而下蔓延至躯干、四肢，最后达手掌与足底，此时全身中毒症状加重。

（4）恢复期：出疹 3~4 天后发热开始减退，皮疹按出疹的先后顺序开始消退，疹退后皮肤有色素沉着伴糠麸样脱屑，一般 7~10 天痊愈。

5. 本病常见并发症　①肺炎，占麻疹患儿死因的 90% 以上；②喉炎；③心肌炎；④麻疹脑炎；⑤结核病恶化；⑥营养不良与维生素 A 缺乏症。

【诊断与治疗】

1. 诊断

（1）根据流行病学资料、麻疹接触史以及临床上出现急性发热、畏光、眼鼻卡他等症状，应怀疑麻疹可能。

（2）皮疹出现前，依靠 koplik 斑可确诊。

（3）疹退后皮肤有脱屑及色素沉着等特点，可帮助回顾性诊断。

（4）麻疹病毒血清 IgM 抗体阳性或分离到麻疹病毒可确诊。

2. 治疗

（1）主要为对症治疗（酌情使用退热剂、镇静剂，补充维生素 A,继发细菌感染可给抗生素)、加强护理(休息,鼓励多饮水,注意皮肤、眼、口腔清洁)和预防并发症。

(2)提高人群免疫力,减少麻疹易感人群是消除麻疹的关键。①主动免疫:采用麻疹减毒活疫苗预防接种,出生 8 个月为麻疹疫苗的初种年龄,7 岁儿童要完成第 2 次接种;②被动免疫:接触麻疹后 5 天内立即给予免疫血清球蛋白 0.25ml/kg 可预防发病;③控制传染源:一般隔离至出疹后 5 天,合并肺炎者延长至出疹后 10 天;④切断传播途径:流行期间易感儿童避免到人群密集的场所去;⑤加强麻疹的监测管理。

二、脊髓灰质炎

【基本概念】

脊髓灰质炎(poliomyelitis):是一种由脊髓灰质炎病毒(poliovirus)感染,脊髓前角运动神经元损害为主,以分布不规则和轻重不等的迟缓性瘫痪为临床特征的急性消化道传染病。

【基础与背景知识】

1. 脊髓灰质炎病毒属于小 RNA 病毒科的肠道病毒,体外生存力强,耐酸,耐乙醚、氯仿等有机溶剂。人是自然界唯一宿主。

2. 粪-口感染为本病的主要传播方式,急性期患者和健康带病毒者的粪便是重要的病毒来源,病程的潜伏期末和瘫痪前期传染性最大。一般以 40 天作为本病的隔离期。

3. 脊髓灰质炎病毒为嗜神经病毒,主要侵犯脊髓前角运动神经元,尤其是颈段和腰段受损多见。病灶特点为多发、散在且不对称。早期病变呈可逆性,病变严重者则因神经细胞坏死、瘢痕形成而造成持久性瘫痪。

4. 脊髓灰质炎临床表现轻重悬殊,有无症状型,又称隐性感染(占90%以上),顿挫型(约占4%~8%),无瘫痪型和瘫痪型。

5. 瘫痪型为本病的典型表现,可分为以下各期

(1)前驱期:主要表现为上呼吸道感染症状。持续1~4天,如病情不再发展而痊愈,即为顿挫型。

(2)瘫痪前期:患儿出现高热、头痛、颈、背、四肢肌肉疼痛,同时有中枢神经系统感染的症状和体征。此时脑脊液呈现细胞蛋白分离现象。若3~5天后热退,症状消失则为无瘫痪型;如病情继续发展可能发生瘫痪。

(3)瘫痪期:临床出现不对称性弛缓性瘫痪,热退后瘫痪不再进展。无感觉障碍,大小便功能障碍少见。根据病变部位分为脊髓型、延髓型、脑型、混合型。

(4)恢复期:一般在瘫痪后1~2周瘫痪的肌肉开始恢复,常从肢体远端的手指、足趾开始。

(5)后遗症期:1~2年内瘫痪肌肉仍不能恢复则为后遗症,形成马蹄足内翻或外翻、脊柱弯曲等畸形。

6. 本病并发症包括:呼吸肌麻痹者可继发吸入性肺炎、肺不张;尿潴留易并发尿路感染;长期卧床可致褥疮、肌萎缩等。

【诊断与治疗】

1. 诊断

(1)临床出现典型分布不规则和轻重不等的弛缓性瘫痪症状,是该病诊断的重要依据。

(2)瘫痪前期及瘫痪早期脑脊液细胞数增多,蛋白增加不明显,呈细胞蛋白分离现象,对诊断有一定参考价值。

(3)发病1个月内检测患者血液及脑脊液中抗脊髓灰质炎病毒特异性 IgM 抗体,阳性可早期帮助诊断,恢复期血清中特异性 IgG 抗体滴度升高4倍以上,对诊断有一定意义。

（4）粪便病毒分离是本病最重要的确诊性检查。

（5）需与急性感染性多发性神经根神经炎（常有前驱感染病史，呈上行性、对称性、弛缓性肢体瘫痪，多有感觉障碍）、家族性周期性麻痹（常有家族史及周期性发作史，对称性四肢弛缓性瘫痪。发作时血钾降低，补钾后迅速恢复）、周围神经炎以及假性瘫痪等鉴别。

2. 治疗

（1）主要是对症处理和支持治疗：①前驱期和瘫痪前期：卧床休息，隔离 40 天。早期应用 α-干扰素有抑制病毒复制和免疫调节作用。有条件可静脉输注丙种球蛋白；②瘫痪期：瘫痪肢体置功能位置，防止畸形。可选用药物如地巴唑（兴奋脊髓和扩张血管）、加兰他敏（促进神经传导）、维生素 B_{12}（促进神经细胞的代谢）；③恢复期及后遗症期：尽早锻炼，也可采用针灸、按摩及理疗等，严重肢体畸形可手术矫正。

（2）该病的预防：①主动免疫：口服脊髓灰质炎减毒活疫苗糖丸，出生后第 2、3、4 个月各 1 次，4 岁时加强免疫 1 次；②被动免疫：未服用疫苗而与患者有密切接触的 5 岁以下小儿或有先天性免疫缺陷的儿童应及早注射丙种球蛋白，可防止发病或减轻症状。

三、水痘

【基本概念】

水痘（chichenpox，varicella）：是由水痘-带状疱疹病毒（varicella zoster virus，VZV）感染引起，经过飞沫或接触传播，以皮肤黏膜相继出现和同时出现斑疹、丘疹、疱疹为特征，传染性极强的儿童期急性传染病。

【基础与背景知识】

1. 人是 VZV 的唯一宿主。该病毒在体外抵抗力弱，对热、酸和各种有机溶剂敏感,不能在痂皮中存活。

2. 水痘患者为本病的传染源。传染期从出疹前 1~2 天至病损结痂,约 7~8 天。人群普遍易感,主要见于儿童,以 2~6 岁为高峰。

3. 多核巨细胞浸润和核内包涵体形成是该病特征性病理改变。皮肤真皮层毛细管内皮细胞肿胀,表皮棘状细胞层上皮细胞水肿变性,液化后形成水疱,内含大量病毒,以后液体吸收、结痂。

4. 典型水痘临床表现　出疹前可出现低热、不适、厌食等症状,24~48 小时出现皮疹。皮疹首发于头、面和躯干,继而扩展到四肢,呈向心性分布;最初为红色斑疹和丘疹,继之变为水疱,2~3 天迅速结痂;皮疹陆续分批出现,伴明显痒感,在疾病高峰期可见到斑疹、丘疹、疱疹和结痂同时存在;黏膜皮疹还可出现在口腔、眼结膜、生殖器等处,易破溃形成浅溃疡。轻型水痘多为自限性疾病,10 天左右痊愈。

5. 本病并发症最常见为皮肤继发感染如脓疱疮、丹毒、蜂窝织炎,甚至由此导致败血症等;水痘肺炎主要发生于免疫缺陷儿和新生儿;神经系统可见水痘后脑炎、横贯性脊髓炎、面神经瘫痪、Reye 综合征等。

6. 一次感染水痘可获终身免疫,但在免疫功能受损者也可有第 2 次感染,症状轻微。

【诊断与治疗】

1. 诊断

(1)有水痘接触史,临床上出现上述特征性皮疹,可临床诊断。

(2)取水痘疱疹液、咽部分泌物或血液作病毒分离可确诊。

(3)血清水痘病毒特异性 IgM 抗体检测,阳性可早期帮助诊断;双份血清特异性 IgG 抗体滴度 4 倍以上增高也有助诊断。

(4)水痘还需与丘疹性荨麻疹以及能引起疱疹性皮肤损害的疾病(肠道病毒或金黄色葡萄球菌感染、药物和接触性皮炎等)鉴别诊断。

2. 治疗

(1)无并发症者以一般治疗和对症处理为主。抗病毒药物首选阿昔洛韦,应在皮疹出现的 48 小时内开始。皮质激素有导致病毒播散可能,不宜使用。

(2)该病的预防:控制传染源,隔离患儿至皮疹全部结痂为止。水痘减毒活疫苗能有效预防易患小儿发生水痘。

四、传染性单核细胞增多症

【基本概念】

传染性单核细胞增多症(infectious mononucleosis,IM):是由 EB 病毒(Epstein-Barr virus,EBV)所导致,主要侵犯儿童和青少年,以发热、咽喉痛、肝脾和淋巴结肿大、外周血中淋巴细胞增多伴异型淋巴细胞,异嗜性抗体及轻度一过性肝炎为特征的急性消化道感染性疾病。

【基础与背景知识】

1. EBV 是一种嗜淋巴细胞的 DNA 病毒,主要侵犯 B 淋巴细胞。

2. 患者和隐性感染者是传染源,口-口传播是重要的传播途径。

3. EB 病毒有六种抗原成分,如病毒壳体抗原(viral capsid antigen,VCA)、膜抗原(membrane antigen,MA)、早期抗原(early antigen,EA,可再分为弥散成分 D 和局限成分 R)、补体结合抗原(即可溶性抗原 S)、EB 病毒核抗原(nuclear an-

tigen,NA)、淋巴细胞检测的膜抗原(lymphocyte detected membrane antigen,LYDMA),前五种均能产生各自相应的抗体；LYDMA 则尚未测出相应的抗体。

4. 淋巴细胞的良性增生是本病的基本病理特征。

5. 本病典型表现

(1)发热,体温 38.5~40℃不等,热程大多 1~2 周。

(2)咽峡炎,咽部、扁桃体、腭垂充血肿胀,可见出血点,伴有咽痛。

(3)淋巴结肿大,以颈部淋巴结受累最常见,肿大淋巴结直径很少超过 3cm,中等硬度,无明显压痛和粘连。肘部滑车淋巴结肿大常提示有本病可能。

(4)肝、脾大,肝大多数在肋下 2cm 以内,可出现肝功能异常。约半数患者有轻度脾大,伴疼痛及压痛。

(5)皮疹,部分患者出现多形性皮疹,多在病程 4~6 日出现,持续 1 周左右消退。

【诊断与治疗】

1. 诊断

(1)根据流行情况、典型临床表现(发热、咽痛、肝脾及淋巴结肿大)、外周血异型淋巴细胞>10%、嗜异性凝集试验阳性、EB 病毒特异性抗体(VCA-IgM、EA-IgG)和 EBV-DNA 检测阳性可做出临床诊断。

(2)VCA-IgM 阳性或急性期及恢复期双份血清 VCA-IgG 抗体效价呈 4 倍以上增高是诊断 EBV 急性感染最特异和最有价值的血清学试验,阳性可确诊。

(3)该病需与巨细胞病毒、腺病毒、肺炎支原体、甲肝病毒、风疹等感染所致的淋巴细胞和单核细胞增多相鉴别。

2. 治疗

(1)该病系自限性疾病,主要采取对症治疗。脾大的患者应避免与腹部接触的运动。

(2)抗病毒治疗可用阿昔洛韦、更昔洛韦等,但疗效尚有争议。静脉注射丙种球蛋白可使临床症状改善,缩短病程,早期给药效果更好。

(3)重型患者短疗程应用肾上腺皮质激素可明显减轻症状。

五、流行性腮腺炎

【基本概念】

流行性腮腺炎(epidemic parotitis,mumps):是由腮腺炎病毒引起,经过呼吸道传染的腮腺非化脓性炎症。

【基础与背景知识】

1. 腮腺炎病毒对物理和化学因素敏感,来苏、福尔马林等均能在 2~5 分钟内将其灭活。

2. 腮腺炎患者和健康带病毒者是本病的传染源,患者在腮腺肿大前 6 天到发病后 9 天均可排出病毒。主要通过呼吸道飞沫传播,亦可通过直接接触而感染。

3. 受侵犯的腺体出现非化脓性炎症为本病的病理特征,常以腮腺肿大为首发体征。邻近的颌下腺和舌下腺亦可明显肿胀。腮腺管口(位于上颌第二磨牙对面黏膜上)早期可见红肿。病程中可伴不同程度的发热、头痛、乏力等不适。

4. 腮腺炎病毒有嗜腺体和嗜神经性,常出现以下并发症:①脑膜脑炎;②睾丸炎;③卵巢炎;④胰腺炎。

【诊断与治疗】

1. 诊断

(1)根据流行病学史、接触史以及发热、腮腺和邻近腺体肿大疼痛等症状,可作临床诊断。

(2)对可疑病例可进行血清学检查(特异性 IgM 抗体阳性或者双份血清特异性 IgG 抗体效价有 4 倍以上升高)及病毒分离以确诊。

(3)90%患者发病早期血、尿淀粉酶有轻至中度增高。

(4)鉴别诊断包括化脓性腮腺炎、其他病毒性腮腺炎以及其他原因引起的腮腺肿大(如白血病、淋巴瘤或腮腺肿瘤等)。

2. 治疗

(1)对症处理为主:保持口腔清洁,清淡饮食,多饮水。高热、头痛和并发睾丸炎者给予解热止痛药物。发病早期可抗病毒治疗,疗程 5~7 天。重症患者可短期使用肾上腺素激素治疗,疗程 3~5 天。

(2)本病的预防:及早隔离患者直至腮腺肿胀完全消退为止。集体机构的接触儿童应检疫 3 周。接种腮腺炎减毒活疫苗可保护易感儿。

六、手足口病

【基本概念】

手足口病(hand-foot-mouth disease,HFMD):是由多种肠道病毒为潜在病原体,以消化道、呼吸道及接触传播为感染途径,以 3 岁左右儿童为主要易感人群,以手、足、口出现水疱为特征的急性传染病。

【基础与背景知识】

1. 引起手足口病的病毒主要为肠道病毒,我国以柯萨奇病毒 A 组 16 型(Coxsackie virus,CoxA16)和肠道病毒 71 型(entero virus,EV71)多见,该类病毒对外界有较强的抵抗力。

2. 手足口病患者和隐性感染者均为传染源,主要通过粪-口途径传播,亦可经呼吸道和密切接触而感染。人群对肠道病毒普遍易感,临床以儿童患者为主,尤其容易在托幼机构的儿童间流行。

3. 根据病情轻重程度分为普通病例和重症病例。

(1)普通病例:急性起病,大多有发热,口腔散发疱疹或溃疡,导致患儿拒食、流涎。手、足和臀部出现斑丘疹和疱疹,皮疹消退后不留瘢痕或色素沉着,多在1周内痊愈。

(2)重症病例:少数病例病情进展迅速,在发病1~5天左右出现脑膜炎、脑炎、脑脊髓炎、肺水肿、循环障碍等,极少数病情危重可致死亡,存活者可留有后遗症。

【诊断与治疗】

1. 诊断

(1)根据流行病学资料,急性起病,发热(部分病例可无发热)伴手、足、口、臀部皮疹可以作出诊断。

(2)少数重症病例皮疹不典型,临床诊断困难,行咽拭子、气道分泌物、疱疹液或粪便CoxA16、EV71等肠道病毒核酸检测阳性或分离到肠道病毒可确诊,急性期与恢复期血清CoxA16、EV71等肠道病毒中和抗体有4倍以上升高亦可确诊。

(3)有以下表现者(尤其3岁以下患儿)提示有可能在短期内进展为危重病例:①持续高热不退;②精神差、呕吐、易惊、肢体抖动、无力;③呼吸、心率增快;④出冷汗、末梢循环不良;⑤高血压;⑥外周血白细胞计数、血小板计数明显增高;⑦高血糖。

(4)本病需与其他引起儿童发热、出疹性疾病、其他病毒所致脑炎或脑膜炎、肺炎、暴发性心肌炎相鉴别。

2. 治疗

(1)普通病例:对症治疗,避免交叉感染,适当休息,清淡饮食。

（2）重症病例：①神经系统受累的治疗：控制颅内高压（限制入量，甘露醇静脉注射，必要时加用呋塞米）；酌情应用糖皮质激素和免疫球蛋白；降温、镇静、止惊对症；②呼吸、循环衰竭的治疗：保持呼吸道通畅；呼吸功能障碍的治疗参见呼吸功能障碍章节；保护重要脏器的功能，维持内环境稳定；③恢复期治疗：促进脏器功能恢复；功能康复治疗；中西医结合治疗。

第二节　细菌感染

一、败血症

【基本概念】

1. 败血症（septicemia）　是指微生物进入血循环并在其中繁殖，产生毒素，引起全身炎症反应的临床综合征（systemic inflammatory response syndrome，SIRS）。

2. 菌血症（bacteriemia）　若侵入血流的细菌被人体防御机能所清除，无明显毒血症症状出现。

3. 脓毒血症（pyemia）　败血症伴有多发性脓肿。

【基础与背景知识】

1. 各种致病菌都可引起败血症。革兰氏阳性球菌主要为葡萄球菌、肠球菌和链球菌；革兰氏阴性菌主要为大肠埃希菌、肺炎克雷伯杆菌、假单胞菌属等。近年来，革兰氏阴性菌及耐药菌株感染逐年上升，条件致病菌引起的败血症亦有所增加。

2. 侵入人体的病原微生物能否引起败血症，与微生物的毒力、数量以及人体的免疫防御功能有关。

3. 败血症患者共同的和最显著的病理变化是毒血症引起的中毒改变。组织器官细胞变性、微血管栓塞、组织坏死、出血及炎症细胞浸润。

4. 本病临床表现

(1)原发感染灶:其特点为所在部位红、肿、热、痛和功能障碍。

(2)感染中毒症状:突然发热,精神萎靡或烦躁不安,面色苍白或青灰、头痛、肌肉、关节酸痛、软弱无力、甚至呼吸困难。重者可出现中毒性脑病、中毒性心肌炎、肝炎、肠麻痹、感染性休克、DIC 等。

(3)皮疹。

(4)肝脾大。

(5)迁徙性病灶:常见的迁徙性病灶有皮下及深部肌肉脓肿、肺炎、渗出性胸膜炎、肺脓肿、脓胸、感染性心内膜炎等。

【诊断与治疗】

1. 诊断

(1)凡急性发热、外周血白细胞及中性粒细胞明显增高,而无局限于某一系统的急性感染时,都应考虑有败血症的可能。

(2)凡新近有皮肤感染、外伤,特别是有挤压疮疖史者,或者呼吸道、尿路等感染病灶或局灶感染虽经有效抗菌药物治疗但体温仍未控制且感染中毒症状明显,应高度怀疑败血症的可能。

(3)血培养和/或骨髓培养阳性为败血症确诊的依据,但一次血培养阴性不能否定败血症的诊断。

(4)败血症应与伤寒、粟粒性肺结核、恶性组织细胞病、结缔组织病如幼年特发性关节炎(全身型)等相鉴别。

2. 治疗

(1)一般治疗:注意电解质平衡及维生素补充,防止褥疮等发生。感染中毒症状严重者可在足量应用有效抗生素的同时给予小剂量糖皮质激素治疗5~7天。

(2)抗菌治疗:①尽早使用抗生素,在未获得病原学结果之前应根据情况给予抗菌药物经验治疗,以后再根据病原菌种类和药敏试验结果调整给药方案;②疗程需持续到症状改善,退热后2~3周,或血培养转阴后1~2周或连续2~3次血培养阴性后方可停药;③抗生素宜用足量或大剂量静脉给药,无尿或少尿不宜用对肾脏有毒副作用的药物;④针对革兰氏阳性球菌,可用青霉素;金黄色葡萄球菌耐药菌株可用万古霉素;耐药性革兰氏阴性菌可用第三代头孢菌素或含酶抑制剂的第三代头孢菌素。

二、感染性休克

【基本概念】

感染性休克(septic shock):是严重感染(特别是革兰氏阴性菌感染)期间,由致病微生物及其产物激活宿主的各种细胞和体液系统,产生细胞因子和内源性介质,导致全身微循环障碍的基础上继发大循环障碍,全身组织细胞缺血缺氧、代谢紊乱、功能障碍,甚至多器官功能衰竭与死亡。

【基础与背景知识】

1. 革兰氏阴性菌能分泌内毒素,易导致感染性休克。常见病原菌为:痢疾杆菌、脑膜炎球菌、铜绿假单胞菌、大肠埃希菌等。

2. 感染性休克的临床分期

(1)休克代偿期:患者神志尚清,面色和皮肤苍白,轻度发绀,呼吸、心率代偿性增快,血压正常或略低。

(2)休克失代偿期:患者烦躁或意识不清,面色青灰,明显发绀,皮肤毛细血管再充盈时间>3秒,心音低钝,血压下降。

(3)休克不可逆期:血压明显下降,常合并多脏器功能衰竭。

【诊断与治疗】

1. 诊断

(1)感染性休克代偿期(早期):临床表现符合下列6项中3项:①意识改变:烦躁不安或萎靡,表情淡漠。意识模糊,甚至昏迷、惊厥;②皮肤改变:面色苍白发灰,唇周、指(趾)发绀,皮肤花纹,四肢凉。如有面色潮红,四肢温暖、皮肤干燥为暖休克;③心率脉搏:外周动脉搏动细弱,心率、脉搏增快;④毛细血管再充盈时间≥3秒(需除外环境温度影响);⑤尿量<1ml/(kg·h);⑥代谢性酸中毒(除外其他缺血缺氧及代谢因素)。

(2)感染性休克失代偿期:代偿期临床表现加重伴血压下降,收缩压<该年龄组第5百分位,或<该年龄组平均值减2个标准差。即:1~12个月<70mmHg,1~10岁<70mmHg+[2×年龄(岁)],≥10岁<90mmHg。

(3)临床表现分型:①暖休克:为高动力性休克早期,可有意识改变、尿量减少或代谢性酸中毒等,但面色潮红、四肢温暖、脉搏无明显减弱,毛细血管再充盈时间无明显延长;②冷休克:为低动力性休克,皮肤苍白、花纹,四肢凉,脉搏快、细弱,毛细血管再充盈时间延长。儿科以冷休克为多。

2. 治疗

(1)液体复苏最关键。第1小时快速输液:常用0.9%氯化钠,首剂 20ml/kg,10~20 分钟静脉推注,总量最多可达 40~60ml/kg。继续输液可用 1/2~2/3 张液体,可根据血电解质测定结果进行调整,6~8 小时内输液速度 5~10ml/(kg·h)。维持输液用 1/3 张液体,24 小时内输液速度 2~4ml/(kg·h)。在保证通气前提下,酌情给予碳酸氢钠,使 pH 达 7.25 即可。可适当补充胶体液,如血浆等。

(2)在液体复苏基础上休克难以纠正,可考虑使用血管活性药物以提高血压、改善脏器灌流。①多巴胺:5~10μg/(kg·min)持续静脉泵入;②肾上腺素:0.05~0.3μg/(kg·min)持续静脉泵注,冷休克或有多巴胺抵抗时首选;③去甲肾上腺素:0.05~0.3μg/(kg·min)持续静脉泵注,暖休克时首选;④莨菪类药物:主要有阿托品、山莨菪碱(654-2)、东莨菪碱;⑤正性肌力药物:伴有心功能障碍,疗效不佳时使用。常用多巴酚丁胺 5~10μg/(kg·min)持续静脉泵注。若存在儿茶酚胺抵抗,可选用磷酸二酯酶抑制剂氨力农、米力农。

(3)积极控制感染和清除病灶。

(4)重症休克疑有肾上腺皮质功能低下(如流脑)、ARDS、长期使用肾上腺皮质激素或出现儿茶酚胺抵抗性休克时可以使用肾上腺皮质激素。目前主张小剂量、中疗程。氢化可的松 3~5mg/(kg·d)或甲泼尼龙 2~3mg/(kg·d),分 2~3 次给予。

(5)纠正凝血障碍,早期可给予小剂量肝素 5~10IU/kg 皮下注射或静脉输注,每 6 小时 1 次。若已明确有 DIC,则应按 DIC 常规治疗。

(6)其他治疗:①保证氧供及通气,可应用经鼻持续气道正压通气(nasal continuous positive airway pressure,NCPAP),必要时小婴儿更需积极气管插管及机械通气;②注意各脏器功能支持,维持内环境稳定;③保证能量营养供给,注意监测血糖、血电解质。

(7)效果评价:治疗目标是维持正常心肺功能,恢复正常灌注及血压。①毛细血管再充盈时间<2秒;②外周及中央动脉搏动均正常;③四肢温暖;④意识状态良好;⑤血压正常;⑥尿量>1ml/(kg·h)。

三、中毒型细菌性痢疾

【基本概念】

中毒型细菌性痢疾(bacillary dysentery,toxic type):简称中毒型菌痢,是指志贺菌属(痢疾杆菌)感染引起肠道急性炎症的同时伴有全身炎症反应综合征。

【基础与背景知识】

1. 志贺菌经消化道感染人体后,引起结肠黏膜的炎症和溃疡,并释放毒素入血。结肠黏膜炎症和溃疡的临床表现主要有发热、腹痛、腹泻、里急后重、黏液脓血便。

2. 志贺菌依靠其毒力质粒(一个 120~150Mu 的大质粒)所编码的一组多肽毒素侵入结肠上皮细胞和生长繁殖;细菌裂解后产生的大量内毒素与少量外毒素,共同作用于机体即导致一系列严重症状。内毒素作用于肠壁,使其通透性增高;进入血循环的内毒素引起高热;全身毒血症还可激活体内各种生物活性物质,引起全身强烈反应,从而导致休克、DIC、脑水肿和颅内高压;内毒素导致微血管痉挛,引起缺氧、缺血、肾上腺皮质出血或萎缩。本病起病急,发展快,高热可>40℃(少数不高),迅速发生呼吸衰竭、休克或昏迷,肠道症状多不明显甚至无腹痛与腹泻。

3. 因本病多见于平素体格健壮、营养情况较好的小儿,故发病还与个体的特异体质和反应性有关。

4. 根据其主要表现分为三型

(1)休克型:主要表现为感染性休克。

(2)脑型:因脑缺氧、水肿而发生反复惊厥、昏迷和呼吸衰竭。

(3)肺型:又称呼吸窘迫综合征,常在中毒性痢疾脑型或休克型基础上发展而来。

(4)混合型:上述两型或三型同时或先后出现,是最为凶险的一型,病死率很高。

【诊断与治疗】

1. 诊断

(1)2~7岁健壮儿童,夏秋季节突起高热,伴反复惊厥、脑病和/或休克表现者,均应考虑中毒型菌痢。

(2)肛拭子或灌肠取粪便镜检有大量脓细胞或红细胞可初步确诊。

(3)大便培养可分离出痢疾杆菌。

(4)外周血白细胞总数多增高至(10~20)×10⁹/L以上,中性粒细胞为主,并可见核左移。

(5)本病注意与高热惊厥、流行性乙型脑炎等疾病相鉴别。

2. 治疗 病情凶险,必须及时抢救。

(1)降温止惊,止惊可选用地西泮、水合氯醛、苯巴比妥钠。

(2)感染性休克的治疗。

(3)防治脑水肿和呼吸衰竭,保持呼吸道通畅,给氧。降颅压首选甘露醇,或与利尿剂交替使用,可短期静脉推注地塞米松。

（4）抗菌治疗,选用敏感的抗生素静脉滴注。

第三节　结　核　病

一、概述

参见第一篇第六章肺结核。

二、原发型肺结核

【基本概念】

原发型肺结核(primary pulmonary tuberculosis):是结核杆菌初次侵入肺部后发生的原发感染,是小儿肺结核的主要类型。

【基础与背景知识】

1. 原发型肺结核包括原发综合征(primary complex)和支气管淋巴结结核。前者由肺原发病灶、局部淋巴结病变和两者相连的淋巴管炎组成;后者以胸腔内肿大淋巴结为主。

2. 肺部原发病灶多位于右侧,肺上叶底部和下叶的上部,近胸膜处。基本病变为渗出、增殖、坏死。结核性炎症的主要特征是上皮样细胞结节及朗格汉斯细胞。

3. 典型的原发综合征呈"双极"病变,即一端为原发病灶,一端为肿大的肺门淋巴结、纵隔淋巴结。

4. 本病临床上往往起病缓慢,可有低热、食欲不振、疲乏、盗汗等结核中毒症状,多见于年龄较大儿童。婴幼儿及症状较重者可急性起病,高热 39~40℃,但一般情况尚好,持续 2~3 周后转为低热,并伴结核中毒症状,干咳和轻度呼吸困难是最常见的症状。当胸内淋巴结高度肿大时,可产生局部压迫症状。体格检查可见周围淋巴结不同程度肿大。肺部体征可不明显,与肺内病变不一致。

【诊断与治疗】

1. 诊断

(1)结合病史、临床表现、实验室检查、结核菌素试验及肺部影像学进行综合分析。

(2)原发综合征:局部炎性淋巴结相对较大而肺部的初染灶相对较小是原发性肺结核的特征。支气管淋巴结结核是小儿原发型肺结核 X 线胸片最为常见者。

(3)CT 扫描在显示小的原发灶、淋巴结肿大、胸膜改变和空洞方面优于 X 线检查。结核病变蔓延至支气管内造成支气管结核,纤维支气管镜检查可见到相应病变。

(4)本病应与各种呼吸道感染、百日咳、风湿热、伤寒、支气管异物、支气管扩张、纵隔良恶性肿瘤相鉴别。

2. 治疗

(1)一般治疗及治疗原则见第一篇第六章肺结核。

(2)抗结核药物的应用:①无明显症状的原发型肺结核选用标准疗法,每日服用异烟肼(INH,H)、利福平(RFP,R)和/或乙胺丁醇(EMB,E),疗程 9~12 个月;②活动性原发型肺结核,强化治疗阶段宜用 3~4 种杀菌药:INH、RFP、吡嗪酰胺(PZA,Z)或链霉素(SM,S),2~3 个月后以 INH,RFP 或 EMB 巩固维持治疗。常用方案为强化期 H、R、Z 口服治疗 2 个月,巩固期 H、R 口服治疗 4 个月,简写为2HRZ/4HR。

三、急性粟粒性肺结核

【基本概念】

急性粟粒性肺结核(acute military tuberculosis of the

lungs）：或称急性血行播散性肺结核，是结核杆菌经血行播散而引起的肺结核，常是原发综合征发展的后果，主要见于小儿时期，尤其是婴幼儿。

【基础与背景知识】

1. 年龄幼小，患麻疹、百日咳或营养不良时，机体免疫力低下，特别是 HIV 感染，易诱发本病。多在原发感染后 3~6 个月以内发生。免疫功能低下患儿，机体处于高度敏感状态，感染结核后，易形成结核杆菌血症，引起急性全身粟粒性结核病。

2. 起病多急骤，婴幼儿多突然高热（39~40℃），呈稽留热或弛张热，多伴有寒战、盗汗、食欲不振、咳嗽、面色苍白、气促和发绀等。约 50% 以上的患儿在起病时就出现脑膜炎征象。部分患儿伴肝脾以及浅表淋巴结肿大等。

3. 6 个月以下婴儿粟粒性结核的特点为发病急、症状重而不典型，累及器官多，特别是伴发结核性脑膜炎者居多，病程进展快，病死率高。

4. 全身性粟粒性结核患者的眼底检查可发现，视网膜中心动脉分支周围分布有脉络膜结核结节。

【诊断与治疗】

1. 诊断

（1）诊断主要根据结核接触史、临床表现、肝脾大及结核菌素试验阳性，可疑者应进行细菌学检查、血清抗结核菌抗体检测与胸部 X 线摄片。

（2）肺部 CT 扫描可见肺影显示大小、密度、分布一致粟粒影，部分病灶有融合。

（3）临床上应与肺炎、伤寒、败血症、朗格汉斯细胞组织细胞增生症、肺含铁血黄素沉着症及特发性肺间质疾病等相鉴别。

2. 治疗

(1)一般支持疗法见原发型肺结核。

(2)目前主张将抗结核的治疗分为强化治疗阶段及维持治疗阶段。前者于治疗开始时即给予四联杀菌药物如 INH、RFP、PZA 及 SM。

(3)有严重中毒症状及呼吸困难者,在应用足量抗结核药物的同时,可用泼尼松 1~2mg/(kg·d),疗程 1~2 个月。

四、结核性脑膜炎

【基本概念】

结核性脑膜炎(tuberculous meningitis):是小儿结核病中最严重的类型。最常见在初染结核 3~6 个月发生。多见于 3 岁以内婴幼儿。

【基础与背景知识】

1. 结核性脑膜炎常为全身性粟粒性结核病的一部分,通过血行播散而来。婴幼儿中枢神经系统发育不成熟、血-脑脊液屏障功能不完善、免疫功能低下与本病的发生密切相关。

2. 本病炎症损害累及脑膜、脑神经、脑部血管、脑实质、室管膜、脉络丛及脊髓。

3. 典型结核性脑膜炎可分为 3 期

(1)早期(前驱期):约 1~2 周,主要症状为小儿性格改变,可有发热、食欲不振、盗汗、消瘦、呕吐、便秘(婴儿可为腹泻)等。

(2)中期(脑膜刺激期):约 1~2 周,因颅内压增高致剧烈头痛、喷射性呕吐、嗜睡或烦躁不安、惊厥等。出现明显脑膜刺激征。可出现颅神经障碍,最常见为面神经瘫痪。

（3）晚期（昏迷期）：约1~3周,症状逐渐加重,出现昏迷。最终因颅内压急剧增高导致脑疝致使呼吸及心血管运动中枢麻痹而死亡。

4. 本病不典型表现　①婴幼儿起病急,进展较快,有时仅以惊厥为主诉;②早期出现脑实质损害者,可表现为舞蹈症或精神障碍;③早期出现脑血管损害者,可表现为肢体瘫痪;④合并脑结核瘤者可似颅内肿瘤表现;⑤当颅外结核病变极为严重时,可将脑膜炎表现掩盖而不易识别;⑥在抗结核治疗过程中发生脑膜炎时,常表现为顿挫型。

5. 本病最常见的并发症为脑积水、脑实质损害、脑出血及颅神经障碍。严重后遗症为脑积水、肢体瘫痪、智力低下、失明、失语、癫痫及尿崩症等。

【诊断与治疗】

1. 诊断

（1）病史：结核接触史、卡介苗接种史、既往结核病史、近期急性传染病史如麻疹、百日咳等。

（2）临床表现：凡有上述病史的患儿出现性格改变、头痛、不明原因的呕吐、嗜睡或烦躁不安交替及顽固性便秘时,即应考虑本病的可能。眼底检查发现有脉络膜粟粒结节对诊断有帮助。

（3）脑脊液检查：对本病的诊断极为重要,脑脊液压力增高,外观无色透明或呈毛玻璃样,取静置后脑脊液薄膜涂片作抗酸染色,结核杆菌检出率较高。白细胞数多为$(50~500)\times10^6/L$,分类以淋巴细胞为主,蛋白量增高,糖和氯化物均降低为结核性脑膜炎的典型改变。检测脑脊液结核菌抗原、抗结核抗体、腺苷脱氨酶活性等有辅助诊断作用。

（4）胸部X线检查证明有血行播散性结核病对确诊结核

性脑膜炎很有意义。脑 CT 可出现基底节阴影增强,脑池密度增高、模糊、钙化、脑室扩大、脑水肿或早期局灶性梗塞症。

(5)本病需与化脓性脑膜炎、病毒性脑膜炎、隐球菌脑膜炎、脑肿瘤进行鉴别。

2. 治疗

(1)卧床休息,营养支持,防止褥疮和坠积性肺炎。

(2)抗结核治疗:强化治疗阶段联合使用 INH、RFP、PZA 及 SM,疗程 3~4 个月。巩固治疗阶段继用 INH、RFP 或 EMB。抗结核药物总疗程不少于 12 个月,或待脑脊液恢复正常后继续治疗 6 个月。

(3)降低颅高压:①脱水剂:常用甘露醇;②利尿剂:乙酰唑胺;③侧脑室穿刺引流:适用于急性脑积水而其他降颅压措施无效或疑有脑疝形成时;④腰椎穿刺减压及鞘内注药:对于颅内压较高,应用肾上腺皮质激素及甘露醇效果不明显,但不急需作侧脑室引流或没有作侧脑室引流的条件者;脑膜炎症控制不好以致颅内压难于控制者;脑脊液蛋白量>3.0g/L 者,可行穿刺放出一定量脑脊液以减轻颅内压,同时注入 INH 及地塞米松;⑤分流手术。

(4)糖皮质激素是抗结核药物有效的辅助疗法,早期使用效果好。泼尼松每日 1~2mg/kg(<45mg/d),1 个月后逐渐减量,疗程 8~12 周。

(5)对症处理惊厥、水电解质紊乱(稀释性低钠血症、脑性失盐综合征、低钾血症)。

(6)随访观察:停药后随访观察至少 3~5 年,凡临床症状消失,脑脊液正常,疗程结束后 2 年无复发者,方可认为治愈。

第六章

消化系统疾病

第一节　口　　炎

【基本概念】

口炎(stomatitis):是指口腔黏膜由于各种感染(病毒、真菌、细菌等)引起的炎症。多见于婴幼儿。

【基础与背景知识】

1. 鹅口疮(thrush,oral candidiasis)　为白色念珠菌感染在口腔黏膜表面形成白色斑膜的疾病。多见于新生儿和营养不良、腹泻、长期使用广谱抗生素或类固醇激素的婴幼儿。

2. 疱疹性口腔炎(herpetic stomatitis)　为单纯疱疹病毒Ⅰ型感染所致。好发于颊黏膜、齿龈、舌、唇内和唇黏膜及邻近口周皮肤,出现单个或成簇的小疱疹,迅速破溃后形成溃疡,疼痛剧烈,表现发热、拒食、流涎、烦躁。体温在3~5天后恢复正常,病程约1~2周。

【诊断与治疗】

1. 诊断　根据临床表现可诊断。鹅口疮患者取白膜少许放玻片上加10%氢氧化钠一滴,在显微镜下可见真菌的菌丝和孢子。疱疹性口腔炎患者的唾液、皮肤病变和大小便中可分离出病毒。

2. 治疗　鹅口疮可用2%碳酸氢钠溶液于哺乳前后清洁口腔,或局部涂抹10万~20万U/ml制霉菌素麻油混悬溶液。亦可口服肠道微生态制剂,抑制真菌生长。疱疹性口腔炎保持口腔清洁,多饮水。避免刺激性食物,局部可喷撒西瓜霜,锡类散等。

第二节　胃食管反流

【基本概念】

胃食管反流(gastroesophageal reflux,GER):是指胃内容物,包括从十二指肠流入胃的胆盐和胰酶等反流入食管甚至口咽部。

【基础与背景知识】

1. 发病机制主要是抗反流屏障功能低下及食管黏膜的屏障功能破坏。食管上皮细胞暴露于反流的胃内容物中,是产生症状和体征的原因。

2. 分生理性和病理性两种。生理情况下,小婴儿食管下端括约肌(lower esophageal sphincter,LES)发育不成熟或神经肌肉协调功能差,可出现反流,常出现于日间餐时或餐后。病理性反流是由于LES的功能障碍和/或与其功能有关的组织结构异常,常发生于睡眠、仰卧位及空腹时,引起一系列临床症状和并发症,即胃食管反流病(GERD)。

【诊断与治疗】

1. 诊断　本病临床表现复杂且缺乏特异性。新生儿和婴幼儿以呕吐为主。年长儿表现胸骨下端烧灼感。如临床出现反复发作的慢性呼吸道感染、难治性哮喘、生长发育迟缓、营养不良、贫血、反复出现窒息、呼吸暂停等症状时都应考虑到 GER 的可能。

2. 治疗　包括体位、饮食、药物和手术治疗。药物治疗主要基于降低胃内容物酸度和促进上消化道动力,包括促胃肠动力药、抗酸或抑酸药、黏膜保护剂等。抑酸治疗是缓解症状最主要措施,PPI 是首选药物。

第三节　胃　　炎

【基本概念】

胃炎(gastritis):是指由各种物理性、化学性或生物性有害因子引起的胃黏膜或胃壁炎性改变的一种疾病。

【基础与背景知识】

1. 急性胃炎　多由严重感染、缺血缺氧、颅内损伤、严重烧伤、呼吸衰竭和其他危重疾病所致的应激反应引起。误服毒性物质和腐蚀剂,摄入由细菌及其毒素污染的食物,服用对胃黏膜有损害的药物,食物过敏,情绪波动、精神紧张和各种因素所致的变态反应等均能引起胃黏膜的急性炎症。

2. 慢性胃炎　是有害因子长期反复作用于胃黏膜引起损伤的结果,以浅表性胃炎最常见。病因可能与幽门螺杆菌感染、胆汁反流、长期服用刺激性食物和药物、精神神经紧张等因素有关。

【诊断与治疗】

1. 诊断　急性胃炎发病急,表现腹痛、恶心、呕吐,严重者呕血、黑便、脱水、电解质及酸碱平衡紊乱,有感染者常伴有发热等全身中毒症状。慢性胃炎常表现反复发作的上腹部、脐周隐痛或钝痛,腹痛常出现于餐中或餐后,胃黏膜糜烂出血者可出现呕血、黑便。胃镜检查为最有价值、安全、可靠的诊断手段。同时应注意幽门螺杆菌的检测。急性发作的腹痛必须注意与外科急腹症、肝、胆、胰、肠等腹内脏器的器质性疾病,以及腹型过敏性紫癜相鉴别。慢性反复发作性腹痛应与肠道寄生虫、肠痉挛等疾病鉴别。

2. 治疗

(1)急性胃炎:去除病因,积极治疗原发病,避免服用一切刺激性食物和药物,及时纠正水、电解质紊乱。细菌感染者应用有效抗生素。

(2)慢性胃炎:养成良好的饮食习惯和生活规律,避免服用刺激性食品和对胃黏膜有损害的药物。药物治疗主要包括黏膜保护剂和 H_2 受体拮抗剂,有幽门螺杆菌感染者应进行规范的抗 Hp 治疗。

第四节　消化性溃疡

参见第三篇第四章消化性溃疡。

第五节　腹　泻　病

【基本概念】

小儿腹泻(diarrhea):是一组由多病原、多因素引起的以大便次数增多和大便性状改变为特点的消化道综合征。

【基础与背景知识】

1. 腹泻病的病因分感染性和非感染性(饮食性、气候性、过敏性腹泻等),病毒是主要感染因素。

2. 小儿腹泻的分类

(1)根据病程腹泻病分:急性:2 周以内;迁延性:2 周~2 个月;慢性:2 个月以上。

(2)根据病情分:轻型和重型。

(3)根据性状分:水样便性(病毒、非侵袭性细菌)和脓血便性(侵袭性细菌)。

(4)根据脱水程度分:轻度、中度、重度三种。

(5)根据脱水性质分(一般以血清钠浓度计):低渗性、等渗性、高渗性。

3. 腹泻发病机制

(1)渗透性腹泻:肠腔内存在大量不能吸收的具有高渗透的食物或药物,体液水分大量进入高渗的肠腔而致。

(2)分泌性腹泻:肠黏膜受到刺激而致水和电解质分泌过多。

(3)渗出性腹泻:肠黏膜完整性受炎症破坏所致的液体大量渗出。

(4)肠道功能异常性腹泻:肠道蠕动过快而致。

【诊断与治疗】

1. 诊断　根据临床表现和大便性状作出临床诊断。必须判定有无脱水(程度和性质),电解质紊乱和酸碱失衡。注意寻找病因。

2. 治疗

(1)原则:调整饮食,预防和纠正脱水,合理用药,加强护理,预防并发症。不同时期的腹泻病治疗重点各有侧重,急性腹泻多注意维持水、电解质平衡及抗感染;迁延及慢性腹泻则应注意肠道菌群失调及饮食疗法。

(2)液体疗法:包括三部分:生理需要量、累积损失量和继续丢失量。

1)轻度或中度脱水无严重呕吐者可先口服补液盐
(ORS)。

2)重度脱水需静脉补液。

3)累积损失根据脱水程度确定补液量,根据脱水性质确
定补液张力,如判断脱水性质有困难,先按等渗性脱水处理。

4)对于高渗性脱水,需缓慢纠正高钠血症(每24小时血
钠下降<10mmol/L),有时需用张力较高,甚至等张液体,也可
在数天内。

第七章

呼吸系统疾病

第一节　急性上呼吸道感染

参见第一篇第一章第一节急性上呼吸道感染。

第二节　急性感染性喉炎

【基本概念】

急性感染性喉炎(acute infectious laryngitis):是指病毒或细菌感染引起喉部黏膜急性弥漫性炎症。

【基础与背景知识】

1. 冬春季节发病较多。常见于婴幼儿。大都为上呼吸道感染的一部分。以犬吠样咳嗽、声嘶、喉鸣及吸气性呼吸困难为临床特征。

2. 由于小儿喉部解剖特点,炎症时易充血、水肿而出现喉梗阻。

【诊断与治疗】

1. 诊断

(1)发热、犬吠样咳嗽、声嘶、吸气性喉鸣和三凹征。严重时可出现发绀、烦躁不安、面色苍白、心率加快。咽部充血,间接喉镜检查可见喉部、声带有不同程度的充血、水肿。喉梗阻者若不及时抢救,可窒息死亡。按吸气性呼吸困难的轻重,将喉梗阻分为四度。

(2)急性喉炎应与白喉、急性会厌炎、喉痉挛、喉或气管异物、喉先天畸形等所致的喉梗阻鉴别。

2. 治疗

(1)保持呼吸道通畅,缺氧者予以吸氧。

(2)控制感染。

(3)糖皮质激素:病情较轻者可口服泼尼松,Ⅱ度喉梗阻以上的患儿应给予静脉点滴地塞米松、氢化可的松或甲泼尼龙。

(4)对症治疗:烦躁不安者可用异丙嗪,不宜使用氯丙嗪和吗啡;痰多者可选用祛痰剂。

(5)气管切开:经上述处理仍有严重缺氧征象或有Ⅲ度以上喉梗阻者,应及时行气管切开。

第三节　毛细支气管炎

【基本概念】

毛细支气管炎(bronchiolitis):是主要由呼吸道合胞病毒(RSV)引起的肺部的细小支气管急性炎症。

【基础与背景知识】

1. 病变主要侵犯直径 $75\sim300\mu m$ 的毛细支气管,表现为上皮细胞坏死和周围淋巴细胞浸润,黏膜下充血、水肿和腺体增生、黏液分泌增多。

2. 发病机制除病毒对气道的直接损伤外,还存在免疫损害。

3. 目前认为具有特异质者发生 RSV 或其他病毒感染时,更易引起毛细支气管炎。部分毛细支气管炎患儿日后可发生反复喘息发作,甚至发展为哮喘。

【诊断与治疗】

1. 诊断

(1)本病发生于 2 岁以下小儿,多数在 6 个月以内首次发作。主要表现为下呼吸道梗阻症状,呼气性呼吸困难,呼气相延长伴喘鸣(喘憋)。

(2)体格检查发现呼吸浅而快,伴鼻翼扇动和三凹征;心率加快,可达 150~200 次/min。肺部体征主要为呼气相哮鸣音,亦可闻及中、细湿啰音。

(3)外周血白细胞总数及分类大多在正常范围内。

(4)X 线胸部检查可见不同程度肺气肿或肺不张,也可以见到支气管周围炎及肺纹理增粗。

2. 治疗

(1)氧疗。

(2)控制喘憋:重症患儿可用支气管扩张剂雾化吸入。糖皮质激素用于严重的喘憋发作者。

(3)抗感染治疗:多系病毒感染所致,可予抗病毒治疗;支原体感染者可应用大环内酯类抗生素,有细菌感染者应用适当的抗生素。

(4)其他:保持呼吸道通畅,保证液体摄入量、纠正酸中毒,并及时发现和处理呼吸衰竭及其他生命体征危象。

第四节 支气管哮喘

参见第一篇第三章支气管哮喘。

第五节 肺 炎

【基本概念】

小儿肺炎:是指不同病原体或其他因素(如吸入羊水、油类或过敏反应)等所引起的肺部炎症。

【基础与背景知识】

1. 肺炎病理变化以肺组织充血、水肿、炎性细胞浸润为主。

2. 肺炎时由于支气管、肺泡炎症引起通气和换气障碍,导致缺氧和二氧化碳潴留,从而造成一系列病理生理改变。可致呼吸功能不全、酸碱平衡失调及电解质紊乱、心力衰竭、中毒性脑病、胃肠道功能紊乱等改变。

3. 主要临床表现为发热、咳嗽、气促、呼吸困难和肺部固定性中、细湿啰音。重症患者可累及循环、神经及消化系统而出现相应的临床症状,如心力衰竭、中毒性脑病及中毒性肠麻痹等。

【诊断与治疗】

1. 诊断

(1)发热、咳嗽、呼吸急促的症状,肺部听到中、细湿啰音或 X 线有肺炎的改变均可诊断为支气管肺炎。

(2)重症肺炎除呼吸衰竭外,可发生心血管、神经和消化系统严重功能障碍。

（3）金黄色葡萄球菌肺炎和某些革兰氏阴性杆菌肺炎可并发脓胸、脓气胸、肺大疱。

2. 治疗

（1）采用综合治疗，原则为控制炎症、改善通气功能、对症治疗、防止和治疗并发症。

（2）糖皮质激素可减少炎症渗出，解除支气管痉挛，改善血管通透性和微循环，降低颅内压。使用指征为：①严重憋喘或呼吸衰竭；②全身中毒症状明显；③合并感染中毒性休克；④出现脑水肿。上述情况可短期应用激素。疗程 3~5 天。

（3）肺炎合并心力衰竭的治疗：吸氧、镇静、利尿、强心、血管活性药物。

第八章

心血管系统疾病

第一节　先天性心脏病总论

【基本概念】

先天性心脏病(congenital heart disease,CHD):简称先心病,是新生儿一出生就有心脏及连接心脏的大血管畸形。

【基础与背景知识】

1. 先天性心脏畸形的形成主要在胚胎第 2 周至第 8 周。

2. 先心病的发病与遗传、母体和环境因素有关。遗传因素可为染色体异常或多基因突变引起。母体因素中较重要的为宫内感染和疾病,特别是母孕早期患病毒感染,但绝大多数先天性心脏病患者的病因尚不清楚。

【诊断与治疗】

先天性心脏病有多种分类,可根据左、右两侧及大血管之间有无分流分为三大类。

(1)左向右分流型(潜伏青紫型):正常情况下,由于体循环压力高于肺循环,故平时血液从左向右分流而不出现青紫。当剧哭、屏气或任何病理情况下致使肺动脉或右心室压力增高并超过左心室压力时,则可使血液自右向左分流而出现暂时性青紫,如室间隔缺损、动脉导管未闭和房间隔缺损等。

(2)右向左分流型(青紫型):某些原因(如右心室流出道狭窄)致使右心压力增高并超过左心,使血流经常从右向左分流,或因大动脉起源异常,使大量静脉血流入体循环,均可出现持续性青紫,如法洛四联症和大动脉转位等。

(3)无分流型(无青紫型):即心脏左、右两侧或动、静脉之间无异常通路或分流,如肺动脉狭窄和主动脉缩窄等。

第二节　常见先天性心脏病

一、房间隔缺损

【基本概念】

房间隔缺损(atrial septal defects,ASD):是左右心房之间的间隔发育不全,遗留缺损,造成血流相通的先天性畸形。

【基础与背景知识】

1. 根据胎儿期及出生初期患儿房间隔与房间孔发育的障碍部位,房间隔缺损可分为继发孔型及原发孔型缺损两大类。

2. 临床特征　①早期或轻度缺损者无症状;②中期:劳力性呼吸困难、乏力;③晚期:房性心律失常;④终末期:肺动脉高压、艾森门格综合征。

3. 房性心律紊乱多见成年患者,若有严重肺动脉高压引起右向左分流者,出现发绀。伴有严重二尖瓣关闭不全者,早期可出现心力衰竭及肺动脉高压等症状。患儿发育迟缓,心脏扩大,心前区隆起。

【诊断与治疗】

1. 诊断要点

(1)宽而分裂的固定 S_2 分裂,胸骨左缘可闻及柔和收缩期杂音。

(2)心电图:右心室传导阻滞,QRS 电轴垂直、上偏。

(3)X 线胸片:肺动脉突出、右心室扩大、肺纹理增多。

(4)心脏彩超:右心室扩张、肺动脉血流加快,左向右心房分流。

(5)食管超声:更精确诊断静脉窦型房缺和冠状动脉窦型房缺。

(6)右心导管检查:可经过缺损进入左心房,肺动脉压力、体肺循环比例。

2. 治疗

(1)手术适应证:①左室或右室扩大;②肺动脉高压:Qp/Qs1.5∶1;③ASD>10mm;④矛盾栓塞。

(2)介入手术指征:①继发孔;②边缘条件允许;③无右向左分流。

(3)术后口服阿司匹林 6 个月。

二、室间隔缺损

【基本概念】

室间隔缺损(ventricular septal defects,VSD):胚胎心室间隔发育不全而形成的左右心室之间的异常交通,引起心室水平产生左向右分流,产生血流动力学紊乱的先天性疾病。

【基础与背景知识】

1. 室间隔缺损是儿童最常见的先天性心脏病,约占先天性心脏病的 18%～25%。

2. 约 80%室间隔缺损可自然闭合,40%左右可在 3 岁左右闭合。

3. 根据缺损位置分型

(1)嵴上型:亚洲人群发病率占室缺的 33%。

(2)膜周部:最常见的类型,约占 80%,靠近三尖瓣隔叶,可合并肺动脉瓣下狭窄。

(3)房室通道型:常合并唐氏综合征,位于右心室底部与三尖瓣毗邻。

(4)肌部缺损:位于室间隔或右室游离壁,约占胎儿室缺的 20%,有自然闭合倾向,成人罕见。

4. 临床表现

(1)小型缺损患儿无症状,通常是在体格检查时意外发现心脏杂音。小儿生长发育正常,面色红润,反应灵活。

(2)中型至大型缺损患儿常在生后 1~2 个月肺循环阻力下降时出现临床表现。由于肺循环流量大产生肺水肿,肺静脉压力增高,肺顺应性下降,出现吮乳困难,喂养时易疲劳、大量出汗,体重减轻,后渐出现身高发育延迟,呼吸急促,易反复呼吸道感染,进一步加剧心力衰竭形成。

【诊断与治疗】

1. 诊断 出生后不久出现杂音的病史;左胸骨旁全收缩期杂音,向右侧放射;左心房和左心室或双心室扩大;彩色多普勒可见跨过室间隔缺损的高流速血流;肺血流速度增加。

2. 治疗

(1)外科手术:感染控制后 3 个月,Qp/Qs>2.0。

(2)内科介入封堵术:膜周部室缺,左室面直径 3 ~ 12mm;肌部室缺,VSD 直径 5~20mm;心肌梗死或外伤后室间隔缺损。

（3）禁忌证：严重肺动脉高压，右向左分流。

（4）术后常规口服阿司匹林6个月。

三、动脉导管未闭

【基本概念】

动脉导管未闭（patent ductus arteriosus，PDA）：是维系胎儿循环的动脉导管（沟通主动脉与肺动脉）在出生1岁后仍然未闭合，持续开放并产生相应的病理生理变化的临床综合征。

【基础与背景知识】

1. 由于在整个心动周期，主动脉压总是明显高于肺动脉压，所以通过未闭动脉导管持续有血流从主动脉进入肺动脉，左向右分流产生连续性机器样杂音，使肺循环血流量增多，肺动脉及其分支扩张，回流至左心系统的血流量也相应增加，致使左心负荷加重，左心随之增大。由于舒张期主动脉血分流至肺动脉，故周围动脉舒张压下降，脉压增宽。

2. PDA占先天性心脏病发病总数的10%，占早产儿的20%。

3. PDA分型 ①漏斗型；②管型；③窗型；④哑铃型。

4. PDA可作为一个独立病变存在（可单独存在），也可与其他心血管畸形合并存在，如主动脉弓缩窄或中断、严重的主动脉狭窄、左心发育不全综合征及肺动脉闭锁等。

【诊断与治疗】

1. 诊断

（1）症状的轻重与导管粗细有关。动脉导管细小者可无症状。导管粗大者可有呼吸急促、喂养困难、生长发育落后、声嘶等，易有下呼吸道感染，甚至早年即发生心力衰竭。

（2）胸骨左第二肋间响亮的"机器"样连续性杂音为本病的特点。可出现周围血管征，如水冲脉、指甲床毛细血管搏动、枪击声等。

（3）常见并发症有支气管肺炎、充血性心力衰竭及亚急性感染性动脉内膜炎。

（4）早产儿动脉导管未闭时，易发生呼吸窘迫综合征和心力衰竭。

（5）超声心动图检查是诊断 PDA 最主要的方法。

2. 治疗 不同年龄、不同大小的动脉导管均应及时经导管介入或手术方法予以关闭。合并感染性动脉内膜炎者，在感染控制 3 个月后即可施行手术治疗，无法控制者手术治疗后应用抗生素。早产儿的动脉导管有症状者，需抗心力衰竭治疗，生后 1 周内使用吲哚美辛或布洛芬治疗，可使 90% 的动脉导管关闭。

四、肺动脉瓣狭窄

【基本概念】

肺动脉瓣狭窄（pulmonary stenosis，PS）：为右室流出道梗阻的先天性心脏病。

【基础与背景知识】

1. 以单纯性肺动脉瓣狭窄最常见，约有 20% 的其他先心病合并肺动脉瓣狭窄。

2. 静息时，右室收缩压与肺动脉收缩压的压差超过 10～15mmHg 提示有肺动脉瓣狭窄存在。肺动脉瓣狭窄时右室向狭窄的肺动脉瓣口射血受阻，必须提高收缩压方能向肺动脉泵血，其收缩压提高的程度与狭窄的严重性成正比。狭窄严重，右心室壁极度增厚使心肌供血不足，可导致右心衰竭。

【诊断与治疗】

1. 诊断

(1)轻度及部分中度狭窄者可无症状,中重度狭窄者劳力时易感疲乏及气促,严重狭窄者可有心力衰竭或运动后胸痛。如发展至右心衰竭,可见肝大、腹水及浮肿。

(2)重度狭窄伴卵圆孔未闭可有青紫,并有杵状指(趾)及红细胞增多。

(3)胸骨左缘第2、3肋间可闻及2~4级喷射性收缩期杂音伴震颤,可闻及收缩早期喀喇音。

(4)胸部X线检查肺动脉段突出是肺动脉瓣狭窄最具特征性改变,心电图对狭窄程度的判断很有意义。

(5)超声心动图可用于解剖形态及功能的评估。

(6)心导管通常在介入治疗时实施,可测量自肺动脉到右心室的压差,显示肺动脉瓣狭窄程度及发育的情况:右室肺动脉压力阶差<40mmHg,轻度狭窄;40~100mmHg中度狭窄,≥100mmHg重度狭窄。

2. 治疗 经皮球囊导管扩张术为各年龄段肺动脉瓣狭窄、跨瓣压差>40mmHg的患儿首选治疗方法。如肺动脉瓣发育不良者,应行外科瓣膜切开术。

五、法洛四联症

【基本概念】

法洛四联症(tetralogy of Fallot,TOF):是一种联合的先天性心血管畸形,包括肺动脉口狭窄、心室间隔缺损、主动脉右位(主动脉骑跨于缺损的室间隔上)和右室肥大四种异常。其主要的畸形为室间隔缺损。

【基础与背景知识】

1. 右心室流出道狭窄是决定患儿的病理生理、病情严重程度及预后的主要因素。狭窄可随时间推移而逐渐加重。

2. 由于缺氧,刺激骨髓代偿性产生过多的红细胞,血液黏稠度高,可引起脑血栓,脑脓肿。

【诊断与治疗】

1. 诊断

(1)生后数月出现青紫伴阵发性呼吸困难、蹲踞。

(2)胸骨左缘第2~4肋间可闻及2~3级粗糙的喷射性收缩期杂音,肺动脉第二心音减弱。

(3)心电图示电轴右偏,右心室肥大。胸部X线片示肺血少,心影呈"靴状"。

(4)超声心动图是诊断TOF最主要及简单的方法。磁共振和CT对显示心外大血管及肺循环血管解剖清晰。

(5)对外周肺动脉分支发育不良及体肺侧支存在的患者应做心导管和心血管造影。

2. 治疗 阵发性缺氧发作时,轻者取胸膝位,重者应立即吸氧,给予去氧肾上腺素每次0.05mg/kg或普萘洛尔每次0.1mg/kg静脉注射。必要时也可皮下注射吗啡每次0.1~0.2mg/kg,纠正酸中毒。上述方法无效时,应立即急诊外科手术修补。对年龄过小的婴幼儿和重症患儿可先行姑息分流手术,待年长后一般情况改善,肺血管发育好转后,再做根治术。

第三节 病毒性心肌炎

【基本概念】

病毒性心肌炎(viral myocarditis,VMC):是由各种病毒感染引起的心肌急性或慢性炎症。

【基础与背景知识】

1. 病毒性心肌炎的发病机制涉及到病毒对心肌细胞的直接损害和病毒触发人体自身免疫反应而引起的心肌损害。

2. 半数以上病毒性心肌炎是柯萨奇病毒引起的,造成心肌细胞变性坏死和间质炎性改变。有时病变也可累及心包或心内膜。可发生心衰、心律失常、心源性休克,甚至猝死。

【诊断与治疗】

1. 诊断

(1)典型病例在发病前数天~2周内有上呼吸道或消化道感染,然后出现心脏症状。少数重症病人可发生心力衰竭并发严重心律失常、心源性休克,甚至猝死。

(2)心电图可作为诊断心肌炎的旁证,但缺乏特异性,强调动态观察的重要性。

(3)心肌肌钙蛋白(cTnI 或 cTnT)的变化对心肌炎诊断有特异性。

(4)用病毒核酸探针自患儿血中查到病毒核酸。

(5)心肌活检是诊断的金标准,但由于取样部位的局限性,应用有限。

(6)应除外风湿性心肌炎、中毒性心肌炎、结核性心包炎等引起的心电图改变。

(7)在婴儿期与毛细支气管炎或支气管肺炎区别,在儿童期与急性肾炎合并心力衰竭鉴别。此外,心肌炎所致的心源性休克应与感染性休克鉴别。

2. 治疗 一般多采用综合性治疗措施。

(1)急性期需卧床休息,必要时用镇痛及镇静剂。

(2)对于仍处于病毒血症阶段的早期病人,可选用抗病毒治疗。

（3）1,6-二磷酸果糖可改善心肌代谢,维生素 C 可清除氧自由基,辅酶 Q_{10} 有保护心肌的作用。

（4）大剂量丙种球蛋白通过免疫调节作用减轻心肌细胞损害。

（5）对重症病例和抢救急性心力衰竭、心源性休克和严重心律失常(三度房室传导阻滞、室性心动过速、室颤)者应足量、早期应用皮质激素。

（6）应特别注意用洋地黄时饱和量应较常规剂量减少,并注意补充氯化钾,以避免洋地黄中毒。

（7）有心律失常时选择相应治疗方案。

第四节　心内膜弹力纤维增生症

【基本概念】

心内膜弹力纤维增生症(endocardial fibroelastosis,EFE):是指心内膜下弥漫性弹力纤维及胶原纤维增生,引起心内膜增厚,心脏功能下降与心室扩大。

【基础与背景知识】

1. 病因尚未明了,部分病例可能由病毒性心肌炎发展而来。宫内缺氧、遗传因素、心内膜血流动力学的改变亦可能为发病的原因。

2. 可伴有心肌退行性变。心脏的四个心腔都可单独或联合受累,但以左室为多。

3. 临床上分暴发型、急性型及慢性型。主要表现为充血性心力衰竭,暴发型可表现为心源性休克。暴发型及急性型多于生后 6 个月内发病,慢性型多于 6~12 个月内发病。

【诊断与治疗】

1. 诊断

（1）主要表现为充血性心力衰竭，常继发于呼吸道感染之后。在临床上极易误诊为肺炎。

（2）心脏中度以上扩大，听诊心音钝、心动过速，可闻及收缩期杂音及奔马律。

（3）超声心动图有决定性作用。以左室明显扩大，射血分数减低，且无心脏结构缺陷是本病超声特点。心内膜回声增强是本病典型征象。

2. 治疗　洋地黄可用以控制心力衰竭。加用 ACEI，需长期服用，直到心脏回缩至大小正常，疗程 2 年左右。危重患儿可加用多巴胺、多巴酚丁胺、呋塞米。皮质激素使用时间不宜过长。合并肺部感染时，应给予抗生素等治疗。

第五节　感染性心内膜炎

参见第二篇第九章感染性心内膜炎。

第六节　小儿心律失常

一、室性期前收缩

【基本概念】

参见第二篇第二章第五节室性心律失常。

【基础与背景知识】

参见第二篇第二章第五节室性心律失常。

【诊断与治疗】

1. 诊断 ①多数无明显症状,年长儿可述心悸、心前区不适。心脏听诊可发现期前收缩;②心电图可确定诊断。

2. 治疗 室性期前收缩的危险程度,应与心脏病变类型、严重程度和心室功能情况结合考虑。下列情况应予重视:有基础性心脏病、运动引起室性期前收缩或增多、有晕厥病史或有猝死家族史、多源性者或多形性室性期前收缩、心电图伴有 QT 间期延长或伴有 ST-T 改变。可以选用 β 受体阻滞剂或Ⅰ类和Ⅲ类抗心律失常药物治疗。特别注意勿仅以室性期前收缩作为器质性心脏病(如心肌炎)的诊断依据。

二、阵发性室上性心动过速

【基本概念】
参见第二篇第二章第四节房室交界区性心律失常。

【基础与背景知识】
参见第二篇第二章第四节房室交界区性心律失常。

【诊断与治疗】

1. 诊断

(1)其特点为突然发作和突然停止,发作时心率突然增快,在 160~300 次/min 之间,一次发作可持续数秒钟至数日。发作持续超过 24 小时者,易引发心力衰竭。听诊时第一心音强度完全一致,发作时心率较固定而规则等为本病的特征。

(2)心电图可确定诊断。有时需与窦性心动过速及室性心动过速相鉴别。

2. 治疗

(1)兴奋迷走神经终止发作。

(2)根据病因、心功能选择终止急性发作的药物。

1)普罗帕酮:每次 1mg/kg 加入 10%葡萄糖液 10ml 缓慢静脉注射,如首剂无效,间隔 15~20 分钟给第二剂,一般不超过 3 次,总量小于 5mg/kg。副作用小,是首选药物。有明显心功能不全及房室传导阻滞者禁用。

2)腺苷:国内用三磷酸腺苷,首剂 40~50μg/kg,不稀释,快速"弹丸式"静脉推注,如首剂无效,隔 3~5 分钟可加倍重复使用,但最大量不超过 250μg/kg。有房室传导阻滞、窦房结功能不全、哮喘者不宜使用。

3)洋地黄类药物:适用于发作持续 24 小时以上,有心力衰竭表现者。首剂用饱和量的 1/2,余量分 2 次,每 6~8 小时 1 次。室性心动过速或洋地黄中毒引起的室上性心动过速禁用此药。

4)维拉帕米:每次 0.1mg/kg,一次量不超过 5mg,加入葡萄糖液 10ml 中缓慢静脉注射。并发心力衰竭、低血压者及 1 岁内婴儿禁用。

5)胺碘酮:用于上述药物转复无效的顽固性室上速,每次 2.5~5mg/kg 加入 10%葡萄糖液缓慢静脉注射。有传导阻滞者要慎用。

三、阵发性室性心动过速

【基本概念】

参见第二篇第二章第五节室性心律失常。

【基础与背景知识】

参见第二篇第二章第五节室性心律失常。

【诊断与治疗】

1. 诊断

(1)在心脏病基础上发生的阵发性室性心动过速(PVT),临床上为危重症,可发生心源性休克或猝死。发作持续 24 小时以上者则可发生显著的血液动力学改变。特发性室性心动过速患儿，临床上表现不重;体格检查发现心率增快,常在>150 次/min,节律整齐,心音可有强弱不等现象。

（2）心电图是 PVT 诊断的重要手段,但有时与室上性心动过速伴心室差异传导的鉴别比较困难,必须综合临床病史、体格检查、心电图特点、对治疗措施的反应等仔细加以区别。鉴别一时困难的情况下,应按室性心律失常处理。

2. 治疗

（1）积极治疗原发病,有血流动力学障碍者,首选体外同步直流电击复律(1~2J/kg),无效时,隔 2~3 分钟重复,一般不超过 3 次。洋地黄中毒者禁忌。无条件者,可在纠正异常血流动力学状态的同时加用药物复律。

（2）无血流动力学障碍者,药物复律。

1）利多卡因:0.5~1.0mg/kg 静脉滴注或缓慢推注。必要时可每隔 10~15 分钟重复,总量不超过 5mg/kg。控制后以每分钟 20~50μg/kg 静脉滴注维持;此药作用时间很短,剂量过大能引起惊厥、传导阻滞等毒性反应。

2）普罗帕酮:每次 1~2mg/kg 稀释后缓慢静脉注射,首剂无效,间隔 120 分钟给第二剂,一般不超过 3 次,复律后以每次 5mg/kg,每 6~8 小时 1 次口服维持。

3）胺碘酮:2.5~5mg/kg 稀释后缓慢静脉注射,可重复 2~3 次。复律后以 5~15mg/(kg·d)维持。

4）维拉帕米:仅用于左室间隔来源的特发性室性心动过速,0.1~0.2mg/kg,稀释后缓慢静脉注射,无效者每隔 20 分钟重复,不超过 3 次。复律后每天 3~5mg/kg,每 8 小时 1 次口服维持。

（3）射频消融术:应用于特发性室性心动过速,发作频繁>2 次,家长要求根治者。

第七节　心力衰竭

【基本概念】

参见第二篇第一章心力衰竭。

【基础与背景知识】

参见第二篇第一章心力衰竭。

【诊断与治疗】

1. 诊断

(1)安静时心率增快,婴儿>180次/min,幼儿>160次/min,不能用发热或缺氧解释者。

(2)呼吸困难,青紫突然加重,安静时呼吸达60次/min以上。

(3)肝大达肋下3cm以上,或在密切观察下短时间内较前增大,而不能以横膈下移等原因解释者。

(4)心音明显低钝,或出现奔马律。

(5)突然烦躁不安,面色苍白或发灰,而不能用原有疾病解释。

(6)尿少、下肢浮肿,已除外营养不良、肾炎、维生素 B_1 缺乏等原因所造成者。

(7)X线心影增大,超声心动图EF降低,血浆脑利钠肽升高。

2. 治疗

(1)一般治疗:休息和睡眠,平卧或半卧位,必要时镇静和供氧。

(2)洋地黄制剂:①病情较重或不能口服者,可选用静脉用药,首次给洋地黄化总量的1/2,余量分2次,每隔4~6小时给予;能口服的患者开始口服地高辛,首次给洋地黄化总量的 1/3 或 1/2,余量分 2 次,每隔 6~8 小时给予;②洋地黄化后 12 小时开始给予维持量;③心功能愈差者,洋地黄治疗量和中毒量愈接近,故易发生中毒。肝肾功能障碍、电解质紊乱、低钾、高钙、心肌炎和大剂量利尿之后的患儿均易发生洋地黄中毒。因此,用药前应了解患儿在 2~3 周内的洋地黄使用情况,以防药物过量引起中毒。心肌炎患儿对洋地黄耐受性亦差,一般按常规剂量减去 1/3,且饱和时间不宜过快。钙剂对洋地黄有协同作用,故用洋地黄类药物时应避免用钙剂。洋地黄药物的临床应用见表 9-8-1。

表 9-8-1 洋地黄药物的临床应用

洋地黄制剂	给药法	洋地黄总量（mg/kg）	每日平均维持量
地高辛	口服	<2 岁 0.05~0.06;	1/5 洋地黄量,分 2 次
		≥2 岁 0.03~0.05(总量≤1.5mg)	
	静脉	口服量的 1/3~1/2	
毛花苷 C（西地兰）	静脉	<2 岁 0.03~0.04;	
		≥2 岁 0.02~0.03	

(3)利尿剂:当洋地黄药物使用后心力衰竭未完全控制,或伴有显著水肿者,宜加用利尿剂。急性心力衰竭者可选用呋塞米或依他尼酸,慢性心力衰竭者一般联合使用噻嗪类与保钾利尿剂。

(4)其他药物:血管紧张素转换酶抑制剂如卡托普利、血管扩张剂如硝普钠、非洋地黄类正性肌力药物如多巴胺等,可视病情使用。

第九章

泌尿系统疾病

第一节　概　　述

【基本概念】

少尿或无尿标准:新生儿尿量每小时<1.0ml/kg 为少尿,每小时<0.5ml/kg 为无尿;学龄儿童每日尿量少于 400ml,学龄前儿童少于 300ml,婴幼儿少于 200ml 时为少尿,每日尿量少于 50ml 为无尿。

第二节　儿童肾小球疾病的临床分类

【基本概念】

根据中华医学会儿科分会肾脏病学组于 2000 年 11 月珠海会议对 1981 年修订的关于小儿肾小球疾病临床分类再次修订分类为:

1. 原发性肾小球疾病(primary glomerular diseases)

(1)肾小球肾炎:①急性肾小球肾炎:急性链球菌感染后肾小球肾炎和非链球菌感染后肾小球肾炎;②急进性肾小球肾炎;③慢性肾小球肾炎。

（2）肾病综合征(nephrotic syndrome，NS)。

（3）孤立性血尿或蛋白尿(isolated hematuria or proteinuria)：指仅有血尿或蛋白尿，而无其他临床症状、化验改变及肾功能改变者。

2. 继发性肾小球疾病(secondary glomerular diseases)

（1）紫癜性肾炎。

（2）狼疮性肾炎。

（3）乙肝病毒相关性肾炎。

（4）其他：毒物、药物中毒或其他疾患所致的肾炎。

3. 遗传性肾小球疾病(hereditary glomerular diseases)

第三节　急性肾小球肾炎

参见第四篇第二章第一节急性肾小球肾炎。

第四节　肾病综合征

【基本概念】

参见第四篇第三章肾病综合征。

【基础与背景知识】

1. 原发性肾病综合征约占儿童时期肾病综合征总数的90%。

2. 儿童肾病综合征最主要的病理变化是微小病变型。

3. 儿童原发性肾病综合征多因呼吸道感染、过敏反应等因素而触发。

【诊断与治疗】

参见第四篇第三章肾病综合征。

第五节 尿 路 感 染

【基本概念】

参见第四篇第六章尿路感染。

【基础与背景知识】

1. 病因 大肠杆菌是泌尿道感染中最常见的致病菌,约占 60%～80%。初次患泌尿道感染的新生儿、所有年龄的女孩和 1 岁以下的男孩,主要的致病菌仍是大肠杆菌;而在 1 岁以上男孩主要致病菌多是变形杆菌;对于 10～16 岁的女孩,白色葡萄球菌亦常见;克雷伯杆菌和肠球菌多见于新生儿泌尿道感染。

2. 因年龄和尿感部位不同而异,主要有三种表现形式:

(1)肾盂肾炎:婴幼儿占多数,以全身感染中毒症状为主要表现,常有 38.5℃ 以上的发热,高热时可有惊厥或寒战,同时还有全身不适、神萎、面色苍黄,呕吐、恶心、轻泻。年长儿述腰胁肋部疼痛,肾区叩击痛。新生儿可伴发败血症,表现为体重下降、喂养困难、黄疸、激惹、发热或体温不升。

(2)膀胱炎:大多为年长女孩,有尿频、尿急、排尿困难、排尿不尽、下腹不适、耻骨上区疼痛、尿失禁的症状,有时尿恶臭。

(3)无症状性菌尿:几乎全是女孩,有尿臭,但若不治疗可能发展为有症状的尿路感染。

【诊断与治疗】

参见第四篇第六章尿路感染。

第十章

造血系统疾病

第一节　缺铁性贫血

参见第五篇第一章第二节缺铁性贫血。

第二节　营养性巨幼细胞贫血

参见第五篇第一章第三节巨幼细胞贫血。

第三节　红细胞葡萄糖-6-磷酸脱氢酶缺乏症

【基本概念】

红细胞葡萄糖-6-磷酸脱氢酶（G-6-PD）缺乏症（erythrocyte glucose-6-phosphate dehydrogenase deficiency）：是一种性连锁不完全显性红细胞酶缺陷病。该酶的缺陷导致红细胞抗氧化能力下降，血红蛋白和细胞膜发生氧化损伤，在伯氨喹型药物、摄入蚕豆或感染等诱因作用下，发生溶血及新生儿黄疸等临床综合征。

【基础与背景知识】

1. G-6-PD基因定位于X染色体长臂2区8带（Xq28），

男性半合子和女性纯合子均表现为 G-6-PD 显著缺乏;女性杂合子发病与否,取决于其 G-6-PD 缺乏的细胞数量在细胞群中所占的比例,在临床上有不同的表现度,故称为不完全显性。

2. G-6-PD 是红细胞糖代谢戊糖磷酸途径[包括谷胱甘肽(GSH)代谢途径]中的一种重要酶类,其主要功能是生成潜在抗氧化剂红细胞还原型辅酶Ⅱ(NADPH),后者为维持谷胱甘肽还原状态所必需。由于 G-6-PD 缺乏,烟酰胺腺嘌呤二核苷酸磷酸(NADP)不能转变成 NADPH,后者不足则使体内的两个重要抗氧化损伤的物质 GSH 及过氧化氢酶(CAT)不足,从而血红蛋白和红细胞膜均易于发生氧化性损伤。血红蛋白氧化损伤的结果,导致 Heinz 小体及高铁血红素生成;红细胞膜的过氧化损伤则表现为膜脂质和膜蛋白巯基的氧化。上述变化使红细胞膜通透性增高,红细胞变形性降低,并诱发膜带 3 蛋白酪氨酸磷酸化,形成衰老抗原,为自身抗体所识别,最终易被单核-巨噬细胞所吞噬。由于 G-6-PD 缺乏,红细胞本身对氧化性损伤的抵御潜力,故在任何氧化性刺激下均可造成溶血。

3. 临床常分为伯氨喹型药物性溶血性贫血,蚕豆病,新生儿黄疸,感染诱发的溶血,先天性非球形细胞性溶血性贫血(CNSHA)。

【诊断与治疗】

1. 诊断

(1)病史中有急性溶血特征,并有食用蚕豆或者蚕豆制品史,或服用某些具有氧化特性的药物,或新生儿黄疸,或自幼即出现原因未明的慢性溶血者均应考虑本病。

(2)高铁血红蛋白还原实验:正常还原率>0.75;中间型

为 0.74~0.31;显著缺乏者<0.30。红细胞 G-6-PD 活性测定,世界卫生组织(WHO)推荐的 Zinkham 法为(12.1±2.09)IU/gHb。NBT 定量法为 13.1~30.0BNT 单位。

2. 治疗 对急性溶血者,应去除诱因。在溶血期应供给足够水分,注意纠正电解质失衡,口服碳酸氢钠,使尿液保持碱性,以防止血红蛋白在肾小管内沉积。贫血较轻者不需要输血,去除诱因后溶血大多于 1 周内自行停止。严重贫血时,可输给 G-6-PD 正常的红细胞 1~2 次。应密切注意肾功能,如出现肾衰竭,应及时采取有效措施。

第四节 地中海贫血

【基本概念】

地中海贫血(thalassemia):又称海洋性贫血,是珠蛋白基因缺陷使一种或几种珠蛋白肽链生成障碍,血红蛋白组成成分改变,红细胞因脆性增加而自发溶血。

【基础与背景知识】

1. 人类 β 珠蛋白基因簇位于第 11 号染色体短臂 1 区 2 节(11p1.2)。人类 α 珠蛋白基因簇位于第 16 号染色体短臂末端(16p13.3)。

2. 地中海贫血分为 α 型、β 型、δβ 型和 δ 型 4 种,其中以 β 和 α 地中海贫血较为常见。

3. β 地中海贫血分为三型

(1)重型:又称 Cooley 贫血。3~12 个月开始发病,呈慢性进行性贫血,面色苍白,肝脾大,发育不良,常有轻度黄疸,症状随年龄增长而日益明显。由于骨髓代偿性增生导致形成地中海贫血特殊面容。本病如不治疗,多于 5 岁前死亡。

（2）轻型:患者无症状或轻度贫血,脾不大或轻度大。病程经过良好,能存活至老年。本病易被忽略,多在重型患者家族调查时被发现。

（3）中间型:多于幼童期出现症状,其临床表现介于轻型和重型之间,中度贫血,脾脏轻或中度大,黄疸可有可无,骨骼改变较轻。

4. α 地中海贫血可以分为四型

（1）静止型:患者无症状。红细胞形态正常,出生时脐带血中 Hb Bart's 含量为 0.01~0.02,但 3 个月后即消失。

（2）轻型:患者无症状。红细胞形态有轻度改变,红细胞渗透脆性降低;变性珠蛋白小体阳性;HbA$_2$ 和 HbF 含量正常或稍低。

（3）中间型:又称血红蛋白 H 病。患儿出生时无明显症状;婴儿期以后逐渐出现贫血、疲乏无力、肝脾大、轻度黄疸;年龄较大患者可出现类似重型 β 地中海贫血的特殊面容。合并呼吸道感染或服用氧化性药物可诱发急性溶血而加重贫血,甚至发生溶血危象。

（4）重型:又称 Hb Bart's 胎儿水肿综合征。胎儿常于30~40 周时流产、死胎或娩出后半小时内死亡。

【诊断与治疗】

1. 诊断　根据临床特点和实验室检查,结合阳性家族史,一般可作出诊断。有条件时,可作基因诊断。本病需与缺铁性贫血和遗传性球形细胞增多症相鉴别。

2. 治疗

（1）轻型地中海贫血无需特殊治疗。

（2）中间型和重型应注意休息和营养,积极预防感染。适当补充叶酸和维生素 E。红细胞定期输注,使血红蛋白含量维持在 90~120g/L 以上。

(3)长期输血易导致含铁血黄素沉着症,故应同时给予铁螯合剂治疗。

(4)脾切除对血红蛋白 H 病和中间型 β 地中海贫血的疗效较好,对重型 β 地中海贫血效果差。脾切除可致免疫功能减弱,应在 5~6 岁以后施行并严格掌握适应证。

(5)异基因造血干细胞移植是目前能根治重型 β 地中海贫血的方法。

第五节 特发性血小板减少性紫癜

参见第五篇第三章第二节免疫性血小板减少症。

第六节 血 友 病

参见第五篇第三章第三节。

第七节 儿童急性淋巴细胞白血病

【基本概念】

白血病(leukemia):是造血组织中某一血细胞系统过度增生,浸润到各组织和器官,从而引起一系列临床表现的恶性血液病。

【基础与背景知识】

1. 我国最常见的小儿恶性肿瘤。儿童白血病中急性白血病占 90%~95%,慢性白血病仅占 3%~5%。急性白血病以急性淋巴细胞白血病为主。

2. 初发急性淋巴细胞白血病可以表现为 ①发热,热型不定;②贫血,主要是由于骨髓造血干细胞受到抑制所致;③出血,以皮肤和黏膜出血多见,偶有颅内出血,为引起死亡的重要原因之一。

3. 急性淋巴细胞白血病可以出现白血病细胞浸润引起的症状和体征。表现为肝、脾、淋巴结肿大,骨、关节疼痛。

4. 根据流式细胞仪免疫分型的结果,急性淋巴细胞白血病(ALL)分 T 细胞、B 细胞二大系列。T 系急性淋巴细胞白血病(T-ALL),约占小儿 ALL 的 10~15%。B 系急性淋巴细胞白血病(B-ALL):约占小儿 ALL 的 80%~90%。分为 3 种亚型:早期前 B 细胞型(early Pre B-ALL),前 B 细胞型(Pre B-ALL)和成熟 B 细胞型(B-ALL)。

5. 急性淋巴细胞白血病遗传学改变主要有

(1)染色体数目异常,如≤45 条的低二倍体,或≥47 条的高二倍体。

(2)染色体核型异常:如 12 号和 21 号染色体易位,即 t(12;21)/AMLITEL ETV6-CBFA2 融合基因;9 号和 22 号染色体易位,即 t(9;22)/BCR-ABL 融合基因;或 t(4;11)/MLL-AF4 融合基因等。

6. 儿童 ALL 预后不良的危险因素 包括:

(1)年龄<12 个月的婴儿白血病。

(2)诊断时外周血白细胞计数≥50×10⁹/L。

(3)诊断时已发生中枢神经系统白血病和/或睾丸白血病。

(4)免疫表型为 T 细胞白血病。

(5)染色体数目为≤45 的低二倍体,t(9;22)/BCR-ABL融合基因;t(4;11)/MLL-AF4 融合基因。

（6）泼尼松试验不良效应者（泼尼松每日 60mg/m² 诱导 7 天，第 8 天外周血白血病细胞>1×10⁷/L)。

（7）诱导缓解治疗第 15 天骨髓原始及幼稚淋巴细胞 ≥25%。

（8）诱导缓解治疗第 33 天骨髓未获得完全缓解，原始及幼稚细胞>5%。

（9）微小残留病（MRD）：诱导缓解治疗末 MRD≥1×10⁻⁴，巩固治疗开始前 MRD≥1×10⁻³。

【诊断与治疗】

1. 诊断　典型病例根据临床表现、血象和骨髓象的改变即可作出诊断。诊断应该包形态学（M）、免疫学（I）、细胞遗传学（C）和分子生物学（M）。该病需与再生障碍性贫血，传染性单核细胞增多症，类白血病反应和风湿性关节炎等鉴别。

2. 治疗

（1）儿童急性淋巴细胞白血病治疗主要是以化疗为主的综合疗法，其原则是：早期诊断、早期治疗；按照不同的危险度选用不同的化疗方案和相应的药物剂量；采用早期连续适度化疗和分阶段长期规范治疗的方针。同时要早期防治中枢神经系统白血病和睾丸白血病，注意支持疗法。

（2）儿童急性淋巴细胞白血病的化疗一般包括：诱导治疗→早期强化治疗→巩固治疗→延迟强化治疗Ⅰ→延迟强化治疗Ⅱ→维持治疗，总疗程 2~2.5 年。

第八节　朗格汉斯细胞组织细胞增生症

【基本概念】

朗格汉斯细胞组织细胞增生症（LCH）：是一组病因不

明、临床表现多样、多发于小儿的疾病,男多于女。根据临床主要表现将本症分为三型:勒-雪病(LS)、韩-薛-柯病(HSC)和骨嗜酸细胞肉芽肿(EGB)。其共同的组织学特点是朗格汉斯细胞增生、浸润,并伴有嗜酸性粒细胞、单核-巨噬细胞和淋巴细胞等不同程度的增生。

【基础与背景知识】

1. 病变可只限于单个器官或为孤立病灶,也可同时侵犯多个器官,其中以肺、肝、淋巴结、骨骼、皮肤、垂体等处病变最为显著。原有组织结构因出血、坏死而遭到破坏,同一病变器官同时出现增生、纤维化或坏死等不同阶段的病灶。

2. 各种病理改变中,朗格汉斯细胞(LC)增生最具特征性,电镜下细胞质内含分散的呈网球拍状或棒状的细胞器,称为 Bribeck 颗粒。

3. 临床分型 勒-雪病,韩-薛-柯病,骨嗜酸细胞肉芽肿,混合型和单一器官损害型。

【诊断与治疗】

1. 诊断

(1)凡原因不明的发热、皮疹、贫血、耳溢脓、反复肺部感染,肝、脾、淋巴结肿大,眼球凸出、尿崩、颅骨缺损、头部肿物等均应疑及本病。诊断需临床、X 线和病理三方面结合。病理检查是本病诊断最可靠的依据,尤其是电镜下找到 Birbeck 颗粒的 LC,结合临床即可确诊。

(2)病理诊断标准如下:

1)初诊:压片、皮肤活体组织检查、淋巴结、肿物穿刺或手术标本发现组织细胞浸润。

2)诊断:初诊的基础上,且具下述 4 项指标的 2 项或 2 项以上:①ATP 酶阳性;②CD31/100 阳性表达;③α-D 甘露糖酶阳性;④花生凝集素结合试验阳性。

3)确诊:电镜在病变细胞内发现 Birbeck 颗粒和/或 CD1a 抗原阳性。

2. 治疗　由于本病变化多样、轻重悬殊,治疗方案应根据临床分型和分级而定。

(1)化学治疗:常用的药物有泼尼松、长春新碱、依托泊苷(VP-16)、环磷酰胺等。

(2)对于单纯骨损害者,可试用吲哚美辛。尿崩症可用鞣酸加压素或去氨加压素(DDAVP)治疗。生长发育障碍者可试用生长激素。

(3)放射治疗:小剂量(4~6Gy)局部照射可控制局限性损害,也适于病变广泛或病变部位不能手术者。

(4)局部 EGB 可手术刮除。

第十一章

神经肌肉系统疾病

第一节 癫 痫

【基本概念】

癫痫(epilepsy,EP):是大脑神经元反复发作性异常放电引起相应的突发性和一过性脑功能障碍。

【基础与背景知识】

1. 脑内结构异常 先天或后天性脑损伤可产生异常放电的致痫灶,或降低了痫性发作阈值。

2. 遗传因素 包括单基因遗传、多基因遗传、染色体异常伴癫痫发作、线粒体脑病等。

3. 诱发因素 许多体内、外因素可促发癫痫的临床发作。

4. 癫痫发作大多短暂并有自限性,临床可有多种发作表现,包括局灶性或全身性的运动、感觉异常,或是行为认知、自主神经功能障碍,往往伴有程度不同的意识障碍。

【诊断与治疗】

1. 诊断

(1)相关病史:详细而准确的发作史;提示与脑损伤相关的个人与过去史;癫痫、精神病及遗传代谢病家族史。

（2）体格检查：尤其与脑部疾患相关的阳性体征，如头围、智力低下、瘫痪、锥体束征或各种神经皮肤综合征等。

（3）脑电图检查：出现棘波、尖波、棘-慢复合波等痫样发放波者，有利于癫痫的诊断。

（4）影像学检查：当临床表现或脑电图提示为局灶性发作或局灶继发全面性发作的患儿，应做颅脑影像学包括 CT，MRI 甚至功能影像学检查。

2. 治疗

（1）药物治疗：抗癫痫药物使用原则：早期治疗、根据发作类型选药、单药或联合用药、剂量个体化、长期规则服药及定期复查。见表 9-11-1。

（2）手术治疗：有明确局灶性癫痫发作起源的难治性癫痫，可考虑手术治疗。

表 9-11-1　不同癫痫发作类型的药物选择

发作类型	传统抗癫痫药	新型抗癫痫药
局灶性发作	CBZ、VPA、PB、PHT	OXC、TPM、ZNS、LTG
强直-阵挛发作	CBZ、VPA、PB、PHT	OXC、TPM、ZNS、LTG、LEV
失神发作	VPA、ESM	LTG、ZNS、TPM
肌阵挛、失张力发作	VPA、CNP、NZP	TPM、LTG、ZNS、LEV
强直发作	CBZ、PB、NZP	TPM、LTG、ZNS、LEV
West 综合征	ACTH、VPA、CZP	VGB、TPM、LTG、ZNS
LGS（Lennox-Gastaut syndrome）	VPA、CZP、NZP	LTG、TPM、VGB、ZNS

注：传统抗癫痫药：丙戊酸（VPA）、氯硝西泮（CZP）、苯巴比妥（PB）、苯妥英钠（PHT）、硝西泮（NZP）、卡马西平（CBZ）、促肾上腺皮质激素释放激素（ACTH）、乙琥胺（ESM）。新型抗癫痫药：托吡酯（TPM）、拉莫三嗪（LTG）、左乙拉西坦（LEV）、唑尼沙胺（ZNS）、奥卡西平（OXC）、氨己烯酸（VGB）。

第二节 惊 厥

【基本概念】

惊厥(convulsions):是直接或间接影响中枢神经系统的疾病引发的中枢神经系统的异常放电,以强直或阵挛等骨骼肌运动性发作为主要表现,常伴意识障碍。

【基础与背景知识】

1. 病因

(1)感染性病因:①颅内感染:由细菌、病毒、寄生虫、真菌引起的脑膜炎或脑炎;②颅外感染:非颅内感染性疾病引起的惊厥发作,大多并发于败血症、重症肺炎、细菌性痢疾、百日咳等严重细菌性感染疾病。

(2)非感染性病因:①颅内疾病:颅脑损伤与出血、先天发育畸形(如颅脑发育异常、脑积水、神经皮肤综合征等)、颅内占位性病变(如幕上、大脑半球的肿瘤、囊肿或血肿等);②颅外(全身性)疾病:缺氧缺血性脑病(如分娩或生后窒息、溺水、心肺严重疾病等);代谢性疾病(如水、电解质紊乱;肝、肾衰竭和 Reye 综合征;遗传代谢性疾病);中毒(如杀鼠药、农药和中枢神经兴奋药中毒等)。

2. 惊厥表现为阵发性四肢和面部肌肉抽动,多伴有两侧眼球上翻、凝视或斜视,神志不清。有时伴有口吐白沫或嘴角牵动,呼吸暂停,面色青紫,发作时间多在 3~5 分钟之内,有时反复发作,甚至呈持续状态。惊厥的频繁发作或持续状态可危及患儿生命或可使患儿遗留严重的后遗症,影响小儿的智力发育和健康。

【诊断与治疗】

1. 诊断

（1）单纯性热性惊厥的诊断：多数呈全身性强直-阵挛性发作，少数也可有其他发作形式，如肌阵挛、失神等。持续数秒至 10 分钟，可伴有发作后短暂嗜睡。发作后患儿除原发疾病表现外，一切恢复如常，不留任何神经系统体征。

（2）复杂性热性惊厥的诊断：呈不典型经过，其主要特征包括：①一次惊厥发作持续 15 分钟以上；②24 小时内反复发作≥2 次；③局灶性发作；④反复频繁的发作，累计发作总数 5 次以上。单纯性热性惊厥与复杂性热性惊厥的主要区别见表 9-11-2。

表 9-11-2　单纯性与复杂性热性惊厥的鉴别要点

	单纯性热性惊厥	复杂性热性惊厥
占热性惊厥的比例	70%	30%
惊厥发作形式	全面性发作	局限性或全面性发作
惊厥的时间	多短暂，<10 分钟	时间长，>10 分钟
一次热程发作次数	仅 1 次，偶 2 次	24 小时内可反复多次
神经系统异常	阴性	可阳性
惊厥持续状态	少有	较常见

2. 治疗

（1）热性惊厥的治疗：对单纯性热性惊厥，仅针对原发病处理，包括用退热药物和其他物理降温措施即可。但对有复发倾向者，可于发热病开始即使用地西泮（安定）1mg/（kg·d），分 3 次口服，连服 2~3 天，或直到本次原发病体温恢复正常为止。

（2）复杂性热性惊厥或总发作次数已达5次以上者,若以地西泮临时口服未能阻止新的发作,可长期口服丙戊酸或苯巴比妥,疗程1~2年,个别需适当延长。其他传统抗癫痫药对热性惊厥发作的预防作用较差。

第三节　化脓性脑膜炎

【基本概念】

化脓性脑膜炎(purulent meningitis):又称脑膜炎,是化脓性细菌所致的软脑膜、蛛网膜、脑脊液及脑室的急性炎症反应,脑及脊髓表面可轻度受累,常与化脓性脑炎或脑脓肿同时存在。

【基础与背景知识】

1. 许多化脓菌都能引起本病。但2/3以上患儿是由脑膜炎球菌、肺炎链球菌和流感嗜血杆菌三种细菌引起。2个月以下幼婴和新生儿以及原发或继发性免疫缺陷病者,易发生肠道革兰氏阴性杆菌和金黄色葡萄球菌脑膜炎,前者以大肠杆菌最多见,其次如变形杆菌、铜绿假单胞菌或产气杆菌等。

2. 致病菌可通过多种途径侵入脑膜　最常见的途径是通过血流,即菌血症抵达脑膜微血管;其次是邻近组织器官感染(如中耳炎、乳突炎等扩散波及脑膜);再次是与颅腔存在直接通道(如颅骨骨折、皮肤窦道或脑脊髓膜膨出,细菌可因此直接进入蛛网膜下腔)。

3. 在细菌毒素和多种炎症相关细胞因子作用下,形成以软脑膜、蛛网膜和表层脑组织为主的炎症反应,表现为广泛性血管充血、大量中性粒细胞浸润和纤维蛋白渗出,伴有弥漫性血管源性和细胞毒性脑水肿。

【诊断与治疗】

1. 诊断　凡急性发热起病,并伴有反复惊厥、意识障碍或颅内压增高表现的婴幼儿,结合脑脊液检测确立诊断。婴幼儿和不规则治疗者临床表现常不典型,后者的脑脊液改变也可不明显,病原学检查往往阴性,诊断时应仔细询问病史和详细进行体格检查,结合脑脊液中病原的特异性免疫学检查及治疗后病情转变,综合分析后确立诊断。

2. 治疗

(1)抗生素治疗:①用药原则:应选择对病原菌敏感,且能较高浓度透过血-脑脊液屏障的药物。急性期要静脉用药,做到用药早、剂量足和疗程够。②病原菌明确前的抗生素选择:应选用对肺炎链球菌、脑膜炎球菌和流感嗜血杆菌三种常见致病菌皆有效的抗生素。目前主要选择能快速在患者脑脊液中达到有效灭菌浓度的第三代头孢菌素,包括头孢噻肟 200mg/(kg·d),或头孢曲松 100mg/(kg·d),疗效不理想时可联合使用万古霉素 40mg/(kg·d)。对 β 内酰胺类药物过敏的患儿,可改用氯霉素 100mg/(kg·d)。③病原菌明确后的抗生素选择:根据药敏试验提示合理使用抗生素。④抗生素疗程:对肺炎链球菌和流感嗜血杆菌脑膜炎,其抗生素疗程应是静脉滴注有效抗生素 10~14 天;脑膜炎球菌者 7天,金黄色葡萄球菌和革兰氏阴性杆菌脑膜炎应 21 天以上。若有并发症,还应适当延长。

(2)肾上腺皮质激素的应用:常用地塞米松 0.6mg/(kg·d),分 4 次静脉注射。一般连续用 2~3 天,过长使用并无益处。

(3)对症和支持治疗:①急性期严密监测生命体征,定期观察患儿意识、瞳孔和呼吸节律改变,并及时处理颅内高压,预防脑疝发生;②及时控制惊厥发作,并防止再发;③监测并维持体内水、电解质、血浆渗透压和酸碱平衡。对有抗利尿激素异常分泌综合征表现者,积极控制脑膜炎同时,适当限制液体入量,对低钠症状严重者酌情补充钠盐。

第四节　病毒性脑炎

【基本概念】

病毒性脑炎:是由多种病毒引起的以精神和意识障碍为突出表现的脑实质的急性炎症。

【基础与背景知识】

1. 病理　脑膜和/或脑实质广泛性充血、水肿,伴淋巴细胞和浆细胞浸润。可见炎症细胞在小血管周围呈袖套样分布,血管周围组织神经细胞变性、坏死和髓鞘崩解。病理改变大多弥漫分布,但也可在某些脑叶突出,呈相对局限倾向。单纯疱疹病毒常引起颞叶为主的脑部病变。

2. 发病机制　病毒经肠道(如肠道病毒)或呼吸道(如腺病毒和出疹性疾病)进入淋巴系统繁殖,然后经血流(虫媒病毒直接进入血流)感染颅外某些脏器进一步繁殖,可能入侵脑或脑膜组织,对脑组织的直接入侵和破坏。

【诊断与治疗】

1. 诊断　大多数病毒性脑炎的诊断有赖于排除颅内其他非病毒性感染(化脓性、结核性、隐球菌脑膜炎)、Reye综合征等急性脑部疾病后,根据脑脊液外观、常规、生化和病原学检查,或者明确地并发于某种病毒性传染病,或脑脊液检查证实特异性病毒抗体阳性者,可支持病毒性脑炎的诊断。

2. 治疗　缺乏特异性治疗。由于病程自限性,急性期主要是支持与对症治疗。主要治疗原则包括：

（1）维持水、电解质平衡与合理营养供给：对营养状况不良者给予静脉营养剂或白蛋白。

（2）控制脑水肿和颅内高压：可酌情采用以下方法：①严格限制液体入量；②过度通气，将 $PaCO_2$ 控制于 $20 \sim 25kPa$；③静脉注射脱水剂，如甘露醇等。

（3）控制惊厥发作：可给予止惊剂如地西泮、苯妥英钠等。如止惊无效，可在控制性机械通气下给予肌肉松弛剂。

（4）抗病毒药物：无环鸟苷（aciclovir），每次 $5 \sim 10mg/kg$，每 8 小时 1 次；或其衍生物丙氧鸟苷（ganciclovir），每次 $5mg/kg$，每 12 小时 1 次。两种药物均需连用 $10 \sim 14$ 天，静脉滴注给药。

第五节　脑性瘫痪

【基本概念】

脑性瘫痪（cerebral palsy）：是指出生前到生后 1 个月内各种原因所致的非进行性脑损伤综合征，临床主要表现为中枢性运动障碍、肌张力异常、姿势及反射异常。

【基础与背景知识】

1. 许多围生期危险因素与脑瘫的发生有关。主要包括：早产与低出生体重、脑缺氧缺血性脑病、产伤、先天性脑发育异常、核黄疸、先天性感染及无法明确的原因。

2. 脑瘫以出生后非进行性运动发育异常为特征，可合并智力低下、听力和语言发育障碍、视力障碍、过度激惹、小头畸形、癫痫等。

【诊断与治疗】

1. 诊断　脑瘫有多种类型，容易与婴幼儿时期其他神经及肌肉疾病引起的肌无力相混淆,认真询问病史和体格检查,遵循脑瘫的定义,正确诊断并不困难。同时,需对患儿伴随症状和疾病如智力低下、癫痫、语言听力障碍、关节脱位等作出判断。

2. 治疗 治疗原则:早期发现和早期治疗;促进正常运动发育,抑制异常运动和姿势;采取综合治疗手段;同时控制其癫痫发作,以阻止脑损伤的加重;医师指导和家庭训练相结合,以保证患儿得到持之以恒的正确治疗。主要治疗措施:

(1)功能训练:①体能运动训练:针对各种运动障碍和异常姿势进行物理学手段治疗;②技能训练:重点训练上肢和手的精细运动,提高患儿独立生活技能;③语言训练:包括听力、发音、语言和咀嚼吞咽功能的协同矫正。

(2)矫形器的应用:功能训练中,配合使用一些支具或辅助器械,有帮助矫正异常姿势,抑制异常反射的功效。

(3)手术治疗:主要用于痉挛型,目的是矫正畸形,恢复或改善肌力与肌张力的平衡。

(4)其他:如高压氧、水疗、电疗等,对功能训练起辅助作用。

第六节　吉兰-巴雷综合征

【基本概念】

吉兰-巴雷综合征(Guillain-Barrés syndrome,GBS):又称急性感染性多发性神经根神经炎,是由病毒感染或感染后以及其他原因导致的一种自身免疫性疾病。其主要病理改变为周围神经系统的广泛性炎性脱髓鞘。临床上以四肢对称性弛缓性瘫痪为其主要表现。

【基础与背景知识】

1. 本病与感染因素、疫苗接种及免疫遗传因素有关。

2. 由于前驱感染病原体种类的差异和宿主免疫遗传因素影响,吉兰-巴雷综合征患者周围神经可主要表现为髓鞘脱失或轴索变性,或两者皆有。主要损及周围神经的运动纤维,或同时损伤运动和感觉纤维。

3. 临床表现　包括:

(1)发病前常先有上呼吸道或消化道感染相关的先兆症状。

(2)肢体、躯干或脑神经麻痹相关的运动障碍。

(3)部分患者可有从四肢末端开始的感觉障碍。感觉障碍远较运动障碍为轻,是本病特点之一。

(4)自主神经功能障碍的表现。

【诊断与治疗】

1. 诊断　凡具有急性或亚急性起病的肢体弛缓性瘫痪,两侧基本对称,瘫痪进展不超过4周,起病时无发热,无传导束型感觉缺失和持续性尿潴留者,均应想到本病可能性。若证实脑脊液蛋白-细胞分离和/或神经传导功能异常,即可确立本病诊断。

2. 治疗

(1)支持治疗:①保持呼吸道通畅,勤翻身,防止坠积性肺炎或褥疮;②吞咽困难者要鼻饲,以防吸入性肺炎;③保证足量的水分、热量和电解质供应;④尽早对瘫痪肌群康复训练,防止肌肉萎缩,促进恢复。

(2)呼吸肌麻痹的抢救:对出现呼吸衰竭,或因咳嗽无力及Ⅸ、Ⅹ、Ⅻ脑神经麻痹致咽喉分泌物积聚者,应及时作气管切开或插管,必要时使用机械呼吸以保证有效通气和换气。

(3)药物治疗:对病情进行性加重,尤其有呼吸肌或Ⅸ、Ⅹ、Ⅻ脑神经麻痹者,可用静脉注射大剂量免疫球蛋白400mg/(kg·d),连用 5 天。也有按 2g/kg 一次负荷剂量静脉滴注者。有效者 24~48 小时内可见病情不再进展。

第七节 重症肌无力

【基本概念】

重症肌无力(myasthenia gravis,MG):是乙酰胆碱受体抗体(AchR-Ab)介导的、细胞免疫依赖的和补体参与的神经-肌肉接头(NMJ)处传递障碍的自身免疫性疾病,病变主要累及 NMJ 突触后膜上乙酰胆碱受体(acetylcholinergic receptor,AChR)。本病应称为获得性自身免疫性重症肌无力,通常简称重症肌无力。

【基础与背景知识】

1. MG 主要是横纹肌肌膜烟碱型乙酰胆碱受体(nAChR)自体免疫性疾病。

2. 重症肌无力患者体液中存在抗 nAChR 抗体,与乙酰胆碱(Ach)争夺 nAChR 结合部位。在 C3 和细胞因子参与下,直接破坏 nAChR 和突触后膜,使 nAChR 数目减少,突触间隙增宽。所以,本病的基本病理变化是突触后膜表面面积减少、nAChR 含量降低,Ach 在重复冲动中与受体结合的概率越来越小。

3. 临床特征是骨骼肌活动时容易疲劳,休息或用胆碱酯酶抑制药可以缓解。受累肌肉的分布因人因时而异,而并非某一神经受损时出现的麻痹表现。抗胆碱酯酶可抑制 Ach

的降解,增加其与受体结合的机会从而增强终板电位,使肌力改善。

4. 本病可见于任何年龄,我国病人发病年龄以儿童期较多见,20~40岁发病者女性较多,中年以后发病者多为男性且多伴有胸腺瘤。女性病人所生新生儿,约10%经过胎盘转输获得nAchR-Ab,可暂时出现无力症状。

5. 重症肌无力危象　是指肌无力在某些诱因作用下突然加重,特别是呼吸肌(包括膈肌、肋间肌)以及咽喉肌的严重无力,导致呼吸困难,喉头与气管分泌物增多而无法排出,需排痰或人工呼吸。伴有胸腺瘤者更易发生危象。

【诊断与治疗】

1. 诊断　血清抗nAChR抗体检查阳性,肌电图检查表现为重复电刺激中反应电位波幅的快速降低,腾喜龙(tensilon,依酚氯铵)或新斯的明(neostigmine)药物试验阳性可诊断此病。

2. 治疗

(1)胆碱酯酶抑制剂:首选药物为溴吡斯的明,口服量新生儿每次5mg,婴幼儿10~15mg,年长儿20~30mg,最大量每次不超过60mg,每日3~4次。根据症状控制的需求和是否有腹痛、黏膜分泌物增多、瞳孔缩小等毒蕈碱样不良反应发生,可适当增减每次剂量与间隔时间。

(2)糖皮质激素:首选药物泼尼松,1~2mg/(kg·d),症状完全缓解后再维持4~8周,然后逐渐减量达到能够控制症状的最小剂量,每日或隔日清晨顿服,总疗程2年。

(3)胸腺切除术:对于药物难控制的病例可考虑胸腺切除术。血清抗AchR抗体滴度增高和病程不足两年者常有更好疗效。

（4）大剂量静脉注射丙种球蛋白（IVIG）和血浆交换疗法：于难治性重症肌无力或重症肌无力危象的抢救。IVIG 剂量按 400mg/（kg·d），连用 5 天。循环中抗 AchR 抗体滴度增高者可能有更佳疗效。

第八节　进行性肌营养不良

【基本概念】

进行性肌营养不良症（progressive myodystrophy）：是一组由遗传因素所致的原发性骨骼肌疾病，其临床主要表现为缓慢进行的肌肉萎缩、肌无力及不同程度的运动障碍。

【基础与背景知识】

1. 假肥大型肌营养不良是由于染色体 Xp21 上编码抗肌萎缩蛋白（dystrophin）的基因突变所致，属 X-连锁隐性遗传病，一般是男性患病，女性携带突变基因。

2. 抗肌萎缩蛋白位于肌细胞膜脂质层中，对稳定细胞膜，防止细胞坏死、自溶起重要作用。由于该蛋白也部分地存在于心肌、脑细胞和周围神经结构中，故部分患者可合并心肌病变、智力低下或周围神经传导功能障碍。

3. 显微镜下见肌纤维轻重不等的广泛变性坏死，间有深染肌纤维。束内纤维组织增生或脂肪充填，并见针对坏死肌纤维的反应性灶性单核细胞浸润。

【诊断与治疗】

1. 诊断　血清肌酸激酶（CK）显著增高，再结合男性患病、腓肠肌假性肥大等典型临床表现，诊断大多不难。个别诊断仍困难者、可考虑肌电图、神经传导速度或肌肉活体组织检查协助诊断。

2. 治疗

（1）尚无特效治疗。

（2）对症和支持治疗：鼓励并坚持主动和被动运动，以延缓肌肉挛缩。对逐渐丧失站立或行走能力者，使用支具以帮助运动和锻炼，并防止脊柱弯曲和肌肉挛缩。保证钙和蛋白质等营养摄入，积极防治致命性呼吸道感染。

（3）做好遗传咨询，通过家系调查、CK 测定、DNA 分析以及对已怀孕的基因携带者进行胎儿产前诊断，以正确开展生育指导。

第十二章

内分泌系统疾病

第一节　内分泌系统疾病概论

【基本概念】

激素:是由内分泌器官产生、经血液循环运输到靶器官发挥效应的化学物质,是一种参与细胞内外联系的内源性信息和调控分子。细胞因子、生长因子、神经递质这些化学信使与经典的激素拥有共同的特性,均可纳入激素的范畴。

【基础与背景知识】

1. 激素按其化学本质可分为　含氮激素(肽类、蛋白质、胺类激素),类固醇激素(黄体酮、雌二醇、皮质类固醇)、脂肪酸衍生物(前列腺素)。按其作用受体又分为膜受体和核受体激素。肽类激素、神经递质、生长因子等通过和细胞膜上的受体结合,使信息传递到细胞内,激活第二信使,发挥作用。类固醇激素通过细胞膜和核膜,与细胞质或细胞核内相应的特异性受体结合,调控靶基因的转录,改变细胞功能。

2. 激素作用包括

(1)参与生殖的全过程。

(2)参与儿童的生长发育。

（3）参与能量的合成、分解和利用。

（4）维持人体的水电解质、酸碱、心率、血压、体温的稳定。

（5）参与肌肉、骨骼、脂肪等组织的代谢。

第二节　生长激素缺乏症

【基本概念】

1. 矮身材（short stature）　是指在相似生活环境下，同种族、同性别、同年龄的个体身高低于正常人群平均身高2个标准差或第3百分位数以下。

2. 生长激素缺乏症（growth hormone deficiency，GHD）是指由于腺垂体合成和分泌生长激素（growth hormone，GH）部分或完全缺乏，或由于GH分子结构异常、受体缺陷等所致的生长发育障碍性疾病。

【基础与背景知识】

1. 生长激素（human growth hormone，hGH）　是由腺垂体细胞分泌的肽类激素，通过促进肝脏、成纤维细胞、胶原细胞等组织细胞中的胰岛素样生长因子（insulin-like growth factory，IGF）的分泌发挥生理作用。

2. 生长激素的主要功能　促进神经组织以外的其他组织生长，尤其是骨生长；促进机体蛋白质合成代谢；促进脂肪分解，抑制外周组织葡萄糖利用。

3. 生长障碍的原因与生长激素-胰岛素样生长因子-胰岛素样生长因子结合蛋白轴病变有关。

【诊断与治疗】

1. 诊断

（1）患儿出生时身长和体重均正常，1岁后出现生长缓慢,身高落后于同年龄、同性别、同种族儿童身高均值 2 个标准差(-2SD)以下。

(2)年生长速率低于正常速率 1SD。

(3)匀称性矮小,面容幼稚。

(4)两种药物行生长激素激发试验 GH 峰值均<10μg/L。

(5)垂体磁共振显示垂体缩小。

(6)骨龄较正常实际年龄落后。

(7)血清 IGF-1 水平低于正常。

(8)鉴别诊断:宫内发育迟缓、家族性矮小、体质性青春期延迟、甲状腺功能低下、染色体异常、骨骼发育异常、营养性疾病。

2. 治疗　主要采用基因重组人生长激素(rhGH)替代治疗。目前治疗起始剂量 0.1~0.15U/kg,每晚睡前半小时皮下注射,需监测甲状腺功能,如合并其他垂体激素缺乏时,需同时替代治疗。对恶性肿瘤及严重糖尿病患儿建议不用 rhGH 治疗。

第三节　中枢性尿崩症

【基本概念】

1. 尿崩症(diabetes insipidus,DI)　是由于患儿完全或部分丧失尿液浓缩能力,以多饮、多尿、排稀释性尿为特点的临床综合征。

2. 中枢性尿崩症(central diabetes insipidus,CDI)　因抗利尿激素(antidiuretic hormone,ADH),又名精氨酸加压素(arginine vasopressin,AVP)分泌或释放不足引起的尿崩症。

【基础与背景知识】

AVP 是由下丘脑视上核和室旁核神经细胞合成的 1 种 9 肽。血钠浓度等引起细胞外液渗透压变化的因素及血容量变化等可影响 AVP 的分泌。位于下丘脑视上核和渴觉中枢附近的渗透压感受器同时控制着 AVP 的分泌和饮水行为。遗传、下丘脑及神经垂体疾病均可引起中枢性尿崩症。

【诊断与治疗】

1. 诊断

(1)本病以烦渴多饮、多尿为主要症状。

(2)尿液检查:每日尿量可达 4~10L,尿比重小于 1.005,尿渗透压低,为 50~200mOsm/(kg·H_2O)。

(3)血生化检查:血钠、钾、氯、钙、镁、磷等一般正常,血渗透压正常或偏高。

(4)禁水-加压素试验:

1)患儿试验前 1 天晚上 7~8 时开始禁食,试验当日晨 8 时开始禁饮,排空膀胱,测体重、血钠及渗透压;然后每小时排尿 1 次测尿量、尿渗透压和体重,直至相邻两次尿渗透压之差连续两次<30mOsm/(kg·H_2O),或体重下降达 5%,或尿渗透压≥800mOsm/(kg·H_2O),再次采血测渗透压、血钠。

2)结果:①正常儿童禁饮后不出现脱水,尿量逐渐减少,尿比重逐渐上升,尿渗透压可>800mOsm/(kg·H_2O),而血钠、血渗透压均正常。②尿崩症患者持续排出低渗尿,血清钠和血渗透压分别上升超过 145mmol/L 和 295mOsm/(kg·H_2O),体重下降 3%~5% 。禁水试验结束后,皮下注射垂体后叶激素 5U(或精氨酸加压素 0.1U/kg),然后两小时内多次留尿,测定渗透压。如尿渗透压上升峰值超过给药前的 50%,则为完全性中枢性尿崩症;在 9%~50%者为部分性尿崩症;肾性尿崩症小于9%。

(5)头颅CT或MRI明确病因。

2. 治疗

(1)病因治疗。

(2)鞣酸加压素:用前稍加温摇匀,再进行深部肌内注射,开始注射剂量为0.1~0.2ml(6-12U),作用可维持3~7天,须待多饮多尿症状出现时再用药,并根据疗效调整剂量。

(3)1-脱氨-8-D-精氨酸加压素(DDAVP):

1)喷鼻剂:含量100μg/ml,用量0.05~0.15ml/d,每日1~2次鼻腔滴入,用前需清洁鼻腔,症状复现时再给下次用药。

2)口服片剂:醋酸去氨加压素(弥凝,minirin),50~1200μg/d,分2~3次口服,小剂量每次50μg开始,逐渐加量至疗效满意。

第四节 先天性甲状腺功能减退症

【基本概念】

先天性甲状腺功能减退症(congenital hypothyroidism):简称甲减,是因先天或者遗传因素引起的甲状腺发育异常、激素合成障碍、分泌减少,导致患儿生长发育障碍,智能落后的一种疾病。

【基础与背景知识】

1. 甲状腺的主要功能是合成甲状腺素(thyroxine,T_4)和三碘甲腺原氨酸(triiodothyronine,T_3)。

2. 甲状腺激素分泌的调节主要是通过下丘脑-垂体-甲状腺轴的反馈调节,下丘脑分泌的促甲状腺激素释放激素促进腺垂体合成和分泌促甲状腺激素,调整垂体对 T_3 和 T_4 负反馈作用的反应,使血中甲状腺激素维持在一定的水平。

3. 甲状腺激素能促进细胞组织生长发育和成熟,促进钙磷代谢、蛋白质代谢,糖原分解和组织对糖的吸收,脂肪代谢和利用。甲状腺对神经系统的发育有重要影响。

4. 甲状腺发育不良、甲状腺素合成障碍、下丘脑-垂体性甲减、孕妇饮食缺碘或患儿生后缺碘是甲状腺功能低下主要原因。

【诊断与治疗】

1. 诊断

(1)新生儿筛查试验可及早发现甲减,有助于早诊早治。

(2)儿童甲状腺功能减退症的诊断:①典型临床表现:患儿表现为舌厚、表情淡漠、皮肤粗糙、非凹陷性水肿,头发干燥;智力低下,反应迟钝,运动发育落后,身材矮小;心动过缓,心音低;厌食、腹胀、便秘、贫血;②基础代谢率降低;③甲状腺功能异常:FT_3、T_3、FT_4、T_4 降低,TSH 升高;④骨龄落后于实际年龄。

2. 治疗 L-甲状腺素钠口服为首选药物。新生儿剂量:每日口服 1 次,首剂 $10\sim15\mu g/(kg\cdot d)$,每周增加 $10\mu g/kg$,使 FT_4 和 TSH 恢复正常,后期维持剂量需个体化调整。甲状腺发育异常者,需终身治疗;疾病筛查诊断的甲减,治疗需使血 FT_4 维持在正常高值;对于下丘脑-垂体性甲减,甲状腺素治疗需从小剂量开始,同时给予生理需要量的皮质激素治疗;暂时性甲减持续用药 1 到数月,减药或停药 1 个月复查甲状腺功能,功能正常则可停药定期观察。

第五节 性 早 熟

【基本概念】

1. 性早熟(precocious puberty) 是指女孩在 8 岁前,男

孩在9岁前出现第二性征,或者女孩在10岁之前出现月经初潮。

2. **中枢性性早熟**(central precocious puberty,CPP) 具有与正常青春发育类同的下丘脑-垂体-性腺轴启动过程。血清中黄体生成素(LH)、卵泡刺激素(FSH)和类固醇性激素提前升高,使内、外生殖器发育和第二性征呈现。

3. **外周性性早熟**(peripheral precocious puberty) 是各种原因引起的体内性激素升高至青春期水平,不具有完整的性发育程序性过程。

【基础与背景知识】

1. **下丘脑-垂体-性腺轴** 性发育过程受下丘脑-垂体-性腺轴的调控。出生后至青春前期,中枢神经系统内在的抑制机制和性激素的负反馈作用使得下丘脑-垂体-性腺轴处于抑制状态,进入青春发育期后,中枢神经系统对下丘脑的抑制解除,致使性激素水平升高,性器官开始发育,出现第二性征。

2. **性早熟病因和分类**

(1)**中枢性性早熟**(central precocious puberty,CPP):包括:①获得性性早熟,常由中枢神经系统器质性病变引起,如视神经下丘脑胶质瘤,下丘脑错构瘤等;②不完全性中枢性性早熟,如单纯性乳房早发育、单纯性阴毛早发育等。

(2)**外周性性早熟**:包括:①肿瘤:卵巢肿瘤、睾丸肿瘤或某些综合征等;②肾上腺疾病:先天性肾上腺皮质增生症或肾上腺肿瘤;③接触外源性激素。

【诊断与治疗】

1. 中枢性性早熟

(1)女孩:乳房发育,身高突增,阴毛发育,乳房开始发育

2 年后初潮呈现。男孩：睾丸和阴茎增大，身高突增，阴毛发育，睾丸开始增大后 2 年出现变声和遗精。

（2）实验室检查：基础 LH>5.0IU/L 可肯定已有中枢性发动。凭基础值不能确诊时需进行激发试验：以 GnRH2.5～3.0μg/kg（最大剂量 100μg）皮下或静脉注射，于注射的 0、30、60 和 90 分钟测定血清 LH 和 FSH 水平。化学发光法测定激发峰值 LH＞5.0IU/L 是判断真性发育界点，同时 LH/FSH 比值>0.6 时可诊断为中枢性性早熟。如激发峰值以 FSH 升高为主，LH/FSH 比值低下，结合临床可能是单纯性乳房早发育或中枢性性早熟的早期，需定期随访。

（3）B 超检查：女孩子宫卵巢：单侧卵巢容积达 1～3ml，并可见多个直径≥4mm 的卵泡，子宫长度达 3.4～4cm 可认为已进入青春发育状态。男孩睾丸：睾丸容积≥4ml 或睾丸长径>2.5cm，提示青春期发育。

（4）骨龄。

2. 外周性性早熟诊断　第二性征提前出现但性征发育不按正常发育进展。性腺大小在青春前期水平，促性腺激素在青春前期水平。

3. 病因诊断　确诊为 CPP 的所有男孩，6 岁以下发病的女孩，性成熟过程迅速或有其他中枢病变者需做脑 CT 或 MRI 检查。外周性性早熟患儿需做性腺、肾上腺或其他相关器官影像学检查。

4. 治疗　中枢性性早熟治疗，GnRH 类似物是当前主要的治疗选择，目前常用曲普瑞林和亮丙瑞林的缓释剂。

（1）应用指征：①骨龄大于年龄 2 岁或以上，但需女孩骨龄≤11.5 岁，男孩骨龄≤12.5 岁；②预测成年身高：女孩<150cm，男孩<160cm；③或以骨龄判断的身高<-2SD；④骨

龄增长/年龄增长>1。

（2）剂量和疗程：首剂 80~100μg/kg，最大量 3.75mg；其后每 4 周注射 1 次，体重≥30kg 者，曲普瑞林每 4 周肌注 3~3.75mg。已有初潮者首剂后 2 周宜强化 1 次。维持剂量应当个体化，根据性腺轴功能抑制情况而定，男孩剂量可偏大。为改善成年身高的目的疗程至少 2 年，疗程需个体化，一般建议在年龄 11.0 岁，或骨龄 12.0 岁时停药，可望达最大成年身高。

第六节 先天性肾上腺皮质增生症

【基本概念】

先天性肾上腺皮质增生症（congenital adrenal hyperplasia，CAH）：是一组由于肾上腺皮质激素合成过程中酶的缺陷所引起的疾病，属常染色体隐性遗传病。

【基础与背景知识】

1. 肾上腺皮质由球状带、束状带、网状带组成。球状带是醛固酮的唯一来源；束状带分泌皮质醇和少量盐皮质激素；网状带主要合成肾上腺雄激素和少量雌激素。

2. 正常肾上腺以胆固醇为原料合成糖皮质激素、盐皮质激素、性激素，每一步都需经特殊的酶催化。先天性肾上腺皮质增生症时，由于上述激素合成过程中不同部位的酶缺陷致使糖皮质激素、盐皮质激素合成不足，缺陷部位以前的各种中间产物在体内堆积。

3. 主要的酶缺陷有 21-羟化酶（CYP21）、11β-羟化酶（CYP11B1）、17-羟化酶（CYP17）、3β-羟类固醇脱氢酶（3β-HSD）和 18-羟化酶（CYP11B2），其中以 21-羟化酶缺乏最常见。

【诊断与治疗】

1. 21-羟化酶缺乏症（21-hydroxylase deficiency，21-OHD）的诊断

（1）单纯男性化型（simple virilizing，SV）：系 21-羟化酶不完全缺乏所致，主要表现为雄激素增高的症状和体征。女孩表现为假两性畸形，男孩表现为假性性早熟，生后 6 个月以后出现性早熟征象，一般 1~2 岁后外生殖器明显增大，阴囊增大，但睾丸大小与年龄相称。骨龄超出年龄，皮肤黏膜色素沉着。

（2）失盐型（salt wasting，SW）：是 21-羟化酶完全缺乏所致。患儿除具有男性化表现外，生后不久拒食、呕吐、腹泻、低血钠、高血钾、代谢性酸中毒等。女性患儿出生时已有两性畸形，易于诊断。

（3）非典型型（nonclassic，NC）：是由于 21-羟化酶轻微缺乏所致，在儿童期或青春期才出现男性化表现。

（4）诊断需结合如下检查：生化检测：尿液 17-羟类固醇（17-OHCS）、17-酮类固醇（17-KS）和孕三醇测定。其中 17-KS 是反映肾上腺皮质分泌雄激素的重要指标。血液 17-羟孕酮（17 OHP）、肾素血管紧张素原（PRA）、醛固酮（Aldo）、脱氢异雄酮（DHEA）、去氧皮质酮（DOC）及睾酮（T）等的测定。血 17-OHP、孕酮、DHEA 及 T 均可增高。

（5）血电解质测定：失盐型可有低钠、高钾血症。典型失盐型 CAH 患者的皮质醇水平低于正常，单纯男性化型可在正常范围或稍低于正常。血 ACTH 不同程度升高，非典型者可正常。

（6）其他：染色体分析、骨龄、肾上腺 CT 或 MRI 检查和

基因诊断。

2. 治疗

（1）纠正水、电解质紊乱，重症失盐型需静脉滴注氢化可的松 25~100mg；若低钠和脱水不易纠正，可口服氟氢可的松（9α-fludrocortisone acetate）0.05~0.1mg/d。脱水纠正后，糖皮质激素改为口服，同时口服氯化钠 2~4g/d。

（2）长期治疗：①糖皮质激素：氢化可的松为每日 10~20mg/d，分 2~3 次口服；②盐皮质激素：口服氟氢可的松 0.05~0.2mg/d，症状改善后，逐渐减量停药；0.1mg 氟氢可的松相当于 1.5mg 氢化可的松，应将其量计算于皮质醇的用量中，以免皮质醇过量；患儿在应激情况下或青春期，糖皮质激素的剂量应比平时增加 1.5~2 倍；③手术治疗：女性假两性畸形患儿宜在 6 个月~1 岁行阴蒂部分切除术或矫形术。

第七节 儿童糖尿病

【基本概念】

儿童糖尿病（diabetes mellitus，DM）：是由于胰岛素绝对或相对缺乏所致的代谢性疾病，可造成糖、脂肪、蛋白质代谢紊乱。临床表现为血糖增高及葡萄糖尿和随之发生的一系列症状体征。儿童糖尿病主要分 1 型、2 型、青年期发病型（MODY）。

【基础与背景知识】

1 型糖尿病的发病机制，目前认为是在遗传易感基因的基础上，由于环境因素的作用引起的自身免疫反应性胰岛炎，胰岛 B 细胞遭到破坏，胰岛素分泌减少导致糖、脂肪、蛋白质代谢异常。

【诊断与治疗】

1. 诊断　根据患儿出现明显多饮、多尿、多食、消瘦、高血糖、糖尿和酮尿结合如下任何一条便可作出糖尿病的诊断：①空腹血糖≥7.0mmol/L（126mg/dl）；②随机血糖≥11.1mmol/L（200mg/dl）；③口服糖耐量试验2小时血糖值≥11.1mmol/L（200mg/dl）。糖耐量异常：OGTT试验后2小时血糖处于7.8~11.0mmol/L。空腹血糖受损：患儿空腹血糖5.6~6.9mmol/L。

2. 糖尿病酮症酸中毒诊断　可有呕吐、腹痛、意识障碍、呼吸深大。脱水严重时伴休克表现、大量糖尿、酮尿和高血糖症。根据血气、酸中毒的程度分级：轻度：pH<7.3，或HCO_3^-<15mmol/L；中度：pH<7.2，或HCO_3^-<10mmoL/L；重度：pH<7.1，或HCO_3^-<5mmol/L。

3. 饮食治疗　糖尿病患儿每日所需总热卡（kcal）=1 000（kcal）+年龄（岁）×（70~100）（kcal/岁），括号中的系数70~100即大于10岁按70，7~9岁按80，3~6岁按90，1~2岁按100，蛋白质占15%~20%，脂肪应少于20%~25%，碳水化合物占55%~60%，全日热能分配早、中、晚分别占1/5、2/5、2/5。每餐中留出少量（5%）作为餐间点心。

4. 运动治疗　适度的运动可以增加胰岛素的敏感性，保证能量的前提下制定个体化的运动方案。

5. 胰岛素治疗　速效、短效、中效、长效/超长效胰岛素和预混胰岛素。胰岛素的使用剂量和方案：

（1）每天中效与短效（或速效）胰岛素混合制剂两次方案（早餐前总量的2/3，晚餐前总量的1/3）。

（2）每天三次注射方案：早餐前短效（或速效）与中效胰岛素混合，晚餐前单用短效（或速效）胰岛素，睡前用中效胰岛素。

（3）基础-餐前大剂量方案：每餐前中效（或短效）胰岛素，配合睡前长效胰岛素注射。

（4）胰岛素泵持续皮下胰岛素注射。

6. 胰岛素血糖监测　病情稳定者监测三餐前和睡前四次血糖。合并糖尿病酮症酸中毒等危重情况时需要每天监测三餐前、三餐后两小时、睡前和凌晨 2~3 点八次血糖。

7. 糖尿病酮症酸中毒治疗

（1）检测血电解质、血糖、酮体，评估脱水程度、意识状况、血压等。给予吸氧、生理盐水 10~20ml/kg 于 10~30 分钟内输入。如有呕吐及意识障碍可用胃管引流。监测脉率、血压、心电图、呼吸，记录出入量，观察意识。降低血糖，纠正脱水酸中毒及电介质紊乱，抗感染。

（2）液体疗法：补液量按中度脱水计算（80~100ml/kg）。第一小时快速滴入生理盐水 20ml/kg 抗休克，继之给与 48 小时均衡补液法补入累积丢失量及维持量。

（3）钾离子的补充：见尿补氯化钾 3~6mmol/kg，注意监测血电解质。

（4）胰岛素静脉滴入 0.1U/（kg·h），血糖下降速度每小时 2~5mmol/L，当血糖降至 12~15mmol/L 时换用含糖液体输注，使血糖维持在 8~12mmol/L。在停止滴注胰岛素前 30 分钟应皮下注射常规胰岛素 0.25U/kg。

（5）碱性液慎用。

第十三章

儿 童 急 救

第一节　儿童心肺复苏

【基本概念】

心肺复苏(cardiopulmonary resuscitation,CPR):是指在心跳呼吸骤停的情况下所采取的一系列急救措施,其目的是使心脏、肺脏恢复正常功能,使生命得以维持。

【基础与背景知识】

1. 小儿心跳呼吸骤停的原因

(1)严重疾病:新生儿窒息、婴儿猝死综合征、气道梗阻、严重肺炎及呼吸衰竭、心力衰竭等。

(2)意外伤害:外伤、溺死、中毒等。

2. 小儿心肺骤停高危因素　心血管系统的状态不稳定,呼吸、神经等系统疾病急速进展,不恰当使用全身麻醉及大量镇静剂,气管插管发生堵塞或脱开等。

3. 有高危因素情况下能加重或触发心搏呼吸骤停的临床操作　气道吸引,不适当的胸部物理治疗,呼吸支持的撤离,镇静剂的应用,鼻胃管放置、气管插管等引起迷走神经的兴奋性增加等。

【诊断与治疗】

1. 诊断 患儿突然昏迷及大血管(颈、股、肱动脉)搏动消失即可诊断,紧急不确定情况下亦可拟诊(10秒),不必反复触摸脉搏或听心音,以免延误抢救时机。

2. 治疗

(1)迅速实施 CPR:首先确保现场对施救者和患者均是安全的。心肺复苏的程序为:循环(C)-气道(A)-呼吸(B),新生儿复苏程序为 A-B-C。胸外心脏按压方法:对新生儿或婴儿单人使用双指按压法。对于儿童,可用单手或双手按压胸骨下部。按压深度至少为胸部前后径的 1/3,频率为 100~120 次/min。保持呼吸道通畅,开放气道采取抬颏法,疑有颈椎损伤者可使用托颌法。建立呼吸包括口对口、复苏囊人工呼吸。胸外心脏按压与人工呼吸比单人 30:2,双人为 15:2;在新生儿为 3:1。在能获得自动体外除颤器或手动除颤仪的条件下进行除颤(defibrillation,D),初始除颤能量用 2J/kg,如需再次除颤除颤能量上升至 4J/kg,但不超过 10J/kg。

(2)高级生命支持:高级气道通气,供氧,建立与维持输液通道,药物治疗。

第二节 急性呼吸衰竭

【基本概念】

呼吸衰竭(respiratory failure):指由各种原因导致的中枢或/和外周性的呼吸功能障碍,使动脉血氧分压降低和/或二氧化碳分压增加,患儿有呼吸困难(窘迫)的表现以及意识状态的改变。

【基础与背景知识】

儿童呼吸衰竭的病因：

（1）根据不同年龄分：①新生儿期有呼吸窘迫综合征、窒息、吸入性肺炎等；②儿童常见有支气管肺炎、哮喘持续状态、喉炎、先天性心脏病、中毒、溺水、脑炎等。

（2）根据原发病因分为：①肺部疾病；②呼吸泵功能障碍。

【诊断与治疗】

1. 诊断　传统的呼吸衰竭判断：Ⅰ型呼吸衰竭：缺氧而无二氧化碳潴留；Ⅱ型呼吸衰竭：缺氧伴二氧化碳潴留。但当患儿出现明显的呼吸困难且影响到重要脏器的功能，不必等待患儿只吸空气（21%氧）状态下的血气分析值，应立即纠正低氧血症。

2. 治疗　呼吸衰竭治疗目标是恢复正常的气体交换，同时使并发症减低到最小程度。治疗包括舒适的体位、胸部物理治疗、营养支持、合理液体平衡、原发疾病的治疗、氧疗与呼吸支持。

第三节　小儿急性中毒

【基本概念】

中毒：某些物质接触人体或进入体内后，与体液和组织相互作用，破坏机体正常的生理功能，引起暂时或永久性的病理状态或死亡，这一过程称为中毒。

【基础与背景知识】

1. 小儿急性中毒（acute poisoning）　多发生在婴幼儿至学龄前期。婴幼儿时期常为误服药物中毒，而学龄前期主要为有毒物质中毒。

2. 中毒的途径　经消化道、皮肤接触、呼吸道吸入、注入吸收、经创伤口、创伤面吸收。

3. 常见的中毒机制包括　干扰酶系统,抑制血红蛋白的携氧功能,直接化学性损伤,作用于核酸,变态反应,麻醉作用,干扰细胞膜或细胞器的生理功能等。

【诊断与治疗】

1. 诊断　诊断中毒家属陈述病史非常重要。体格检查要注意有重要诊断意义的中毒特征,如特殊气味、口唇甲床皮肤色泽、呼吸状态、瞳孔、心律失常等。毒源调查及检查注意周围是否留有剩余毒物,有条件时应呕吐物、血、尿、便或可疑的含毒物品进行毒物鉴定。

2. 治疗　保持患儿呼吸道保持通畅,呼吸有效及循环良好。采取相应正确的排毒方式,排除尚未吸收的毒物有催吐、洗胃、导泻、全肠灌洗、皮肤、黏膜的毒物清除,吸入中毒者将患儿移离现场,置于通风良好、空气新鲜的环境并吸氧。促进已吸收毒物的排除有利尿、碱化或酸化尿液、血液净化方法、高压氧的应用。特异性解毒剂的应用,其他对症治疗。